Die Tuberkulose und ihre Grenzgebiete in Einzeldarstellungen

Beihefte zu den Beiträgen zur Klinik und Erforschung der Tuberkulose und der Lungenkrankheiten

Band 16

Die chirurgische Behandlung der Lungentuberkulose

Indikationen und Ergebnisse

Claus-Dieter Bloedner

Mit 149 Abbildungen

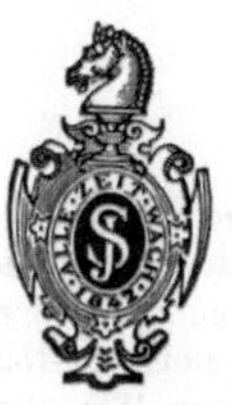

Springer-Verlag Berlin Heidelberg New York 1966

Leitender Medizinaldirektor Dr. Dr. med. C.-D. Bloedner
Ärztl. Dir. der Heilstätte Schwabthal – LVA Berlin, Schwabthal

Titel-Nr. 6834

Softcover reprint of the hardcover 1st edition1966

ISBN 978-3-642-86225-0 ISBN 978-3-642-86224-3 (eBook)
DOI 10.1007/978-3-642-86224-3

Meinem verehrten Lehrer und Freund,
Herrn Dr. med. Karl Unholtz,
Ärztlicher Direktor der Städtischen Klinik
für Lungenkranke Havelhöhe, Berlin-Kladow

Geleitwort

Die moderne chemotherapeutisch-antibiotische Behandlung der Tuberkulose und die großen Fortschritte auf dem Gebiet der Lungenchirurgie in den letzten zehn Jahren führten zu einer entscheidenden Erweiterung der Indikationsstellung in der chirurgischen Behandlung der Lungentuberkulose. Eine kurz gefaßte Darstellung des gegenwärtigen Standes kommt dem Wunsche vieler Lungenfachärzte, Fürsorgeärzte, Internisten und Chirurgen entgegen. Der Verfasser hat dieser kleinen Abhandlung über „Die chirurgische Behandlung der Lungentuberkulose" seine eigenen Erfahrungen an einem großen Krankengut zugrunde gelegt und hat das umfangreiche Schrifttum seit Einführung der Chemotherapie kritisch verwertet. – Wenn auch die Resektions-Therapie bei der Behandlung der Lungentuberkulose heute ganz im Vordergrund steht, war es doch notwendig, die früher dominierenden Kollapsverfahren und insbesondere auch einige neuere palliative Behandlungsmethoden mit abzuhandeln, da auf diese bei dem gegenwärtigen Stand der Lungentuberkulose noch nicht ganz verzichtet werden kann. Die Ergebnisse dieser Behandlungsmethoden sollen besonders auch jüngeren Kollegen vermittelt werden, welche die eine oder andere Methode aus eigener Erfahrung nicht kennen. Darüber hinaus sollen dem praktischen Arzt Unterlagen in die Hand gegeben werden, die es ihm erleichtern, sich für die Beratung eigener Patienten und ihrer Angehörigen zu unterrichten. Möge diese kleine Abhandlung die ihr zugedachte Aufgabe erfüllen.

Heidelberg, im Juli 1966 E. GAUBATZ

Vorwort

Nach Einführung der tuberkulostatischen Therapie und den Fortschritten der Lungenchirurgie hat in den letzten 15–20 Jahren eine Neuorientierung und Erweiterung der Indikationen für die chirurgische Behandlung der Lungentuberkulose stattgefunden. Auch sind die Ergebnisse der chirurgischen Interventionen – eine strenge Indikation vorausgesetzt – besser als man zunächst zu hoffen gewagt hatte.

Das vorliegende Buch ist vor allem für den nicht selbst chirurgisch tätigen Arzt, der sich jedoch mit der Erkennung, Behandlung und Betreuung von Tuberkulosekranken befaßt, geschrieben.

An Hand der aus dem eigenen Krankengut ausgewählten Beispiele soll hierbei versucht werden, die Indikationen und Ergebnisse der einzelnen Operationsverfahren darzustellen.

Danken möchte ich bei dieser Gelegenheit Herrn Dr. Klose, dem derzeitigen Chefarzt des Krankenhauses Deisterhort, Bad Münder, und meinem Lehrer, Herrn Dr. Unholtz, Ärztlicher Direktor der Klinik für Lungenkranke Havelhöhe, Berlin, die mir erlaubt haben, einzelne Fälle, die während meiner damaligen Tätigkeit in Bad Münder und Berlin einer chirurgischen Behandlung unterzogen worden sind, für die Publikation zu verwenden.

Besonderer Dank gebührt dem Springer-Verlag, der für die vorzügliche Wiedergabe der zahlreichen Abbildungen verantwortlich zeichnet.

Schwabthal, im Juli 1966 C.-D. Bloedner

Inhaltsverzeichnis

I. Einleitung

A. Die heutige Tuberkulosesituation

1. Morbidität, Mortalität und Letalität

Von 1950 bis 1962 – also innerhalb von nur 12 Jahren – hat sich der *Bestand* an Tuberkulosekranken in der Bundesrepublik von fast 500000 auf knapp die Hälfte verringert. Immerhin wurden im Jahre 1962 noch 279430 Personen wegen *aktiver* Tuberkulose aller Formen registriert, das sind 507,4 Personen auf 100000 Einwohner. Hiervon entfallen 74496 (= 135,3 auf 100000 Einwohner) auf die ansteckungsfähige, 162922 (= 295,8 auf 100000 Einwohner) auf die nicht ansteckungsfähige aktive Tuberkulose und 42012 (= 76,3 auf 100000 Einwohner) auf die extrapulmonale Tuberkulose. („Tuberkulose-Jahrbücher des Deutschen Zentralkomitees zur Bekämpfung der Tuberkulose). Der Kurvenverlauf der *Morbiditätszahlen* in der Bundesrepublik läßt eine deutliche Abwärtsbewegung erkennen. Immerhin erkrankten im Jahre 1950 noch 24,2 von 10000 Einwohnern frisch an einer Tuberkulose (Abb. 1). Dieser Anteil sank bis 1961 auf 9,8 Personen bei 10000 Einwohnern. Ein weiteres Absinken auf 8,6 bis zum Jahre 1963 wurde beobachtet.

In Westberlin sind die Neuerkrankungen prozentual erheblich zahlreicher als in der übrigen Bundesrepublik (siehe gestrichelte Linie). Aber auch bei den Berliner Zahlen ist ein Absinken augenscheinlich. 1951 wurde von 10000 Einwohnern noch bei 36,2 und 1961 noch bei 16,4 Personen eine frische Tuberkulose festgestellt. 1962 entfielen auf 10000 Einwohner noch 14,4 Fälle von Neuerkrankungen an Lungentuberkulose, eine Zahl, die sich im Jahr 1963 unverändert hielt.

In der gesamten Bundesrepublik erkrankten 1961 noch etwa 70000 Menschen frisch an einer Tuberkulose – das sind täglich etwa 190 Personen. Nur bei 80% aller Fälle wird die Krankheit allerdings sofort entdeckt (Keutzer). Diese Zahlen lassen erkennen – auch unter Würdigung des Kurvenverlaufes –, daß die Tuberkulose noch nicht besiegt ist.

Die Kurve der *Mortalitätszahlen*, die sich für die Bundesrepublik Deutschland bis 1946 zurückverfolgen läßt, verläuft bis 1953 recht steil (Abb. 2). 1946 starben von 100000 Einwohnern noch 83 an einer Tuberkulose, während es 1953 noch 21 Personen waren. Ab 1953 verläuft die Kurve weniger geneigt. 1961 sind von 100000 Einwohnern noch 15 an einer Tuberkulose verstorben. Die absolute Zahl für 1961 liegt bei 7500 Todesfällen an Tuberkulose. Diese Zahl hat sich bis 1963 praktisch nicht geändert. Dies bedeutet jedoch, daß täglich rund 20 Menschen an diesem Leiden zugrunde gehen. In diesem Zusammenhang muß noch auf die Untersuchungen von Kreuser und Keutzer hingewiesen werden, wonach – wie sie an Sektionsbefunden feststellen konnten – etwa 30% der an Tuberkulose Verstorbenen unter anderen Todesarten zunächst registriert wurden.

Die Zahl von 7500 Todesfällen an Tuberkulose jährlich nimmt sich zwar gegenüber den etwa 150000 jährlichen Toten an Krankheiten des Kreislaufsystems, den 120000 Krebsstoten und den 30000 Menschen, die jährlich an Unfallfolgen sterben, recht bescheiden aus (Keutzer). Man darf jedoch hierbei nicht übersehen, wie

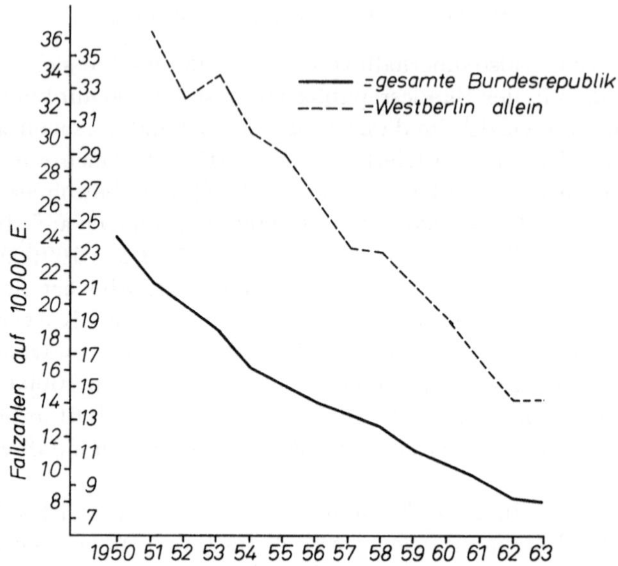

Abb. 1. Morbiditätszahlen. Neuerkrankungen auf 10000 Einwohner (Lungentuberkulose)

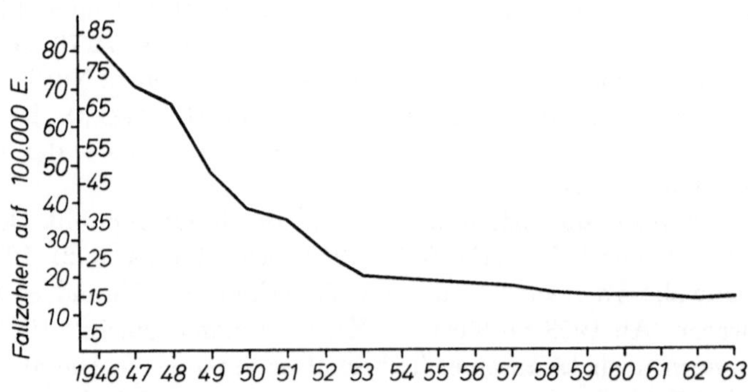

Abb. 2. Mortalitätszahlen. Sterblichkeit an Tuberkulose aller Formen in der Bundesrepublik auf 100000 Einwohner

die Zahlen „des Bestandes an Tuberkulosen" in der Bundesrepublik Deutschland ergeben, daß die Tuberkulose nicht nur eine „Todesursache", sondern noch immer eine schwere, zum Teil chronische und *ansteckungsfähige* Krankheit ist.

Die *Letalität* an Tuberkulose läßt sich nur schwer exakt ermitteln. Sie wird auf 10,5–11% geschätzt. Grundlage dieser Schätzung ist das Verhältnis der Zahl der an ansteckungsfähiger Tuberkulose Erkrankten zu den Sterbefällen an Tuberkulose (Tuberkulosejahrbuch 1962).

Der *Vergleich mit den Zahlen anderer Länder* ist nur sehr schwer zu führen. Die Organisationen zur Bekämpfung der Tuberkulose sind in allen Ländern verschieden. Auch sind die Gesichtspunkte, nach denen die Erfassung der einzelnen Zahlengruppen erfolgt, recht unterschiedlich.

Immerhin läßt der Vergleich der Sterbeziffern einzelner europäischer und nordamerikanischer Staaten aus dem Jahre 1961 gewisse Rückschlüsse zu:

Sterblichkeit an Tuberkulose aller Art 1961

Land	Sterbefälle auf 100000 der Bevölkerung	
	männlich	weiblich
Dänemark	4,8	2,8
Deutschland (Bundesrepublik)	22,3	7,1
England und Wales	10,8	3,9
Finnland	33,2	13,4
Frankreich	29,6	11,5
Italien	24,4	8,0
Kanada	5,7	2,7
Niederlande	3,1	2,1
Norwegen	8,0	4,0
Österreich	32,2	11,6
Portugal	59,2	23,8
Schweden	8,8	4,8
Schweiz	14,2	8,2
USA (alle Rassen)	8,1	2,9

(zit. nach G. NEUMANN, Dtsch. Med. J. 16, 313, 1965).

Auffällig ist hierbei, daß in den Niederlanden, einem dichtbevölkerten Land, wo allerdings wohl die ältesten und ausgedehntesten Erfahrungen in der Resektionsbehandlung der Lungentuberkulose bestehen, die geringsten Mortalitätszahlen vorhanden sind.

Wesentlich ungünstiger als in den aufgeführten europäischen und nordamerikanischen Staaten ist die Tuberkulosesituation in den *Entwicklungsländern*. „Die Entwicklungsländer bieten ein epidemiologisches Bild, wie es in Europa am Ausgang des 19. Jahrhunderts anzutreffen war" (NEUMANN, G.). Immerhin wurden 1880 im damaligen „Preußen" noch 320 Todesfälle an Tuberkulose auf 100000 Einwohner gezählt. In den Entwicklungsländern stellt die Tuberkulose noch eine weitverbreitete Seuche dar. Es fehlen hier neben einer funktionierenden Organisation zur Erfassung der Tuberkulösen vor allem ausreichende Einrichtungen zur ambulanten und stationären Behandlung der Kranken.

2. Ursachen des Rückganges von Morbidität und Mortalität der Lungentuberkulose

Inwieweit bei der Tuberkulose ein genereller Wandel in der Pathogenität in den letzten Jahrzehnten stattgefunden hat, dessen Ursachen bisher unserer Kenntnis verborgen geblieben sind und die man für das Absinken der Morbiditäts- und Mortalitätskurven mit verantwortlich machen kann, muß offen bleiben.

Fest steht jedenfalls, daß neben den besseren Lebensgewohnheiten und Wohnmöglichkeiten nach dem Kriege drei wesentliche Dinge mit dem Absinken der Kurven sowohl in einen zeitlichen als auch in einen ursächlichen Zusammenhang gebracht werden können:

a) Die erheblich verbesserte Früherfassung durch den Ausbau der Tuberkulosefürsorge und die Röntgenreihenuntersuchung.

b) Die Einführung der spezifischen – chemischen – tuberkulostatischen Behandlung.

c) Die Fortschritte auf dem Gebiet der Lungenchirurgie.

Zu a) In der Bundesrepublik sind zur Zeit in rund 500 Hauptfürsorgestellen und etwa 530 Nebenfürsorgestellen 700 Tuberkulosefürsorgeärzte tätig (Tbk.-Jahrbuch 1962), die eine Überwachung der Tuberkulosekranken durchführen, solange sie sich nicht in stationärer Behandlung befinden. Darüber hinaus wird durch Umgebungsuntersuchungen bei frischen Tuberkulosefällen eine Entdeckung weiterer Neuerkrankungen erleichtert. Außerdem wird für bestimmte Berufsgruppen, wie Heil-, Lehr- und Lebensmittelberufe, eine ständige Überwachung und Kontrolle des Lungenbefundes durchgeführt.

E. SCHROEDER hat sich in Deutschland vor allem um die Organisation der Tuberkulosefürsorgestellen verdient gemacht.

Den Tuberkulosefürsorgestellen sind die Einrichtungen der *Röntgenreihenuntersuchung* angeschlossen oder koordiniert.

Leider wird die Röntgenreihenuntersuchung – unsere stärkste Waffe in der Früherkennung der Lungentuberkulose – nicht in allen Ländern der Bundesrepublik gesetzlich durchgeführt.

In folgenden 6 Ländern wurden entsprechende Gesetze erlassen: *Hamburg* am 22. 10. 46, *Schleswig-Holstein* am 10. 6. 47, *Baden-Württemberg* am 21. 1. 48 und am 19. 10. 53, *Bremen* am 2. 3. 48, *Niedersachsen* am 27. 9. 48 und *Bayern* am 6. 7. 53. Interessanterweise wenden Hamburg und Bremen die Schirmbildgesetze nicht an, sondern führen nur gezielte Aufnahmen durch.

Westberlin, Hessen, Rheinland-Pfalz und Nordrhein-Westfalen führen die Röntgenreihenuntersuchung auf freiwilliger Basis durch.

Diese unterschiedliche Regelung in den einzelnen Ländern ist insofern besonders bedauerlich als eindeutig nachzuweisen ist, daß die Entdeckung frischer, bis dahin unbekannter Tuberkulosen in den Ländern mit obligatorischer Röntgenreihenuntersuchung erheblich größer ist, als in denen mit freiwilliger Röntgenreihenuntersuchung[1]. Man kann hieraus schließen, daß in den Ländern ohne gesetzliche Röntgenreihenuntersuchung die tatsächliche Zahl der Tuberkulosekranken erheblich höher sein muß und damit viele unerkannte Tuberkulöse zu unentdeckten Ansteckungsquellen werden (GRIESBACH; ZUTZ). Der Wert der Röntgenreihenuntersuchung auch bei der Früherkennung des Bronchialkarzinoms und die Ungefährlichkeit der hierbei verwendeten Strahlendosis sind unbestritten. Umso unverständlicher müssen die Vorbehalte erscheinen.

---

[1] Eine Ausnahme spielt hierbei allerdings Berlin, dessen Durchseuchungsgrad erheblich größer als der der übrigen Länder der Bundesrepublik ist. Hier ist die Zahl der erfaßten Neuerkrankungen auch ohne obligatorische Röntgenreihenuntersuchung größer als im Durchschnitt aller Bundesländer.

Eine weitere Möglichkeit zur Früherkennung einer Tuberkulose ist die Ermittlung eines *Tuberkulinkatasters* für die gesamte Bevölkerung. Diese Frage ist in letzter Zeit vor allem durch FREERKSEN ernsthaft diskutiert worden. Wenn man bedenkt, daß bei Schulbeginn nur 5–6% aller Sechsjährigen positiv auf Tuberkulin reagieren, so ist natürlich die theoretische Möglichkeit, bei jährlich durchgeführten Tuberkulinkontrollen sofort bei deren Umschlagen eine entsprechende Behandlung mit den modernen Tuberkulostatika durchzuführen und damit die Tuberkulose praktisch heilen zu können, bestechend. Hierbei müßte dann allerdings noch ernsthaft darüber diskutiert werden, ob man besser die tuberkulin-negativen Schulanfänger BCG-impft oder die positiv werdenden an Stelle der Impfung einer INH-Behandlung zuführt. Dies sind jedoch Fragen, die meines Erachtens zur Theorie verdammt sind und höchstens für kleinere Bezirke eine gewisse Rolle spielen könnten. Denn, wenn es nicht einmal gelingt, in allen Bundesländern die so wichtige und wertvolle und dabei ungefährliche Röntgenreihenuntersuchung gesetzlich anzuordnen und selbst bei den gesetzlich angeordneten Röntgenreihenuntersuchungen, die im Abstand von zwei bis drei Jahren durchzuführenden Kontrollen wirklich zu garantieren, so kann man sich nicht vorstellen, daß die Ermittlung eines Tuberkulinkatasters der gesamten Bevölkerung und eine fortlaufende Kontrolle der Tuberkulinnegativen – so wertvoll und entscheidend dies im Kampf gegen die Tuberkulose auch sein mag – praktisch durchgeführt werden kann.

Zu b) In die Zeit von 1945–1952 fällt die Entdeckung der Tuberkulostatika, vor allem der wichtigsten und wirksamsten, des Isonikotinsäurehydrazid (INH) und des Streptomycin, die auch heute noch – 15–20 Jahre nach ihrer Einführung – ihre Rolle als sog. „große Tuberkulostatika" mit Abstand behalten haben. In zeitlicher Reihenfolge kam zuerst Streptomycin, dessen tuberkulostatische Wirkung 1945/46 von FELDMANN in den USA entdeckt worden ist. Dann die Para-amino-salicylsäure (PAS) durch J. LEHMANN in Schweden 1946; Thiosemikarbazon (Conteben) durch DOMAGK 1946/47 in Deutschland und schließlich 1951/52 das INH durch OFFE und SIEFKEN ebenfalls in Deutschland, über dessen tuberkulostatische Wirkung gleichzeitig in den USA, der Schweiz und Deutschland berichtet wurde.

Inzwischen sind noch eine Reihe weiterer Medikamente, sog. Tuberkulostatika „zweiter Ordnung" in die Praxis eingeführt worden, die in ihrer Wirksamkeit zwar nicht an den Effekt des INH und Streptomycin und auch Conteben heranreichen, die jedoch vor allem bei Resistenz der Tuberkelbakterien gegen die großen Tuberkulostatika und bei der Kombinationsbehandlung sich ihren festen Platz erworben haben.

Wenn bis zur Entdeckung der Tuberkulostatika klimatisch-diätetische, allgemeinroborierende und abhärtende Maßnahmen wie Freiluftliegekuren die Grundlage der konservativen, ja der Tuberkulosebehandlung überhaupt darstellten, so war es jetzt erstmals möglich, eine wirklich kausale, antituberkulöse Therapie zu betreiben. Eine Behandlung, die, nachdem ihre Möglichkeiten – und Grenzen – in den ersten Jahren erkannt wurden, durch eine zusätzliche Medikation in besonderen Fällen von *Kortikosteroiden* noch eine weitere Bereicherung mit neuen Perspektiven erfahren hat.

Es war sehr erhebend und ergreifend mitzuerleben, wie auf den regionalen Kongressen der einzelnen Tuberkulosegesellschaften, der Deutschen Tuberkulosegesellschaft selbst und den Tagungen des Deutschen Zentralkomitees in den Jahren 1949–1952 alte Phthisiologen mit Erschütterung Erfolge der Chemotherapie an Fällen demonstrierten, die noch kurze Zeit vorher ohne jeden Heilerfolg verloren gewesen wären.

Aber selbst die seinerzeit ans Wunderbare grenzenden Heilerfolge haben ihre Schattenseiten gezeigt, mit denen wir uns heute in zunehmendem Maß beschäftigen müssen.

Durch die wirklich frappanten Ergebnisse bei der Behandlung einer frischen Tuberkulose verwöhnt, die mit einer Verkürzung des sonst üblichen Heilstätten- und Krankenhausaufenthaltes einhergingen und den Allgemeinzustand der Erkrankten bald wieder nahezu normalisierten, ließ die Krankheitseinsicht der Patienten im allgemeinen nach. Während man früher einfach durch die subjektiv empfundenen Symptome, wie schlechter Allgemeinzustand, mehr oder weniger starker Auswurf mit oder ohne Haemoptoe oder Haemoptysen, subfebrilen bis febrilen Temperaturen, praktisch gezwungen war, sich in stationäre Behandlung zu begeben, verführte die relative Symptomlosigkeit, mit der heute eine chemotherapeutische Behandlung der Tuberkulose verläuft, eine intensive Krankenhaus- und Heilstättenbehandlung zu scheuen und den behandelnden Facharzt nicht regelmäßig aufzusuchen. Leider sind auch manche Ärzte, die diesen Ambitionen uneinsichtiger oder nicht genügend aufgeklärter Patienten nicht energisch genug widersprachen, nicht ganz unschuldig an dieser Entwicklung. Die Folgen einer unsachgemäß durchgeführten Chemotherapie, wobei meist unterdosiert wurde, führten einerseits zu einer frühzeitigen Resistenzentwicklung der Tuberkelbakterien gegen die Tuberkulostatika, und andererseits stellten die uneinsichtigen Kranken, die lieber „zu Hause Tabletten einnahmen“, als sich dem mehr oder weniger strengen Reglement einer Krankenhaus- und Heilstättenbehandlung zu unterziehen, eine zusätzliche Ansteckungsquelle dar. Diese wog umso schwerer, als Frischerkrankungen durch solche Patienten mit bereits resistenten Keimen erfolgen konnten. Dies bedeutete für den auf diese Weise Frischinfizierten eine wesentlich ungünstigere Ausgangsbasis für einen Heilerfolg. Nach CANETTI betragen die primär gegen die großen Tuberkulostatika resistenten Keime, die bei frischentdeckten, unbehandelten Kranken gefunden werden, bereits 9,8%.

Die *gesetzliche Zwangseinweisung* Offentuberkulöser in stationäre Behandlung ist zur Zeit nur durch richterlichen Beschluß möglich und nur dann, wenn dem Offentuberkulösen nachgewiesen werden kann, daß er jemand vorsätzlich – nicht fahrlässig – angesteckt hat. Hierbei muß der entstandene „Schaden“ nachgewiesen sein. Die Zahlen dieser Zwangseinweisungen sind jedoch so gering, daß sie im *Gesamtkomplex* der Tuberkulosebekämpfung keine entscheidende Rolle spielen.

Ein weiteres Problem ist noch in den letzten Jahren aufgetaucht, das allerdings mit der lege artis durchgeführten Chemotherapie bei der Tuberkulose unmittelbar zusammenhängt: Die mehr oder weniger ausgedehnten narbig-fibrotischen Lungenveränderungen.

Auch bei der Tuberkulose ist eine Heilung im Sinne einer restitutio ad integrum nur möglich, wenn noch kein Parenchymdefekt aufgetreten ist. Dies ist theoretisch nur beim sog. tuberkulösen Frühinfiltrat der Fall – natürlich nicht praktisch, da ja auch kleinste Parenchymläsionen einem Frühinfiltrat zugrunde liegen. Bei allen anderen Befunden jedoch, wo bereits mehr oder weniger ausgedehnte Destruktionen des Lungenparenchyms stattgefunden haben, kann eine Heilung nur durch narbige Schrumpfung erfolgen. Je ausgedehnter und ubiquitärer die erkrankten Bezirke sind, je größer und zahlreicher müssen die Narben des Lungenparenchyms sein. Ein vikariierendes Emphysem und eine zunehmende Rechtsherzbelastung sind die Folgen, die bei dieser narbigen Lungenfibrose, natürlich besonders bei doppelseitigen Befunden, zu ganz erheblichen Störungen der Ventilation und des Gasaustausches führen können. Es bleibt abzuwarten, ob hier eine rechtzeitig einsetzende Kortikosteroidbehandlung – die allerdings wegen des notwendigen chemotherapeutischen Schutzes nur möglich ist, wenn noch keine gegen die „großen" Tuberkulostatika resistenten Keime vorhanden sind und nur sinnvoll erscheint, wenn noch keine Vernarbung eingesetzt hat – die theoretischen Erwartungen erfüllt.

Zu c) Wenn auch die experimentellen Untersuchungen über die Resektionsbehandlung bei der Lungentuberkulose eine ältere Geschichte als die Kollapstherapie zu haben scheinen, hat doch bis etwa 1949/50 die Kollapsbehandlung die chirurgische Therapie bei der Lungentuberkulose beherrscht.

Wolfart wies vor kurzem nach, daß bereits 1829 Krimer in „Gräfes und Walthers Journal der Chirurgie und Augenheilkunde" eine Arbeit veröffentlichte, in der er berichtete, bereits mit Sturm 1820 in Bonn an zwei Hunden erfolgreich eine Lungenresektion vorgenommen zu haben mit dem Ziele, die Möglichkeiten einer Resektionsbehandlung der Lungentuberkulose experimentell zu erforschen.

Für ein jedes Land war es für die Entwicklung der aktiven Behandlungsmöglichkeiten von ganz besonderer Bedeutung, aus welcher Richtung – mehr intern oder mehr chirurgisch – die Männer kamen, die sich mit diesen Problemen beschäftigten. So war es in Italien die „interne Richtung", die mit Forlanini den Pneumothorax entwickelte und alle aktiven Maßnahmen – auch Monaldi mit seiner Saugdrainage war Internist – zunächst aus der Warte des Internisten betrachtete. In Italien haben sich auch die modernen Operationsverfahren der Resektionsbehandlung nicht in dem Umfang durchsetzen können wie in anderen Ländern. Hier spielen noch immer der Pneumothorax und die lokale Kavernenbehandlung eine besondere Rolle.

Anders in Amerika. Hier hat die – von internistischer Seite entwickelte – Kollapstherapie nie so recht Fuß fassen können, wogegen die Resektionsbehandlung der Lungentuberkulose recht bald intensiv ausgebaut und in großer Breite angewendet worden ist.

In Deutschland ist man von vornherein „zweigleisig gefahren". Und zwar dadurch, daß zwei Exponenten ihrer Fachrichtung – Ludolf Brauer als Internist und Ferdinand Sauerbruch als Chirurg – sich *gemeinsam* dem Problem der chirurgischen Behandlung der Lungentuberkulose annahmen und auch gemeinsam die ersten kollapstherapeutischen Operationen – die Thorakoplastiken – ausführten. Bei diesem Vorgehen fanden dann auch die Probleme beider Fachrichtungen – z. B. Indikation und technische Durchführung – voll ihre Würdigung.

Die Kollapstherapie, die später durch die Pneumolyse, die Plombierungen, die Zwerchfellähmung und auch durch das Pneumoperitoneum im Laufe der Jahre erweitert wurde, hatte seinerzeit zweifellos ihre Berechtigung. Sie hat sie auch heute noch, wenn auch mit wesentlich eingeschränkter Indikation und Einschränkung der Methoden. Je eingeschränkter die Indikation der Kollapstherapie jedoch ist, umso besser sind auch die Erfolge, wenn man sie mit den damaligen Ergebnissen vergleicht. Und dies auch unter Berücksichtigung der inzwischen eingeführten Chemotherapie. Die Mißerfolge dieser Kollapstherapie neben den zweifellos in großem Umfange vorhandenen sehr guten Ergebnissen waren es nämlich, die eine große Belastung dieses Verfahrens darstellten.

Nach dem Kriege – etwa in zeitlichem Zusammenhang mit der Einführung der tuberkulostatischen Chemotherapie – wurde vor allem durch die Entwicklung der Intubationsnarkose die Resektionsbehandlung eingeführt. Sie hat sich in diesen fast 20 Jahren ihren festen – ersten – Platz in den aktiven Behandlungsmaßnahmen der Lungentuberkulose erobert und gehalten. Sie hat nicht unwesentlichen Anteil an der günstigen Entwicklung, welche die Tuberkulosebekämpfung in den Jahren nach dem Kriege genommen hat.

Solange noch täglich in der Bundesrepublik Deutschland bei etwa 190 Menschen eine frische Tuberkulose entdeckt wird und auch noch täglich im gleichen Bevölkerungskreis etwa 20 Menschen an einer Tuberkulose sterben, muß die Tuberkulose noch als unbesiegt betrachtet werden. Und alle, die sich speziell mit der Bekämpfung der Tuberkulose beschäftigen, dürfen nicht nachlassen, ihre Bemühungen auf ihrem jeweiligen Fachgebiet zu intensivieren, damit der günstige Trend der Morbiditäts- und Mortalitätszahlen auch weiterhin erhalten bleibt und sich auch die Letalitätszahlen noch weiter senken lassen.

B. Einordnung des operativen Eingriffes in die Gesamttherapie der Lungentuberkulose

„Jede Behandlung der Lungentuberkulose hat mit einer intensiven Chemotherapie zu beginnen."

Dies ist ein Leitsatz, der in den letzten Jahren zu einem unabdingbaren Dogma geworden ist. Erst wenn sich erkennen läßt, daß die konservative tuberkulostatische Behandlung allein nicht zum Ziele führt, müssen die chirurgischen Behandlungsmethoden angewendet werden. Dies ist bei 5–10% aller frischen Tuberkulosen notwendig (Berg) und betrifft 20–40% der primär kavernösen Lungentuberkulosen (Good). Eine Ausnahme spielt allerdings hierbei das Tuberkulom, das röntgenologisch als Rundherd imponiert und dessen Ursache wir ja in den allermeisten Fällen erst nach erfolgter Resektion erkennen können. Diese Befunde müssen daher frühzeitiger operiert werden.

Die Schwierigkeit, den richtigen Zeitpunkt für das Einsetzen der chirurgischen Behandlung bei den sonstigen Tuberkulosefällen zu bestimmen, wird deutlich, wenn man sich einerseits überlegt, daß eine ungenügende medikamentöse Vorbehandlung die Hauptursache aller postoperativen Komplikationen darstellt. Dagegen würde andererseits eine völlige Ausschöpfung der tuberkulostatischen Behandlung mit Resistentwerden der Keime die chirurgische Behandlung zu einer „Residualchirurgie" ohne genügenden chemotherapeutischen Schutz mit allen Komplikationsmöglichkeiten machen (Adelberger; Auersbach; Blaha; Gaubatz; Hegemann; Hueck u. a.).

Die Bestimmung des richtigen Zeitpunktes für einen operativen Eingriff wird noch problematischer in der Kenntnis zahlreicher Spontanheilungen (Bräuning; Clarke), die bereits vor der Ära der Chemotherapie mit 10–20% angegeben wurden.

Schließlich darf man nicht vergessen, wie schwierig es sein kann, röntgenologisch eine exakte „Qualitätsdiagnose" bei der Lungentuberkulose zu stellen. Ganz verschiedenartige pathologisch-anatomische Substrate können durch Summation ein fast gleiches röntgenphotographisches Bild ergeben, so daß man nicht in allen Fällen mit Sicherheit Aussagen über Progredienz oder Regredienz, vor allem bei konglomeratherdigen Tuberkulosen machen kann.

Wir haben jedoch inzwischen gelernt, wie der Verlauf einer frischen Tuberkulose unter Chemotherapie zu betrachten ist und glauben, daß man – bis auf die eine Ausnahme des Rundherdes, wo eine Entscheidung früher getroffen werden muß – in vielen Fällen bereits nach drei und in fast allen nach sechs Monaten Chemotherapie entscheiden kann, ob eine konservative Behandlung zum Ziele führt, oder ob chirurgische Maßnahmen angezeigt sind (ADELBERGER; AUERSBACH; CHRETIEN; CLARKE; GAUBATZ, HEGEMANN; KRAAN; LYDTIN; MONOD; RINK u. v. a.).

Der „richtige Zeitpunkt" für die chirurgische Behandlung der frischen Tuberkulose bleibt jedenfalls immer ein individuelles Problem, das auf jeden Einzelfall zugeschnitten sein muß.

AUERSBACH u. Mitarb. haben in diesem Zusammenhang recht interessante Untersuchungen angestellt. Sie haben eine Gruppe von 158 Patienten mit frischen kavernösen Tuberkulosen verfolgt, die zunächst nur chemotherapeutisch behandelt wurden. Ein dauerhafter Erfolg der Chemotherapie wurde dann beobachtet, wenn sich am Ende des ersten Behandlungsquartals die Kaverne um die Hälfte verkleinerte und spätestens am Ende des zweiten Behandlungsquartals Kavernenschluß und Sputumkonversion eingetreten waren.

Ein Mißerfolg der konservativen chemotherapeutischen Behandlung trat mit (78%iger) Wahrscheinlichkeit dann ein, wenn diese Kavernenverkleinerung am Ende des ersten Quartals nicht erreicht wurde und auch am Ende des zweiten Behandlungsquartals, selbst bei scheinbarem Kavernenschluß, noch oder wieder Bakterien nachgewiesen wurden.

LORBACHER konnte bei 97 Fällen mit frischer kavernisierter Tuberkulose nur in 46,4% auf konservativem Wege trotz Einsatz des gesamten Registers der Chemotherapie eine Sanierung erzielen. Bei einer weiteren Gruppe (38 Fälle) von rezidivierender Tuberkulose war dies nur in 13,8% möglich. Die Beobachtungszeit für beide Gruppen betrug ein bis sechs Jahre. Bei einem etwa gleichen Krankengut, bei dem eine Lungenresektion durchgeführt worden ist, lagen die Zahlen erheblich günstiger, nämlich um 90% in beiden Gruppen und bei gleicher Nachbeobachtung.

Diese ungünstigen Ergebnisse der Chemotherapie bei der rezidivierenden Tuberkulose entsprechen durchaus den allgemeinen Erfahrungen. Deswegen ist auch die Entscheidung über den Zeitpunkt der operativen Behandlung bei den Fällen mit rezidivierender kavernöser Lungentuberkulose einfacher. Man darf hier – da man bei den älteren Befunden auf einen chemotherapeutischen Operationsschutz besonders angewiesen ist – keinesfalls bis zur Grenze der völligen Erschöpfung der chemotherapeutischen Möglichkeiten warten.

Bei jeder Chemotherapie und auch bei der Kollapsbehandlung bleiben die Herde in mehr oder weniger fest vernarbtem Zustand im Körper und es besteht die theoretische und auch praktische Möglichkeit der Exazerbation. Bei einer

Resektionsbehandlung jedoch werden die Herde oder zumindest der Hauptherd entfernt.

So bestechend der Gedanke unserer Patienten, „die Tuberkulose nach einer Resektion los zu sein", auch ist, und den CLARKE so formuliert hat: „60 Minuten in einem Operationsraum unbewußt, ist immer noch besser als 60 Monate in einem Krankenhaus oder Sanatorium und immer noch das Bewußtsein zu haben, daß die Krankheit noch immer da ist", und so sehr sich der Gedanke an eine Gestaltwandlung der Tuberkulose von mehr allgemeiner zu einer mehr lokalen Erkrankung (LYDTIN) in diesem Zusammenhang anbietet, umso weniger sollte man jedoch auch die Grenzen der chirurgischen Behandlungsmöglichkeiten, – auch der Resektionsbehandlung – vergessen. Der bezüglich der Resektionsbehandlung von MONOD wörtlich geäußerte Optimismus: „Solange (bei sonst ausreichender Funktion) die eine Seite intakt ist, gibt es keine chirurgische Kontraindikation mehr, ob es sich um das Alter, den Allgemeinzustand, Krankheiten des Herzens, einen Diabetes oder auch um maximal ausgedehnte Lungenherde handelt" ist sicher in großem Maße berechtigt. Die Kontraindikationen sind auch nach unseren Erfahrungen vorwiegend funktioneller Art. Jedoch müssen wir bei der für den Patienten so wichtigen Entscheidung „Fortsetzung der konservativen Therapie oder Durchführung eines operativen Behandlungsverfahrens" alle unsere Kenntnisse in der Verlaufsbeobachtung der Tuberkulose, die, abgesehen vom Röntgenbefund noch von der Virulenz der Bakterien und dem befallenen Individuum selbst abhängt, und unsere Erfahrungen in der kardio-respiratorischen Funktionsdiagnostik und der sonstigen Organdiagnostik, besonders von Leber und Nierenfunktion einsetzen, um das Risiko abzuschätzen, welches sich bei der Fortsetzung des einen oder der Verfolgung des anderen Weges ergibt.

Nur ein derartiges sorgfältiges Abwägen erlaubt es, für jeden Einzelfall den richtigen Weg zum rechten Zeitpunkt zu finden.

II. Operative Behandlungsmethoden

A. Allgemeines über die Operationsverfahren

1. Definition

Wir kennen drei in ihren Prinzipien grundsätzlich verschiedene chirurgische Behandlungsmethoden der Lungentuberkulose:

Kollapstherapie
Resektionsbehandlung
Örtliche Kavernenbehandlung

Bei der *Kollapstherapie* wird durch einen reversiblen oder einen irreversiblen Kollaps die erkrankte Lunge oder der erkrankte Lungenteil „lahmgelegt" und damit die mechanische Voraussetzung für die Ausheilung eines tuberkulösen Befundes geschaffen.

Die *Resektionsbehandlung* macht eine operative Entfernung der erkrankten Lungenteile oder des Hauptherdes möglich.

Mit der *örtlichen Kavernenbehandlung* wird versucht, transthorakal oder endobronchial eine direkte mechanische oder chemotherapeutische Beeinflussung isolierter Kavernen zu erzielen.

Während die örtliche Kavernenbehandlung von jeher ihre fest umrissene Indikation hat, nämlich großkavernöse Fälle, bei denen aus funktionellen oder sonstigen Gründen weder eine Kollapstherapie noch eine Resektionsbehandlung angezeigt ist, gibt es bei den beiden anderen operativen Behandlungsverfahren neben eindeutigen Standardindikationen durchaus noch die Möglichkeit der Überschneidung.

2. Kollapstherapie – Resektionsbehandlung

Bis zur Einführung der Resektionsbehandlung der Tuberkulose, die praktisch in einen zeitlichen Zusammenhang mit der Entdeckung der Chemotherapie fällt, war die Kollapstherapie die Hauptwaffe der Chirurgen gegen die Tuberkulose (Derra; Hegemann). Sie war vor der Ära der Chemotherapie mit einer Reihe von Komplikationen belastet. Diese Komplikationen gingen jedoch nur zum Teil auf den Mangel einer spezifischen Chemotherapie, – der sich besonders bei postoperativen Streuungen und Kavernenperforationen mit Empyemen bemerkbar machte –, zurück. Immerhin ist dieser Anteil nicht klein gewesen, denn nicht zu unrecht hat Lydtin ausgeführt, daß man von der Pneumolyse vor der Chemotherapie gehört habe, sie hätte gar nicht so viele Komplikationen und erst nach Einführung der Chemotherapie bemerkt hatte, wieviele es eigentlich in Wirklichkeit waren.

Zu einem nicht unerheblichen Teil waren die Komplikationen jedoch einer „Überforderung" der Methode zuzuschreiben. Vor allem dann, wenn man zu große, zu randnahe und zu starre Kavernen einem reversiblen Kollaps zuführte oder in einer falsch verstandenen Dynamik der Kollapstherapie bei der Thorakoplastik und bei der Plombierung an Stelle eines „Kollapses" der erkrankten Lungenteile eine „Kompressionsbehandlung" anwenden wollte.

Die Resektionsbehandlung war trotz gehäufter Komplikationen in der Anfangszeit, z. B. den Schwierigkeiten der Bronchusstumpfheilung und mangelnder Lungenausdehnung nach Teilresektionen, sowohl bei den Patienten wegen des Fehlens einer Nachbehandlung – im Gegensatz zur Pneumolyse und zum Pneumothorax – als auch vom Standpunkt der Tuberkulosebekämpfung „beliebt". Man konnte den Herd oder zumindest den bakterienausscheidenden Hauptherd eliminieren und mußte nicht mit einer so hohen Rückfallquote wie bei der Kollapstherapie rechnen. Auch waren die Anfangserfolge wesentlich günstiger als bei der Kollapstherapie. Restkavernen von 20% und bei Riesenkavernen bis 40% (Hegemann) mußte man nicht befürchten. Dabei mußten bei einer Resektion gesunde Teile nicht zusätzlich kollabiert und damit in ihrer Funktion gehindert werden, wie es bei der reversiblen und auch irreversiblen Kollapstherapie gelegentlich unvermeidbar war. Auch ist das funktionelle Dauerergebnis vor allem bei den starren irreversiblen Kollapsverfahren ungünstiger als bei der Resektion. Bei der Thorakoplastik besteht die Gefahr, daß bei emphysemartigen Altersveränderungen oder beim Altersabbau der muskulären Kräfte die Atembewegungen auch bei einer Hyperventilation in Ruhe nicht mehr ausreichen, den vermehrten Totraum zu überwinden (Hegemann). Dies trifft besonders für *die* Plastikmethoden zu, die nicht einen *gezielten* Kollaps setzen, sondern größere gesunde Lungenbezirke derart von den Atembewegungen ausschließen, daß sie als Totraum wirken müssen.

Inzwischen hat sich jedoch die Frage „entweder Kollaps oder Resektion" durch die Erfahrung eingependelt. Wir haben dabei gelernt, daß der Kollapstherapie – allerdings auf einer ganz erheblich schmäleren Basis als früher – durchaus ein Platz in der chirurgischen Behandlung der Lungentuberkulose zukommt. Die Art des einzuschlagenden chirurgischen Weges ist abhängig: a) vom pathologisch-anatomischen Charakter des Schwerpunktherdes, b) der Gesamtausdehnung der Erkrankung, c) dem Alter des Patienten, d) der Lungen- und Kreislauffunktion und e) vom Vorhandensein degenerativer Lungenveränderungen, entweder in Form eines örtlichen vikariierenden, u. U. zystischen Emphysems oder eines diffusen substantiellen Emphysems (HAUSSER). Hierbei bevorzugt HAUSSER wegen der Ausdehnungsfreudigkeit der Lunge und der geringen Kollapsneigung beim Emphysem die Resektionsbehandlung.

Bei kleinen kollapsfreudigen, also nicht starren Befunden in den Oberlappen wird die Pneumolyse vorgezogen (ADELBERGER), weil sie als gezielter Kollaps für diese Indikation die geringste Einbuße an Funktionen mit sich bringt. Sie kann auch dort angewendet werden, wo aus funktionellen Gründen eine Resektionsbehandlung nicht angezeigt erscheint. Handelt es sich jedoch um massive, allerdings örtlich begrenzte Formen der Tuberkulose, so kann mit der Entfernung des Hauptherdes und der Bronchien mit der Resektion auch funktionell mehr erreicht werden als mit einem dann in Frage kommenden irreversibelen Kollaps, der entsprechend dem Befund recht groß gehalten werden müßte.

Beobachtet man nun das zahlenmäßige Verhältnis der Kollapstherapie zur Resektionsbehandlung in den letzten Jahren, so muß man feststellen, daß die Kollapstherapie absolut und relativ sehr erheblich zurückgegangen ist. Dieser Rückgang wird an einem großen Krankengut, das von KRAAN und EERLAND veröffentlicht worden ist, besonders deutlich.

Form aktiver Therapie bei entlassenen Patienten (in Prozenten)

	1946	1948	1949	1950	1951	1952	1953	1954	1955	1956
1. Intrapl. Pneum.	63	55	44	34	22,6	13,5	8	5	3	1
2. Extrapl. Pneum.	13	13	13	13	7	3,4	1,4	1	1	1
3. Phrenikusbeh.										
± Pneumoperit.	8	4	4	3	2	0,8	0,8	—	—	—
4. Thorakoplastik	5	5	7	5	3	2	0,9	2	2	3
5. Resektionsther.	—	4	4	18	46	65,4	75,1	80	79	82

Diese Zahlen können in ihrer Relation auch auf die deutschen Verhältnisse angewendet werden. So berichtet ADELBERGER bereits für 1953 aus seinem reichhaltigen Krankengut:

Operative Kollapstherapie
(Pneumolyse und Thorakoplastik) = 20%

Resektionsbehandlung = 80%

Lorbacher veröffentlicht die Fallzahlen aller mit Kollapstherapie in den Heilstätten der LVA Rheinprovinz Behandelten aus den Jahren 1957–1960. Insgesamt wurden in der angegebenen Zeit 14103 Patienten behandelt. Davon erhielten:

Pneumothorax	= 2,96%
Pneumolyse	= 2,58%
Pneumothorax beiderseits	= 0,10%
Pneumolyse beiderseits	= 0,08%
Thorakoplastik	= 0,93%

Diese Ziffern erscheinen bemerkenswert gering, wenn man die Zahlen früherer Jahre vor Einführung der Chemotherapie und der Resektionsbehandlung sich in Erinnerung ruft.

Für diesen Rückgang gibt es zwei Erklärungen, die beide zusammen stichhaltige Begründungen darstellen:

1. Mit Hilfe der Chemotherapie gelingt es, in großem Umfange die Frühkaverne zu heilen, die früher eine der Hauptindikationen der Kollapstherapie war.

2. Die Resektionsbehandlung hat mit ihrer breiteren Indikation und den wesentlich besseren Dauerergebnissen die Kollapstherapie verdrängt.

Zu 1. Nachdem heute grundsätzlich bei jeder frisch entdeckten behandlungsbedürftigen Tuberkulose zunächst eine Chemotherapie eingeleitet wird und bei kavernösen Befunden mindestens drei Monate abgewartet wird, ob eine operative Behandlung durchgeführt werden muß, kann man sich vorstellen, daß nach dieser Zeit nur noch relativ selten eine „kollapsfreudige", d. h. elastische Kaverne besteht. Ist zu diesem Zeitpunkt noch eine Kaverne vorhanden, so ist oft durch bindegewebige Abwehrreaktionen des Körpers ein Zustand erreicht, der von einem Kollaps keinen wesentlichen therapeutischen Erfolg erwarten läßt, so daß diese Fälle dann der Resektionsbehandlung zugeführt werden müssen.

Zu 2. Eine Gegenüberstellung der Spätergebnisse von Pneumolyse und Resektion aus dem Jahr 1954 haben Gaubatz und Good gegeben.

Vor der Chemotherapie hatte die Pneumolyse folgende Ergebnisse:

Todesfälle	22% (früh und spät)
Ausheilungsquote	66%

Nach Einführung der Chemotherapie:

Todesfälle	9,4%
Ausheilungsquote	81 %

Bei den Lungenresektionen wegen Tuberkulose besteht die Mortalität im Durchschnitt mit 2,3% und die Ausheilungsquote liegt bei über 90%.

Rink hat 1957 über eine große Vergleichsserie von Exazerbationen nach Kollapstherapie und Resektionsbehandlung berichtet. Exazerbationen sind bei der Resektionsbehandlung nur möglich, wenn nach der Operation Restherde in der Lunge verblieben sind.

Nach 2125 Kollapsoperationen und nach 1056 Resektionen zeigten sich bei den schweren Restbefunden bei beiden Verfahren praktisch die gleichen Exazerbationsquoten, nämlich 1 – 2%. Bei geringeren Restherden war die Exazerbationsquote bei der Resektionsbehandlung deutlich geringer als bei der Kollapstherapie.

Exazerbationen sind immer abhängig: 1. von der Stabilität der natürlichen und erworbenen Abwehrlage des Organismus, 2. von der Quantität und der Qualität der verbliebenen Restherdbildungen und 3. von den Sensibilitätsverhältnissen der Keime gegenüber den Tuberkulostatika.

3. Allgemeine klinische Indikationen der einzelnen operativen Behandlungsverfahren

Unter „allgemeiner klinischer Indikation" wird die „Qualitätsdiagnose" des lokalen Lungenbefundes verstanden. Außer dem örtlichen Lungenbefund gibt es noch die funktionelle und auch die bakteriologische Indikation. Diese beiden letzteren Indikationsgebiete werden bei den einzelnen Operationsverfahren gesondert abgehandelt.

Vom lokalen Befund her haben sich für die Kollapstherapie, die Resektionsbehandlung und die örtliche Kavernenbehandlung zum gegenwärtigen Zeitpunkt folgende Indikationen herauskristallisiert:

Kollapstherapie

1. Die chemotherapieresistente, noch nicht starre Frühkaverne bis etwa 3 × 3 cm Durchmesser.

2. Noch „kollapszugängliche" Kavernen mit ausgedehnten Streuungen auch bei doppelseitigen Befunden.

3. Noch „kollapszugängliche" Kavernen in einer oder beiden Spitzen mit mehr oder weniger ausgedehnten Streuungen, wenn funktionelle Störungen zu erwarten sind, und ein gezielter reversibler Kollaps (Pneumolyse) mit kleinster Funktionseinbuße Erfolg verspricht.

4. Tertiärkavernen mit ausgedehnten Streuungen und Pleuraverschwartungen, die einen reversiblen Kollaps unmöglich machen, wo jedoch eine gezielte Thorakoplastik unter Ausnützung einer idealen Kollapsdynamik einen guten Erfolg verspricht und eine Resektionsbehandlung nicht möglich ist.

Resektionsbehandlung

1. Der Rundherd.

2. Die chemotherapieresistente isolierte Segment- oder Lappentuberkulose mit oder ohne Kaverne.

3. Die Bronchusstenose.

4. Die „destroyed lung" oder der „destroyed lobe".

5. Tertiärkavernen auch bei ausgedehnten Streuungen im Sinne einer „Kavernenchirurgie".

6. Spezifische Pleuraempyeme mit innerer Fistel.

Örtliche Kavernenbehandlung

Starre Kavernen, die auf Grund ihrer Lage oder aus funktionellen Gründen weder kollapstherapeutisch noch durch Resektionsbehandlung zu beeinflussen sind. (U. a. Adelberger; Brunner, Crenshaw; Eerland; Franke u. P. G. Schmidt; Frey; Gaubatz; Gierhake u. Bikfalvi; Hausser; Hegemann; Homma; Kügel

u. Vaitl; Kraan; Rauch; Schmidt, P. G.; Vossschulte u. Gierhake; Werber; Würmig.)

Zusätzliche Indikationen bei Kindern

Bei Kindern ist die reversible Kollapstherapie (Pneumothorax und Pneumolyse) außer bei den oben angegebenen Indikationen noch angezeigt bei chemotherapieresistenten frischen kavernösen Streuungstuberkulosen, auch bilateral (Simon) nach Abklingen der exsudativen Phase. Gewarnt wird jedoch vor der Thorakoplastik bei Kindern und Jugendlichen wegen der Deformierung der Wirbelsäule.

Dagegen hat sich auch bei der isolierten kavernösen primären Tuberkulose und den Indikationen wie bei den Erwachsenen die Lungenresektion bei Kindern gut bewährt.

B. Kollapstherapie

1. Operationsverfahren

Bei der Kollapstherapie unterscheiden wir den reversiblen vom irreversiblen Kollaps. Die Lunge kann sich nach Abschluß einer reversiblen Kollapstherapie wieder entfalten, während beim irreversiblen Kollaps der Zustand ein endgültiger ist.

Die Qualität der Mechanismen, die den Kollaps verursachen, wird in „elastisch" und in „starr" unterteilt.

a) Elastischer Kollaps

An „elastischen Kollapsmethoden" kennen wir den intrapleuralen und den extrapleuralen Pneumothorax, außerdem die inzwischen praktisch verlassenen Phrenikusparesen und das Pneumoperitoneum.

b) Starrer Kollaps

Zu den „starren Kollapsmethoden" zählen die Thorakoplastik und die Plombierung mit all ihren Variationen und Kombinationen.

2. Heilungsvorgänge

Bei der Kollapsbehandlung bleibt der tuberkulöse Herd im Körper. Die Kaverne und jeder andere tuberkulöse Prozeß müssen also „im Körper ausheilen". Vor der Ära der Chemotherapie war eine Kavernenheilung nur zu erwarten, wenn es zu einem Schluß des Drainagebronchus kam (u. a. Adelberger; Barabas u. Mitarb.). Nach Einführung der Chemotherapie werden allerdings gar nicht einmal so selten sogenannte „offene Kavernenheilungen" beobachtet. Hierbei kommt es – auch ohne Kollapsbehandlung – zu einer Epithelisierung der Kaverne, die auch bei offenem Drainagebronchus völlig frei von tuberkulösen Veränderungen ist.

Gaubatz hat allerdings auch schon vor Einführung der Chemotherapie einen Fall mit „offener Kavernenheilung" beschrieben. Es handelte sich hierbei um eine Tertiärkaverne, die unter einer Pneumolyse nicht vollkommen geschlossen werden konnte und sieben Jahre post operationem noch eine kleine Restaufhellung zeigte. Wegen fortschreitenden Befundes der anderen Seite kam der Patient ad exitum.

Der pathologisch-anatomische Befund der Restkaverne ergab einen „gereinigten Kavernenrest".

In der gleichen Veröffentlichung hat GAUBATZ noch einen weiteren Fall und zwar mit einer „echten Kavernenheilung" erwähnt. Es handelt sich hierbei um einen Fall mit doppelseitiger Pneumolyse, bei dem eine ehemals 4×4 cm große Tertiärkaverne unter dem Kollaps völlig durch Einwuchern unspezifisch-fibrilären Bindegewebes vernarbte.

KLUGE hat von pathologisch-anatomischer Seite aus sechs unterschiedlich gestaltete Restherde nach klinisch beobachtetem Kavernenschluß untersucht. Als wesentliche Bedingungen für die Kavernenheilung werden angesehen:

1. Verminderung der Tuberkelbakterien.
2. Narbige Umwandlung der spezifischen Entzündung in der Kavernenwand.
3. Narbige Umwandlung auch im entzündlich veränderten Mündungsabschnitt des Drainagebronchus.

Bei seinen Untersuchungen fand KLUGE nur einmal eine ausgedehnte Obliteration des Drainagebronchus und in fünf Fällen war der Drainagebronchus nur im Mündungsstück vernarbt. Diese für die Kavernenheilung genannten Bedingungen können bei der Kollapstherapie besonders rasch und sicher bei gleichzeitig applizierter Chemotherapie erreicht werden. Die „Ausheilung" tuberkulöser Prozesse kann in der Lunge also nur durch narbige „Schrumpfung" erfolgen, wenn wir von den Fällen der sog. „offenen Kavernenheilung unter Chemotherapie" absehen wollen.

3. Mechanische Voraussetzungen

Die mechanischen Voraussetzungen für eine Schrumpfung unter einer Kollapstherapie sind durch eine völlige Entspannung des erkrankten Bezirkes gegeben. Diese Entspannung kann eine *Retraktionsatelektase* zur Folge haben, wobei sich die erkrankten Lungenteile infolge der entzündlichen Vorgänge und der narbigen Umwandlung eher „retrahieren" als der gesunde Lungenanteil.

Je nach Intensität und Dauer eines zunächst mechanisch verursachten Verschlusses des Drainagebronchus, der in das erkrankte Gebiet führt, kann es außerdem zu einer mehr oder weniger ausgedehnten *Resorptionsatelektase* mit anschließender Schrumpfung des erkrankten Bezirkes kommen.

Auch wird durch den pleuro-pulmonalen Reflex bei der Kollapstherapie eine mehr oder weniger kräftige *Kontraktionsatelektase* als Vorstufe der Schrumpfung für möglich gehalten (ADELBERGER).

Entscheidend für den Erfolg der Kollapstherapie ist nicht die „brutale Kompression", sondern die – möglichst konzentrische – Schrumpfung auf der Basis einer Retraktion. Diese braucht bei frischem kleinkavernösem Zerfall auch nur kleinste Bezirke und nicht ganze Lappen oder Segmente zu erfassen.

Der Lungenkollaps ist solange ein physiologisch tolerierbarer Zustand wie die Verkleinerung des Lungenvolumens durch die elastischen Elemente der Lungenstruktur entstanden ist, die regulativen Mechanismen vollwirksam bleiben, so daß die Zirkulation der Ventilation angepaßt werden kann und die Leistung des rechten Herzens weder in Ruhe noch bei Belastung unter Drucksteigerung zustande kommt (RINK). Unter einem starren Kollaps ist die Durchblutung der Kollapslunge erheblich stärker gedrosselt und verlangsamt als bei einem elastischen Kollaps. Der tonischen Engerstellung der Gefäße folgen organische Gefäßveränderungen, die sich auch z. B. nach Dekortikationen bei übertragenem verschwartetem Pneumothorax nicht mehr ändern können. Druckerhöhungen im kleinen Kreislauf sind die Folgen, die bei einem elastischen Kollaps, der allerdings gut dosiert und lege artis geführt werden muß, nicht beobachtet werden.

4. Allgemeine funktionelle Indikationen

Von seiten der Lungenfunktion sind bei der Beurteilung der ventilatorischen Atemgrößen die Vitalkapazität, die Residualluft und der Atemgrenzwert von besonderer Bedeutung. Eine Kollapsbehandlung ist kontraindiziert, wenn die Vitalkapazität unter 50% des Soll-Wertes liegt, die Residualluft mehr als 50% der Totalkapazität beträgt und der Atemgrenzwert weniger als 50% des Soll-Wertes ausmacht (BRUCE-UTTRAN). Für die Durchführung einer reversiblen Kollapstherapie kann man die Untersuchung des Pulmonalarteriendruckes vernachlässigen. Das Verhalten des Pulmonalarteriendruckes ist jedoch bei der starren, irreversiblen Kollapstherapie von gewisser Bedeutung. Das Elektrokardiogramm, die Auskultation und das Röntgenbild können einen hierbei durchaus im Stich lassen. Bei besonders gelagerten Fällen – trotz negativem Untersuchungsergebnis klinischer Verdacht auf Cor pulmonale, Lungenventilation in der unteren Indikationsgrenze für die Kollapstherapie, Alter über 50 Jahre – wird man vor der Ausführung eines starren, irreversiblen Kollapses nicht auf die Druckmessung der Arteria pulmonalis verzichten können.

Für die Beurteilung der ventilatorischen Atemgrößen ist es bei diesen Grenzfällen auch noch von Bedeutung zu erfahren, ob der Funktionsausfall ausschließlich durch die erkrankte Lunge hervorgerufen wird oder auch durch die „gesunde Seite“ mit verursacht wird. Hier hilft die Bronchospirometrie weiter, die man auch zur Beurteilung der Blutgasanalysen durch den CO_2-Rückatmungstest ohne Schwierigkeiten erweitern kann. (Siehe auch unter „spezielle Funktionsindikation“ der Resektionsbehandlung.)

5. Bakterielle Indikation

Eine wichtige Forderung vor der Durchführung jeder Kollapstherapie ist der Nachweis von Tuberkelbakterien. Wegen der Vielzahl anderer Hohlraumbildungen in der Lunge, die eine tuberkulöse Kaverne täuschend nachahmen können, ist er auch bei röntgenologisch gesicherten „Kavernen“ erforderlich (u. a. BÜTTGEN; NAGEL). Erschütternde Beispiele von letal ausgegangener Kollapsbehandlung bei nichttuberkulösen, harmlosen Hohlraumbildungen werden von NAGEL mitgeteilt.

6. Allgemeine klinische Kontraindikationen

Als absolute Kontraindikation für die Kollapstherapie hat jede exsudative, das heißt, frischentzündliche und jede fieberhafte Tuberkulose zu gelten. Durch einen Kollaps kommt es hier zu einem schweren Krankheitsbild mit Toxinaemie, massiven pneumonischen Atelektasen und Einschmelzungen.

Eine weitere zwingende Kontraindikation für alle Arten der Kollapstherapie besteht in der geschwürigen oder infiltrativen Bronchustuberkulose. Die Bronchustuberkulose, die oft zentral von den Segmentbronchienabgängen in den Haupt- oder Lappenbronchien zu finden ist, bildet unter dem Kollaps – ob mit oder ohne Chemotherapie – rasch eine Stenose, die zum völligen Verschluß führen kann. So wünschenswert ein Verschluß des *unmittelbaren* Drainagebronchus für die Kaverne ist, umso schädlicher ist er, je zentraler er sitzt und je mehr Anteile des gesunden Lungenparenchyms atelektatisch werden und sich Bronchiektasen bilden können, die ihrerseits wieder Anlässe zu weiteren Komplikationen geben. Das Ausmaß dieser Gefahr erscheint umso größer, wenn man bedenkt, daß die Bronchustuberkulose nicht selten auch bei peripheren Herden isoliert an den großen Bronchien vorkommt.

Zur Indikationsstellung einer jeden Kollapstherapie ist daher eine Bronchoskopie zum Ausschluß etwaiger spezifischer Bronchialveränderungen unentbehrlich.

7. Intrapleuraler Pneumothorax

a) Indikationen

Der intrapleurale Pneumothorax (ipl. Pnth.) hat seine idealen Indikationen behalten. Nur sind diese sehr selten geworden. Es sind dies:

1. Die zartwandige Restkaverne, wie sie beonders bei Jugendlichen nach Frühinfiltrat auftritt.

2. Zartwandige, drei bis höchstens vier Zentimeter große (Franke u. P. G. Schmidt) Kavernen, wenn Streuherde in den übrigen Lungenteilen bestehen, die eine Resektionsbehandlung risikoreich erscheinen lassen.

3. Beiderseits kleinere Kavernen, insbesondere bei Jugendlichen.

Diese Indikationen von seiten des Lokalbefundes gelten natürlich nur, wenn die Tuberkulose eindeutig gesichert, die akut entzündliche Phase deutlich abgeklungen und eine Chemotherapie für etwa drei Monate durchgeführt worden ist (Adelberger; Amschler; Capri; Effenberger; Lorbacher; P. G. Schmidt; Voigt u. Wend; Werber). Als „relative" Indikation wird noch von Lorbacher die schwere Haemoptoe angegeben.

Eine weitere „relative" Indikation besteht dann, wenn man nach bereits erfolgter Thorakotomie zu einer Resektionsbehandlung feststellen muß, daß die Lunge außer dem kavernösen Herd, den man zu entfernen gedachte, noch von sehr zahlreichen kleineren Herden durchsetzt ist, die auch bei exakter Röntgendiagnostik wegen ihrer relativen Kleinheit vor der Operationsindikation dem Auge des Untersuchers verborgen bleiben (Crenshaw). Hier kann man dann den Pneumothorax durch eine offene Strangdurchtrennung im Sinne Sauerbruchs vervollständigen und als Kollaps weiterführen.

Diese genannten Indikationen behalten natürlich nur ihren „idealen" Wert, wenn auch die Führung des Pneumothorax in „idealer Weise" garantiert werden kann. Hierzu gehören die möglichst baldige Vervollständigung durch Thorakokaustik, die Behandlung etwaigen Exsudates und die Dauer des Lungenkollapses, die alle zusammen für einen Dauererfolg von entscheidender Bedeutung sind und auf die weiter unten noch im einzelnen eingegangen wird.

Eine Pneumothoraxbehandlung nach diesen „idealen Indikationen" hat bei einer sachgemäßen Führung des Lungenkollapses durchaus ihre Berechtigung, wie ich an einigen Beispielen erläutern möchte, und steht in keiner Weise „in Konkurrenz" zur Resektionsbehandlung.

Die Forderung von H. SCHMIDT: „. . ., daß kein Pneumothorax mehr angelegt wird, bevor die Resektion nicht erwogen worden sei", konnte in dieser Form nur im ersten Enthusiasmus bei Beginn der Resektionsära gestellt werden.

Die Anlage eines Pneumothorax sollte immer in der Klinik bzw. Heilstätte erfolgen. Hier können die erforderlichen lungenphysiologischen und bronchologischen Voruntersuchungen durchgeführt werden. Auf die deletären Folgen einer – ohne bronchologische Untersuchungen – übersehenen Bronchustuberkulose im Zusammenhang mit einer Pneumothoraxbehandlung haben besonders BOPP und EHRLE hingewiesen. Hierbei kam es jeweils zu einer massiven Atelektase mit großen Defekten.

Außerdem kann eine notwendig werdende Komplettierung eines Pneumothorax durch Thorakokaustik nur stationär erfolgen.

Aus der stationären Behandlung sollte stets die Übergabe eines vollwirksamen Pneumothorax ohne Komplikationen in die ambulante Behandlung erfolgen.

546/61 (517/63) 22 J. – ♂

Restkaverne nach eingeschmolzenem Frühinfiltrat, die sich unter einer etwa 6 Monate dauernden Chemotherapie kaum verkleinert hatte (Abb. 3). Die Chemotherapie hatte bereits mit Streptomycin und einer 6 Monate durchgeführten INH-Behandlung und außerdem PAS-Infusionen außerhalb begonnen. Der Kavernenrest ist nach dieser massiven Behandlung nicht ausgesprochen zartwandig, wie die Schichtaufnahme erkennen läßt (Abb. 4). Die Abb. 5 zeigt den inkompletten Pneumothorax 10 Tage nach der Anlage im Exspirium. Zu Beginn der

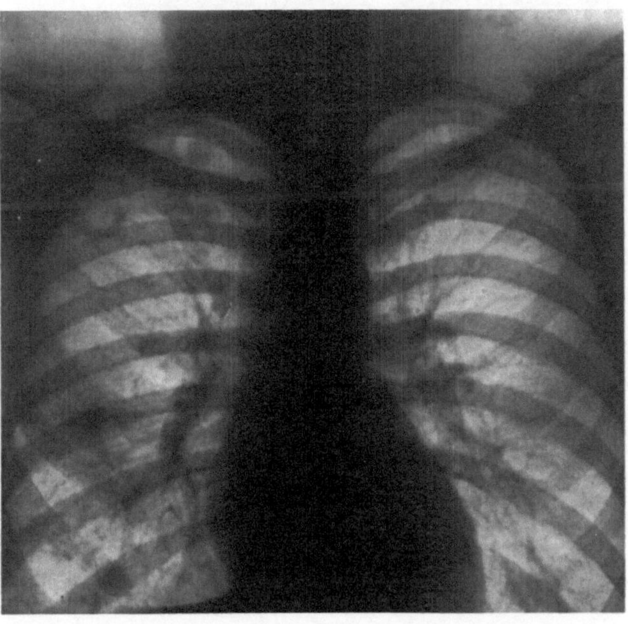

Abb. 3. (546/61) 2 × 3 cm große Kaverne im rechten lateralen Oberfeld. Nach intensiver Chemotherapie kaum geändert

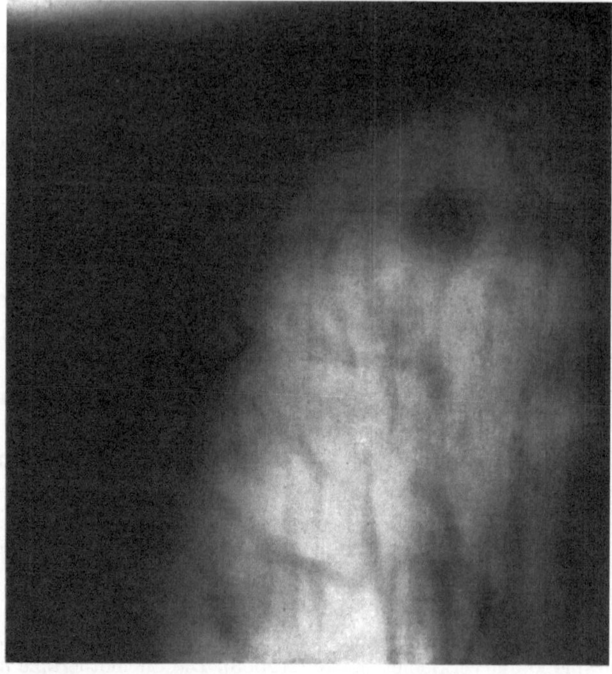

Abb. 4. (546/61) Nach vier Wochen zeigt die Tomographie die Kaverne unverändert, außerdem einen weiteren massiven Herd von 1 × 2 cm in der Lungenspitze

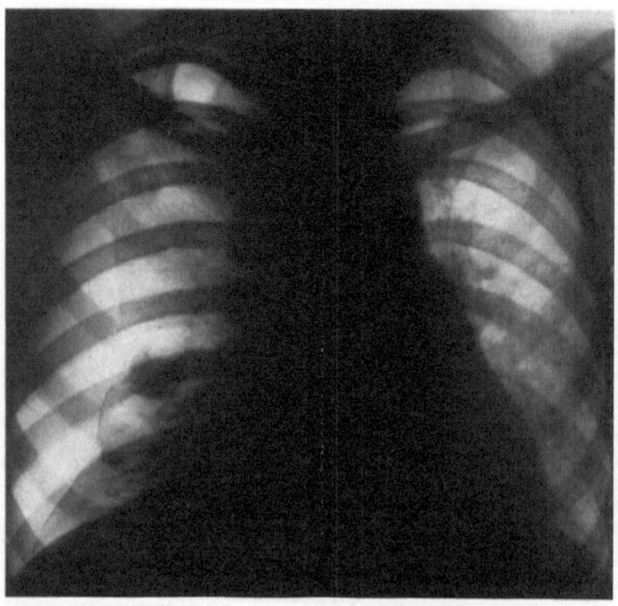

Abb. 5. (546/61) Unvollständiger Pneumothorax rechts, 10 Tage nach der Anlage. Interlobärschwiele zwischen OL u. ML

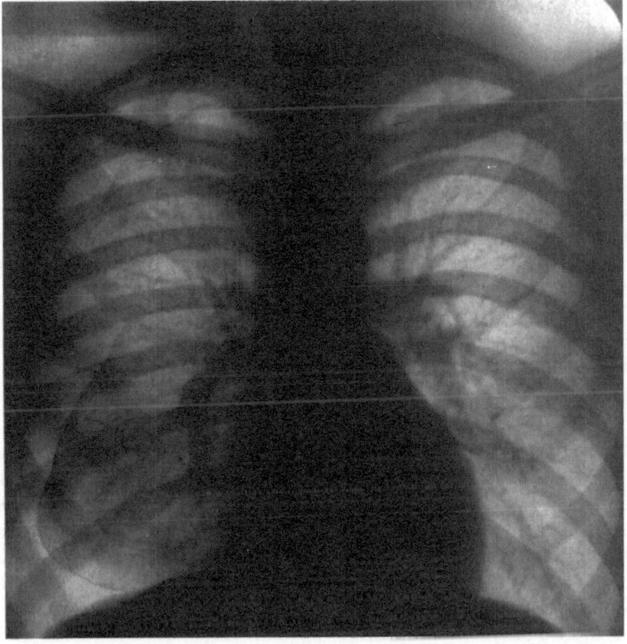

Abb. 6. (546/61) Vollständiger gut wirksamer Pnth rechts. Kaverne geschlossen. Pnth knapp zwei Jahre alt

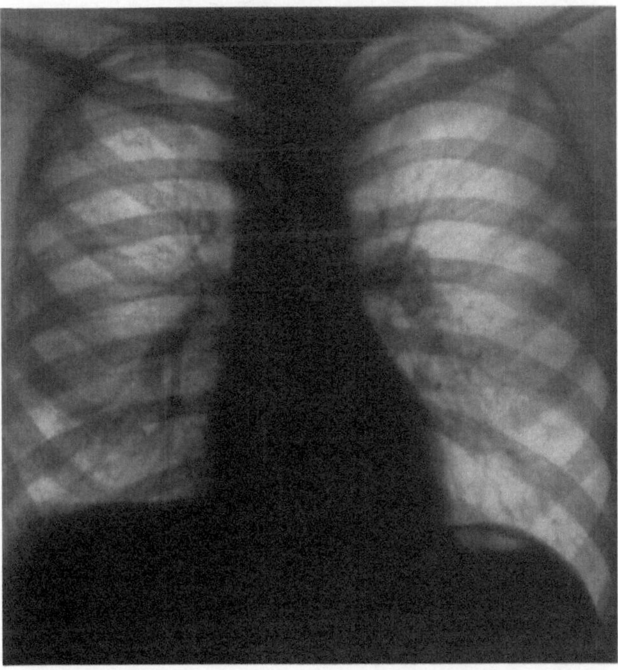

Abb. 7. (546/61) Pnth ohne Verschwartung aufgegangen. Kaverne nicht mehr nachweisbar

3. Woche nach der Pneumothoraxanlage gelang es, den Pneumothorax komplikationslos zu vervollständigen (Abb. 6). Der Pneumothorax wurde in diesem Zustand für die Dauer von 2 Jahren in 12–14tägigem Abstand mit 500–600 ml ambulant nachgefüllt. Der Patient war in der Lage, im letzten Jahr während der Pneumothoraxbehandlung einem leichten bis mittelschweren Beruf als Autobusschaffner nachzugehen. Die Abb. 6 zeigt den Pneumothorax kurz vor der Auflassung. An der Stelle der ehemaligen Kaverne sieht man in Höhe des 2. ICR vorn einen knapp erbsgroßen indurierten Herd. Die Abb. 7 zeigt den Lungenbefund nach Auflassung des Pneumothorax. Der rechte Zwerchfellwinkel ist noch nicht deutlich dargestellt. Die ventilatorischen Atemgrößen des Patienten, der vor Pneumothoraxanlage eine VK von 4300, einen Atemgrenzwert von 107 l und ein normales Residualvolumen aufwies, wurden nach Auflassen des Pneumothorax wie vor der Anlage registriert. Während der Pneumothoraxbehandlung trat eine Verminderung der Vitalkapazität auf 3400 ein. Die bei der Abb. 5 dargestellte Interlobärlinie zwischen rechtem Mittel- und Oberlappen ist angedeutet auch bereits vor der Pneumothoraxanlage vorhanden. Der Patient ist voll arbeitsfähig, die Tuberkulose ist ausgeheilt.

409/64 60 J. – ♂

3×4 cm große Kaverne im linken Oberlappen bei ausgedehnten indurierten Streuherden in den übrigen Lungen. Außerdem deutliche Arteriosklerose, vorzeitige Alterung, eingeschränkte Leber- und Nierenfunktion und Mangeldurchblutung des Herzens. Die Tuberkulose bestand bei dem 60jährigen Patienten bereits 3 Jahre vor der Pneumothoraxanlage. Unter chemotherapeutischer Behandlung hatte sich zunächst die doppelseitige Tuberkulose gut zurückgebildet und der Patient war seiner Arbeit als Leiter eines Elektrizitätswerkes wieder nachgegangen. 4 Monate vor der Pneumothoraxanlage war bei einer Routineuntersuchung die in Abb. 8 dargestellte Kaverne festgestellt worden. Eine mit INH, PAS und Streptomycin durchgeführte neuerliche Behandlung, die durch allergische Erscheinungen des Patienten sehr kompliziert war, zeigte keine Änderung der Kaverne. Wegen der Gefäßveränderungen,

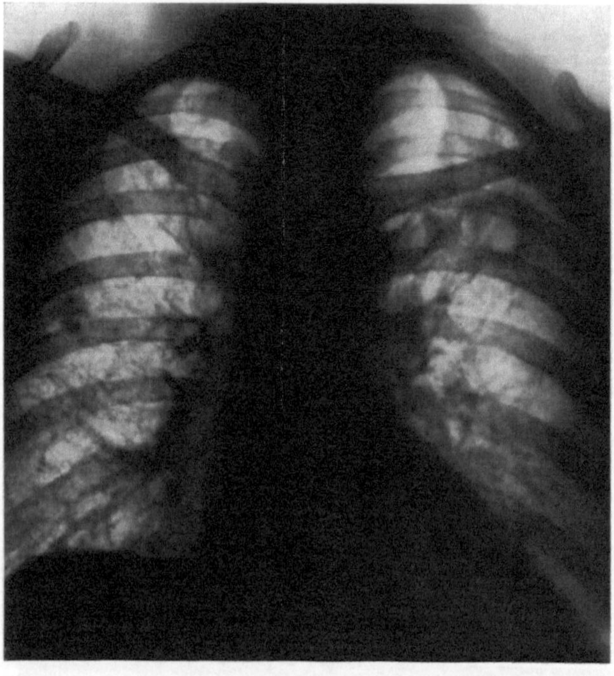

Abb. 8. (409/64) 3×4 cm große Kaverne im linken OL. Indurierte Streuherde in der übrigen Lunge, vor allem im rechten Ober- und Mittelfeld

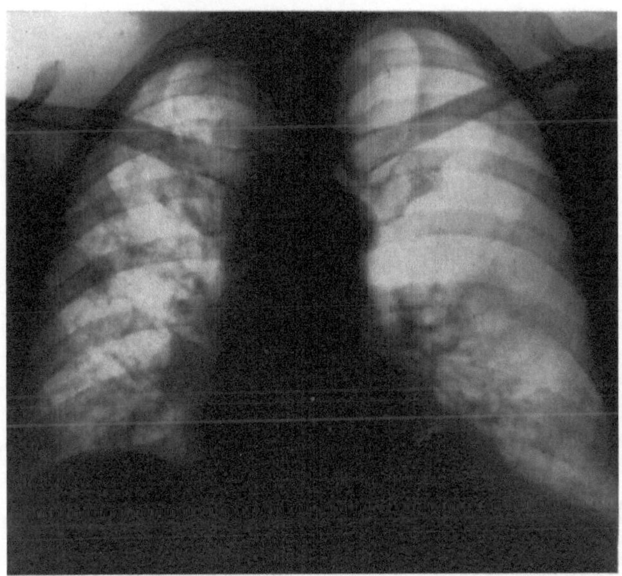

Abb. 9. (409/64) Vollständiger Pnth links, zwei Tage nach der Anlage. Kaverne deutlich in Höhe der 3. Rippe vorn

des Herzbefundes und der gestörten Nieren- und Leberfunktion erschien eine Resektionsbehandlung zu risikoreich.

Der Pneumothorax war primär vollständig. Die Abb. 9 zeigt ihn 2 Tage nach der Anlage. Die Rückbildung der Kaverne war nur sehr zögernd. Die Abb. 10 läßt sie noch $5\,^1/_2$ Monate nach der Pneumothoraxanlage unter dem vollständigen Pneumothorax in einer Ausdehnung von 1×2 cm deutlich erkennen. Erst nach 4 weiteren Monaten ist sie verschwunden, wie die Schichtaufnahmen (Abb. 11) erkennen lassen. Auch auf der Übersichtsaufnahme nach weiteren 12 Wochen (Abb. 12) ist sie nicht mehr nachweisbar.

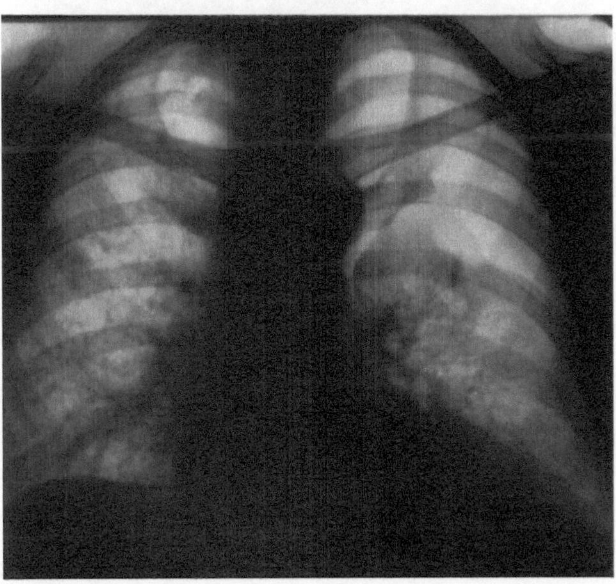

Abb. 10. (409/64) Nach $5\,^1/_2$ Monaten Kaverne deutlich verkleinert, aber noch in Größe von 1×2 cm vorhanden

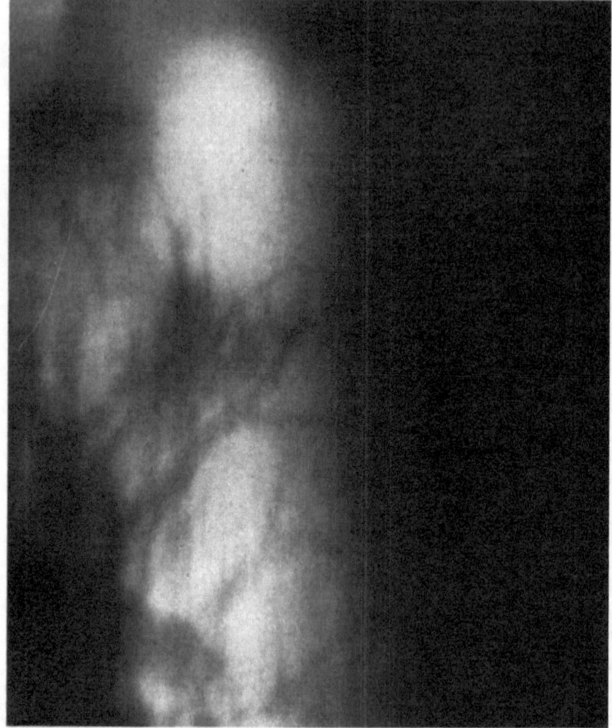

Abb. 11. (409/64) Kaverne nach weiteren vier Monaten tomografisch nicht mehr nachweisbar. Anfertigung der Schichtaufn. unmittelbar vor der Pnth-Nachfüllung

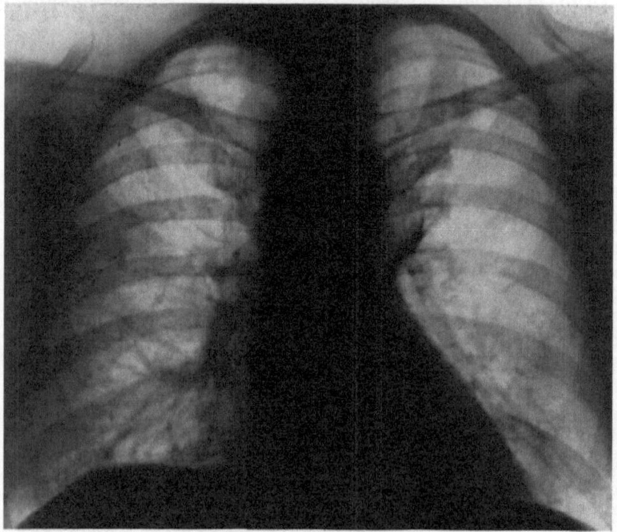

Abb. 12. (409/64) Nach weiteren drei Monaten Restkaverne nicht mehr nachweisbar, Anfertigung der Aufnahme unmittelbar vor der Nachfüllung

Der Patient geht bei körperlichem Wohlbefinden unter Fortsetzung seiner Chemotherapie, die mit Cycloserin und Isoxyl eingeleitet wurde, seinem bisherigen Beruf ohne Einschränkungen nach.

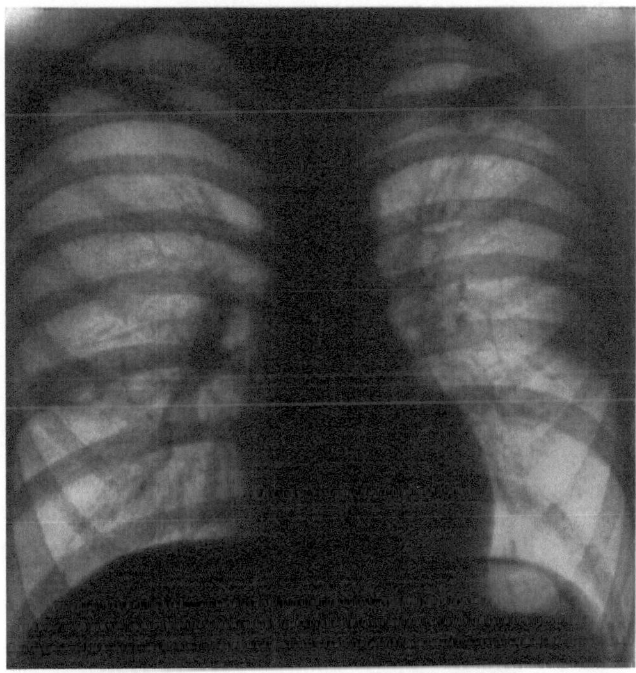

Abb. 13. (656/64) Frisch entdeckte doppels. kavernisierte Tbk mit entzündlicher perikavernöser Infiltrierung

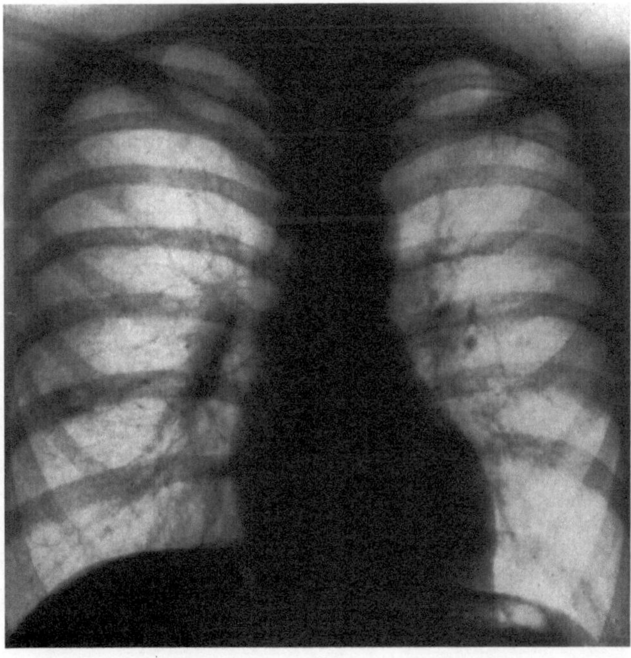

Abb. 14. (665/64) Nach intensiver viermonatiger Chemotherapie entzündliche perikavernöse Infiltrierung fast verschwunden, Kavernen bds. noch deutlich

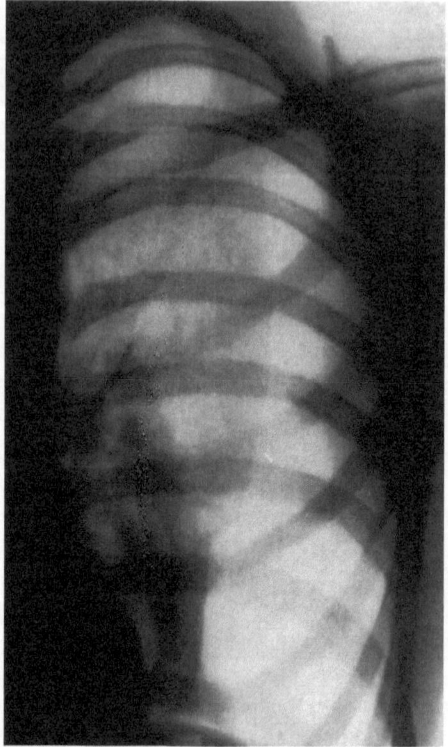

Abb. 15. (656/64) Die Halbseitenaufnahme i. Exsp. läßt den in der Spitze unvollständigen Pnth links mit deutlicher Kaverne erkennen. Pnth vierzehn Tage alt

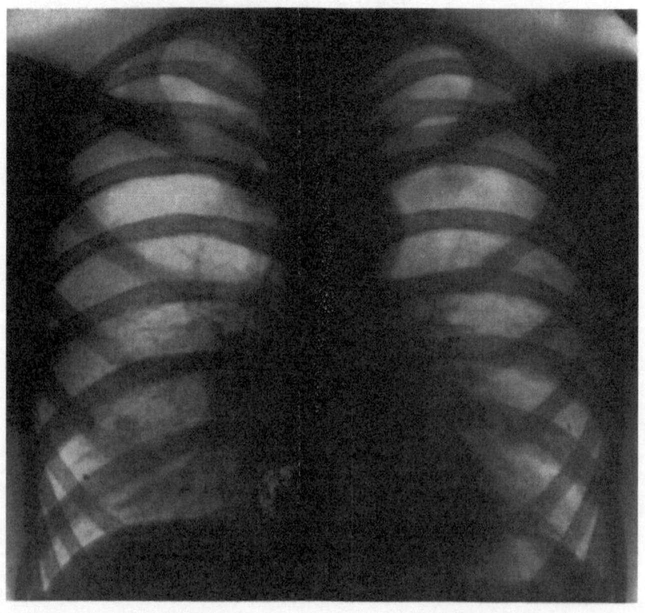

Abb. 16. (656/64) Doppelseitiger, jetzt vier Monate alter, gut wirksamer Pnth, links durch Kaustik vervollständigt. Kavernen nicht mehr nachweisbar

656/64 17 J. – ♂

Bei dem 17jährigen jungen Mann war 7 Monate vor der doppelseitigen Pneumothoraxanlage eine doppelseitig kavernisierte Lungentuberkulose festgestellt worden (Abb. 13). Unter einer intensiven Chemotherapie mit INH, PAS und Streptomycin hatte sich zwar eine Verkleinerung der Kavernen gezeigt, jedoch waren diese noch immer deutlich vorhanden (Abb. 14). Es folgte zunächst die Pneumothoraxanlage rechts, die primär vollständig war, und 14 Tage später die Pneumothoraxanlage links, bei der, wie auf der Abb. 15 sichtbar, in Gegend der Kaverne eine segelförmige Verwachsung bestand. Diese konnte durch Kaustik am Beginn der 3. Woche nach der Pneumothoraxanlage durchtrennt werden, so daß ein doppelseitiger vollständiger und gut wirksamer Pneumothorax resultierte (Abb. 16). Die Kavernen haben sich bereits 2 Monate nach der Pneumothoraxanlage geschlossen.

1053/63 23 J. – ♂

Relative Indikation:

Bei diesem 23jährigen Patienten wurde die Tuberkulose bereits 8 Jahre vor der Pneumothoraxanlage festgestellt. Sie erschien damals nicht behandlungsbedürftig, hatte sich jedoch etwa ein Jahr vor der Pneumothoraxanlage deutlich exazerbiert, mit einer 3×3 cm großen Kaverne im linken Oberlappen. Eine intensive Chemotherapie mit Streptomycin, INH und PAS führte zu einer gewissen Rückbildung der röntgenologisch sichtbaren Veränderungen in der linken Lungenspitze und auch zu einer Verkleinerung der Kaverne auf etwa 2×2 cm.

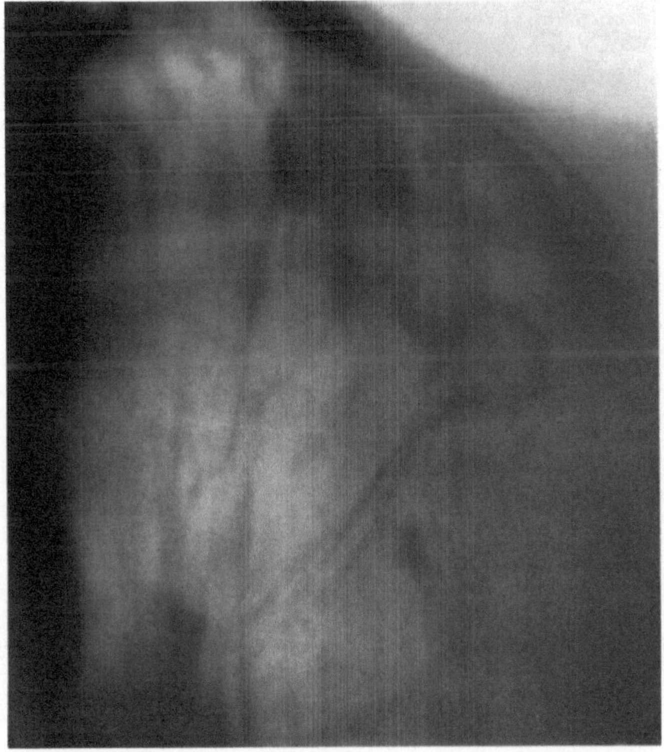

Abb. 17. (1053/63) In der Schichtaufn. lassen sich außer den massiven Herden in der Spitze noch eine 2×3 cm große Kaverne und einzelne indurierte Herde im Mittelfeld erkennen

Die Schichtaufnahmen (Abb. 17) des linken Oberfeldes und die entsprechende Übersichtsaufnahme (Abb. 18) lassen diese tuberkulösen Veränderungen nur im Oberfeld erkennen. Bei der anschließend durchgeführten Thorakotomie, die eine Resektion des 1.–3. Segmentes links einleiten sollte, wurden jedoch über dem gesamten Bereich der Lunge bis erbsgroße indurierte, aber massive Herde festgestellt, wobei lediglich das 9. Segment frei erschien. Die geplante Segmentresektion 1–3 hätte an der Grenze zwischen dem 4. und 5. Segment mit Sicherheit zahlreiche dieser Herde eröffnen müssen und auch bei Entfernung des gesamten Oberlappens links wäre es bei einer Überblähung des Unterlappens zur Ausdehnung und Ausfüllung der Thoraxhälfte mit Wahrscheinlichkeit zu einer Aktivierung dieser Herde gekommen. Für eine Pneumonektomie wiederum erschien uns der Befund zu gering, da eindeutiger Zerfall nur in der Oberlappenspitze nachzuweisen war. So haben wir uns entschlossen, nach einer offenen Strangdurchtrennung nach SAUERBRUCH den Lungenkollaps als Pneumothorax weiterzuführen (Abb. 19).

Eine Sputumkonversion trat sofort nach der Thorakotomie dauerhaft ein. Die Abb. 20 zeigt den Pneumothorax 1 Jahr nach seiner Anlage. Die Füllungen finden regelmäßig alle 14 Tage statt. Die Lunge hat sich allerdings dorsal und basal angelegt. Über dem ehemals kavernösen Befund im Oberlappen – die Kaverne ist nicht mehr nachzuweisen – besteht jedoch ein sehr gut wirksamer Selektivpneumothorax. Der Patient geht unter Fortsetzung der Chemotherapie mit Nicoteben seinem erlernten Beruf als Kraftfahrer ohne Einschränkungen nach. Es ist geplant, den Pneumothorax etwa 2 Jahre aufrecht zu erhalten.

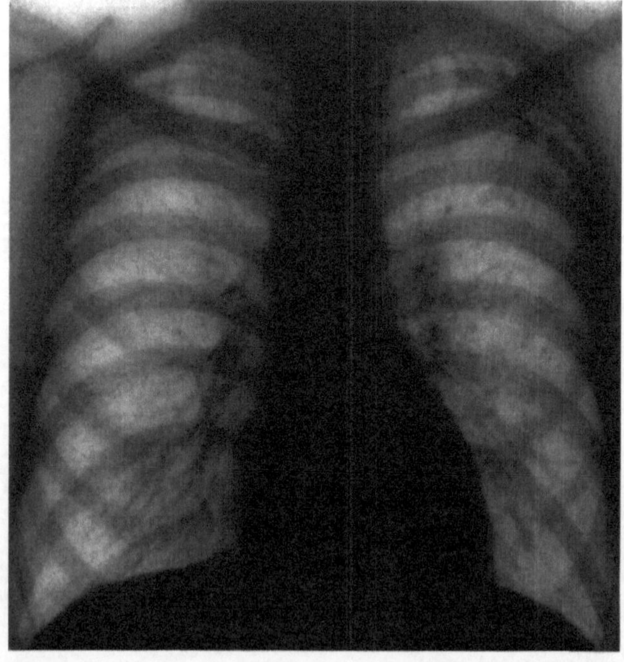

Abb. 18. (1053/63) Produktive Herde im linken Ober- und Mittelfeld mit Kaverne im 1. ICR. Sonst keine sicheren weiteren Herde in der Basis erkennbar

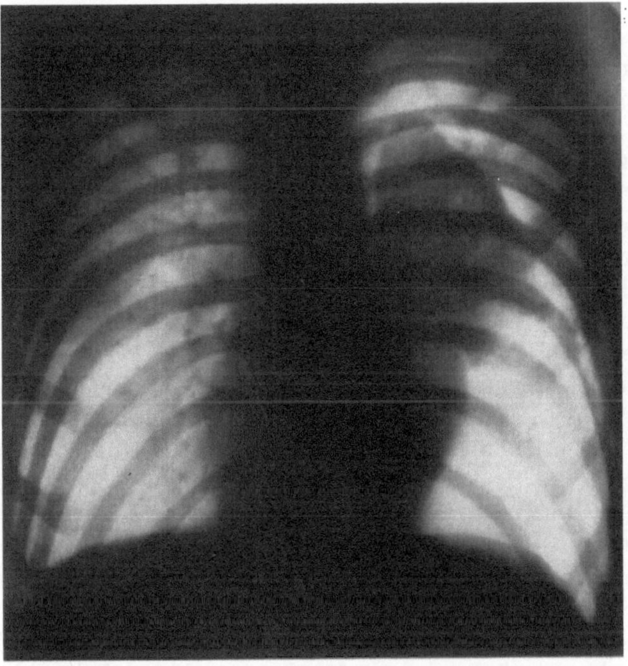

Abb. 19. (1053/63) Unmittelbar postoperativ vollständiger Pnth mit Atelektase des UL links. Deutliche Kaverne im linken OL

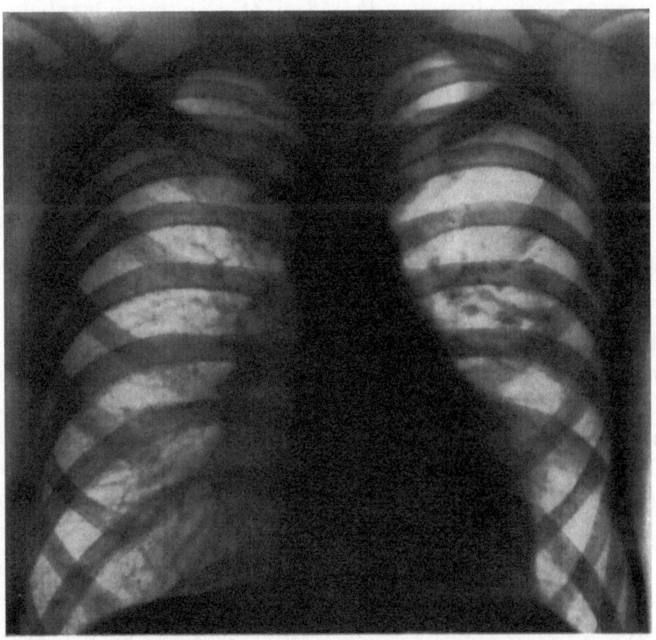

Abb. 20. (1053/63) Pnth zwei Jahre alt und über dem OL gut wirksam. Pnth basal angelegt. Kaverne nicht mehr nachweisbar

b) Lokalisation des Befundes

Der Erfolg einer Pneumothoraxbehandlung hängt im wesentlichen von der Möglichkeit der „Retraktion" ab, d. h., von der Schaffung der mechanischen Voraussetzungen für eine konzentrische Schrumpfung der erkrankten Lungenteile (u. a. ADELBERGER). Diese Möglichkeit hat in den vier geschilderten Fällen jeweils bestanden.

Diese physikalischen Voraussetzungen sind natürlich besonders für Kavernen in der Spitze und dem oberen Drittel der Lunge – oberhalb des Hilus – gegeben. Kavernen in den Unterlappen und in der Höhe des Hilus oder basal davon gelegenen Abschnitten der Oberlappen (Lingula) bzw. Mittellappen können nicht in gleicher Weise durch konzentrische Schrumpfung des umgebenden Gewebes auf einen Lungenkollaps reagieren wie die Kaverne in der Lungenspitze. Der breitere anatomische Aufbau des Lungenmittel- und Unterfeldes mit der Fixierung am Hilus ruft bei einem Kollaps ganz andere mechanische Konsequenzen hervor als in der Lungenspitze. Eine „konzentrische Schrumpfung" und damit eine der wesentlichen Voraussetzungen für eine Kavernenheilung ist in diesen Abschnitten durch einen Lungenkollaps nicht gegeben. In letzter Zeit hat besonders AMSCHLER auf die Unterfeldkaverne als Kontraindikation zur Pneumothoraxbehandlung hingewiesen. Versuche wie der „basale Druckpneumothorax" (MARKGRAF), wobei ein nur baso- lateral sitzender Pneumothorax bei sonst verklebtem Pleuraspalt mit Überdruck gefüllt wird, sind äußerst problematisch und selbst MARKGRAF warnt vor dieser Anwendung bei Streuungen in den peripheren, dem Pneumothorax benachbarten Lungenabschnitten, da hierdurch eine Empyemgefahr heraufbeschworen würde.

Beobachtungen, wonach sich *während* einer Pneumothoraxbehandlung auch Kavernen im Untergeschoß der Lunge geschlossen haben (FRANZKE u. RENZ; MÜLLER u. HOLLATZ) sprechen nicht gegen die schlechteren Bedingungen für eine konzentrische Schrumpfung im Untergeschoß. Vor allem deswegen nicht, weil es ja bekanntermaßen auch ohne jede aktive Maßnahme – auch bei Kavernen im Untergeschoß – zu einem spontanen Kavernenschluß kommen kann.

c) Pleuramassage

Auch bei einem vollständigen Pneumothorax kann es selbst im Obergeschoß zu einem Persistieren von Kavernen kommen. Man hat diese Kavernen als „träge Kavernen" bezeichnet und dieses Verhalten mit dem neuro-muskulären System der Lunge in Verbindung gebracht (BRONKHORST u. DJIKSTRA; PARODI). Ob die von ROLOFF und GÖTZKY für diese Fälle angegebene und von mehreren Autoren in ihrer Wirksamkeit bestätigte „Pleuramassage" – bei der vor jeder Füllung mehrmals 1000 ccm Luft eingefüllt und wieder abgesaugt wurden – nur wegen einer Einwirkung auf das neuro-muskuläre System der Lunge bei geeigneten Fällen zum Erfolg führte, oder ob die forcierte Volumenänderung der Kollapslunge, z. B. zur Beseitigung eines Hindernisses im Drainagebronchus der Kaverne führte, muß dahingestellt bleiben. Verkleinerungen von Kavernen sind jedenfalls während und nach einer derartigen Behandlung beobachtet worden.

d) Thorakokaustik

Genauso entscheidend wie die exakte Indikation hinsichtlich der tuberkulösen Lungenveränderungen für einen Pneumothorax und des Ausschlusses einer Bronchustuberkulose vor der Pneumothoraxanlage ist eine rechtzeitige und richtig indizierte Vervollständigung des Pneumothorax für das Dauerergebnis. Man rechnete früher (1947) nur mit 3–4% primär-kompletten Pneumothoraces (HERHOLZ). Diese relativ geringe Zahl erklärt sich mit Sicherheit durch die damals breitere Indikation für eine Pneumothoraxbehandlung. Ausgedehnte Streuungstuberkulosen mit Pleurasynechien bei peripherer Lage der Herde waren daher eben so häufig. Bei strenger Indikation (siehe oben) ist die Anzahl der Pleuraverwachsungen und damit die notwendige Thorakokaustik bei der Durchführung eines Pneumothorax jedenfalls geringer. Aus eigener Sicht wird bei den heutigen Indikationen zur Pneumothoraxbehandlung ein primär kompletter Pneumothorax in 30–40% angenommen.

α) Zeitpunkt. Über den *Zeitpunkt der Durchführung* der Thorakokaustik herrscht heutzutage eine ziemlich einhellige Auffassung. Als günstigster Zeitpunkt wird die dritte bis vierte Woche nach der Pneumothoraxanlage angesehen (u. a. BROSSOK und MOCKENHAUPT; HERHOLTZ; P. G. SCHMIDT). Bis zu diesem Zeitpunkt hat eine Stabilisierung des Pneumothorax eingesetzt, d. h., die Luftfüllungen haben schon einen gewissen Rhythmus erlangt und der Organismus – und nicht zuletzt der Patient selbst – haben sich schon an das „Drum und Dran" eines Pneumothorax gewöhnt. Auch sind bis zu diesem Zeitpunkt, auch bei einem unvollständigen Pneumothorax durch Reizexsudat noch keine irreversibelen Reaktionen der Pleura zu erwarten.

β) Ausmaß. Auch über das *Ausmaß der Kaustik* herrscht heute ziemliche Einmütigkeit. Es soll natürlich – wenn man eine Kaustik beginnt – auch immer ein vollständiger Kollaps, d. h. eine restlose Strangdurchtrennung erreicht werden, denn nur durch eine Lösung *sämtlicher* Verwachsungen kann eine wirkliche Ruhigstellung der Lunge erzielt werden (u. a. BROSSOK u. MOCKENHAUPT; HERHOLZ; P. G. SCHMIDT). Jedoch darf diese nicht mit einer forcierten Lösung flächenhafter, auch mediastinaler Verwachsungen „um jeden Preis" erreicht werden (HOFMANN; KREMER; LIENER u. JAHN; SCHMIDT, P. G.; ZYSKIND). Wenn auch flächenhafte Ausschälungen kleineren Umfanges aus der lateralen Brustwand bis zu einem gewissen Grade vertretbar erscheinen (MAURER; HERHOLZ), so ist die von MARKGRAF 1949 propagierte „endothorakale Pulmolyse" auch mit Lösung von mediastinalen Verwachsungen eine Außenseitermethode geblieben, deren Erfolge, „nämlich die Erreichung des totalen Kollapses" in keinem Verhältnis zu den Spätkomplikationen dieser forcierten Lösungen standen. Berichten über Anfangserfolge bei diesen flächenhaften Lungenlösungen (HIRSCH, A.) stehen Mitteilungen über die Spätergebnisse mit wesentlich ungünstigeren Resultaten gegenüber. Von 145 Fällen mit flächenhafter Ausschälung, besonders über dem medialen Thoraxbereich, haben LIENER u. JAHN bei einem nachuntersuchten Krankengut bei 33 (= 22,7%) „schwere Komplikationen", d. h. innere Fisteln, Empyeme, Blutungen, Phrenikusparesen und Luftembolien gesehen. Außerdem brachten sie 10 Todesfälle (= 6,4%) in wahrscheinlichen Zusammenhang mit diesen flächenhaften Lösungen.

Empyeme und innere Fisteln ließen sich wohl vor der Ära der Chemotherapie nicht ganz vermeiden, schon dann nicht, wenn man auch bei stumpfer Auslösung einen peripher gelegenen kleinsten Käseherd eröffnete. Nach Einführung der Chemotherapie sind sie jedoch – bei Beachtung strenger Operationskautelen – praktisch nicht mehr aufgetreten. HAUSEN berichtet über 265 Kaustiken ohne Chemotherapie im Vergleich zu 160 Fällen, bei denen unter Chemotherapieschutz (Streptomycin) operiert wurde. Immerhin traten ohne Chemotherapie insgesamt bei 12,1% Komplikationen, wie Exsudat, Empyem und innere Fisteln auf, während aus der zweiten Gruppe kein derartiger Fall beobachtet werden konnte.

Die von HÄNEL angegebene Bepüsterung der Brandflächen mit Conteben am Schluß der Kaustik stellt besonders bei randnahen Prozessen eine zustäzliche Sicherheit dar.

γ) Vollständiger und unvollständiger Pneumothorax. Man unterscheidet einen ,,vollständigen – wirksamen" von einem ,,vollständigen – unwirksamen" Pneumothorax. Oft stellt es sich dann allerdings heraus, – abgesehen von den oben geschilderten Fällen sog. ,,träger Kavernen" –, daß die Vollständigkeit nur scheinbar war. Es finden sich dann am hinteren Mediastinum, der röntgenologischen Diagnostik weitgehend verborgen, doch noch einige Verwachsungen, die einen Kavernenschluß verhindern. Deshalb sollte auch bei einem scheinbar vollständigen, jedoch unwirksamen Pneumothorax unbedingt eine Endoskopie durchgeführt werden (FRANZKE u. RENZ). Diese ist auch vor einer sog. ,,Pleuramassage" unbedingt erforderlich, da durch die forcierten Füllungen etwa vorhandene Stränge leicht einreißen und zu Kavernenrupturen etc. führen können.

Neben dem ,,vollständigen – wirksamen und unwirksamen" Pneumothorax wird noch zwischen einem ,,unvollständig – wirksamen" und einem ,,unvollständigen – unwirksamen" Pneumothorax unterschieden. Wenn auch WILDHIRT der Ansicht ist, nicht jeder Pneumothorax müsse vervollständigt werden, schon gar nicht, wenn eine Sputumkonversion eingetreten sei und die Kaverne nicht mehr nachzuweisen wäre, so kann dem nicht energisch genug widersprochen werden (u. a. P. G. SCHMIDT). Der scheinbar ,,wirksame – unvollständige" Pneumothorax kann möglicherweise bei einer günstigen Lage der Kaverne diese zum Verschluß bringen, beschwört aber unzählige Komplikationen herauf, die mit einem chronischen Exsudat beginnen und bei massiven Verschwartungen mit und ohne Resthöhle und mit ganz erheblichen Funktionsstörungen und Herzverziehungen enden können. Die Tuberkulose ist dann möglicherweise beherrscht worden, man hat jedoch aus einem ,,Lungenkranken" einen ,,Funktionskrüppel" gemacht. Allerdings können beiderseitige ausgedehnte Schwarten auch gelegentlich relativ gut toleriert werden.

703/63 54 J. ♂

Hier wurde bei einem damals 26jährigen Patienten 1936 zunächst links und 4 Jahre später auch rechts ein Pneumothorax angelegt. Eine Thorakokaustik wurde in keinem Falle durchgeführt. Die Pneumothoraces waren nicht vollständig. Der linksseitige Pneumothorax wurde 15 Jahre (!) und der Pneumothorax rechts 10 Jahre (!) nachgefüllt. Im rechtsseitigen ehemaligen Pneumothoraxraum befand sich bei einer stationären Behandlung im Jahre 1963 – 13 Jahre nach Auflassen des Pneumothorax – ein klar-seröses Exsudat, die Schwarte der Pleura visceralis und auch parietalis war so massiv, daß von einer Dauersaugbehandlung keine Änderung des Zustandes zu erwarten gewesen wäre (Abb. 21). Die Lungenfunktion des 1,58 m großen, inzwischen 55 Jahre alt gewordenen Mannes, war sehr stark herabgesetzt. Atemstoßtest betrug nur 55% des Soll-Wertes, Vitalkapazität 50% und Atemgrenzwert 49%. Der hyperventilierende Patient zeigte noch keine Ruheinsuffizienz, er war sogar in der Lage, eine leichte körperliche Tätigkeit als Lagerarbeiter in gewisser Regelmäßigkeit auszuüben.

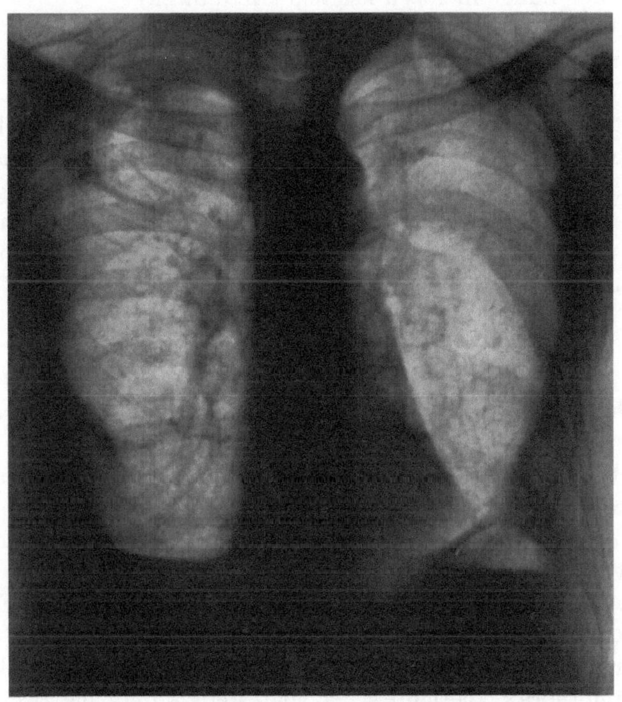

Abb. 21. (703/63) Ausgedehnte Pleuraschwarten, teilweise interlobär nach doppelseitigem unvollständigem Pnth., der links fünfzehn und rechts zehn Jahre getragen wurde

Auch die mehrfach vorgeschlagenen (u. a. KARCH u. LANDEN) Ergänzungseingriffe wie Phrenikusparese und Pneumoperitoneum bei unvollständigem Pneumothorax können eine Verschwartung nicht verhindern. Sie provozieren im Gegenteil noch eine massive irreversible Atelektase auch gesunder Abschnitte der Kollapslunge und stellen damit in funktioneller Hinsicht ein weiteres Risiko dar.

Bei der Besprechung der Thorakokaustik dürfen die Untersuchungen von KUX nicht unerwähnt bleiben. KUX hat in großem Umfange mit dem Thorakokaustikgerät endothorakale Sympathikus- und Vagusausschaltungen vorgenommen. Die Indikationen hierfür waren zwar in der Hauptsache Ulcus ventriculi et duodeni und asthmatische Erkrankungen. Er hat allerdings zwei Fälle beschrieben, wonach sich nach Sympathikusausschaltung je eine bis dahin persistierende Kaverne schloß. Um für diesen Effekt nicht den Pneumothorax als solchen verantwortlich machen zu können, wurde dieser nur für die Minuten des Eingriffes angelegt und dann wieder aufgelassen.

Es würde den Rahmen der Themastellung – Indikationen und Ergebnisse der chirurgischen Behandlung der Lungentuberkulose – sprengen, wenn ich auf die Problematik des neuro-muskulären Systems der Lunge und dessen Ausnützung für die Therapie näher eingehen wollte. Bei aller Schwierigkeit exakter Beweisführung (PAWLOW; KALBFLEISCH; REGELSBERGER) ist jedoch die Tatsache eines cutano-visceralen und viscero-visceralen Reflexgeschehens auch bei entzündlichen Erkrankungen der Lunge nicht zu leugnen (BLOEDNER).

Aus dem über die Thorakokaustik Gesagten ergibt sich folgende logische Konsequenz: Jeder Pneumothorax, der nicht durch eine Thorakokaustik ohne flächenmediastinale Verwachsunglösung und gewagte Exkursionen mit dem Brenner in unübersichtliche Gegenden komplettiert werden kann, muß aufgelassen werden. Die Endoskopie bietet im allgemeinen bereits vor Beginn der Kaustik genügend Hinweise, ob eine Strangdurchtrennung ohne Risiko auch bezüglich etwaiger Spätkomplikationen möglich ist oder nicht. Je nach Ausgangsbefund wird dann entweder ein extrapleuraler Pneumothorax (Pneumolyse) oder eine Resektionsbehandlung angezeigt sein.

e) Dauer der Pneumothoraxbehandlung

Über die therapeutische Dauer einer Pneumothoraxführung herrscht im Schrifttum weitgehende Übereinstimmung.

Wenn auch eine Dauer der Pneumothoraxbehandlung von der Ausdehnung und dem Alter des Prozesses und der Retraktion des erkrankten Lungenteiles abhängig ist (ADELBERGER), so herrscht doch über die Mindest- und Höchstgrenzen im Schrifttum ziemliche Einmütigkeit.

Es werden im allgemeinen zwei bis vier Jahre angegeben (u. a. EFFENBERGER; HERHOLTZ; SCHMIDT, H.; SCHMIDT, P. G.; ZUR).

In jüngster Zeit haben vor allem HAEFLIGER, HEIN und NAGEL über den „kurzfristigen Pneumothorax" berichtet, der spätestens ab ein bis zwei Monate nach röntgenologischem Kavernenschluß liquidiert wurde. Die Nachbeobachtungszeit der mitgeteilten Fälle, die mit diesem kurzfristigen Pneumothorax behandelt worden sind, betrug bis zu vier Jahren. Je kleiner die Kaverne des Ausgangsbefundes, umso günstiger scheint die Prognose für dieses kurzfristige Verfahren zu sein. Dieses Verfahren wurde zur Vermeidung von Pleurakomplikationen, die bei längerer Dauer der Pneumothoraxbehandlung immer wieder beobachtet werden, angegeben. NARGORNY berichtete schon 1954 über die Ergebnisse von 103, allerdings unvollständigen Pneumothoraces, die ebenfalls nur kurzfristig – bis einige Wochen – geführt worden sind. Insgesamt trat eine Heilung bei 30% auf. Eine „günstige Wirkung" wurde jedoch nur bei Kavernen bis zu 2 cm Durchmesser gesehen. Man muß sich auch in diesem Zusammenhang fragen, ob ein Kavernenschluß „wegen" oder „während" der kurzfristigen Pneumothoraxbehandlung eingetreten ist.

Auch ein vollständiger Pneumothorax, der innerhalb von sechs Monaten keine deutliche Wirkung zeigt, muß liquidiert werden (u. a. HOPPE; JUNKER). Gelegentlich erlebt man dann nach Liquidierung des Pneumothorax auch einen Kavernenschluß. Nämlich dann, wenn durch den Lungenkollaps ein Ventilmechanismus im Drainagebronchus hervorgerufen wurde, der dann bei Wiederausdehnung der Lunge verschwindet.

Die Auflassung des Pneumothorax sollte stationär erfolgen, wenn:

a) das 50. Lebensjahr überschritten ist,

b) der Pneumothorax älter als vier Jahre ist,

c) während der Pneumothoraxbehandlung Exsudat aufgetreten ist,

d) Thorakokaustiken später als sechs Monate nach der Pneumothoraxanlage oder mehrfache Thorakokaustiken durchgeführt worden sind,

e) nach längerem bakterienfreien Intervall Tuberkelbakterien neu nachgewiesen wurden,

f) ein schwerer, ausgedehnter Ausgangsbefund bestanden hat, wobei bei langsamer Rückbildungstendenz gegebenenfalls eine Umwandlung in einen Oleothorax notwendig werden könnte,

g) bei einem besonders großen Kollaps bei vollständigem Pneumothorax,

h) wenn ein Doppelpneumothorax gleichzeitig aufzulassen ist und

i) wenn auf der Pneumothorax- oder der kontralateralen Seite eine fragliche Aktivität besteht.

Als empfehlenswerte stationäre Auflassung wird angegeben:

a) Patient älter als 40 Jahre,

b) Pneumothorax älter als drei Jahre,

c) ungünstige soziale Verhältnisse (Neumann, G.).

f) Ergebnisse

Das Ergebnis einer Pneumothoraxbehandlung steht und fällt mit der Indikation und ist außerdem in ganz besonderem Maße von der richtigen Führung des Pneumothorax abhängig. Ganz allgemein haben sich die Ergebnisse nach Einführung der Chemotherapie ganz erheblich verbessert. So berichtet Frey von dem Schicksal von 574 Pneumothorax-Fällen vor der Ära der Chemotherapie mit folgenden Ergebnissen:

Nach 1–2 Jahren	inaktiv	= 71%
	noch TB-positiv	= 19%
	verstorben	= 10%
Nach 5 Jahren	inaktiv	= 41%
	noch TB-positiv	= 26%
	verstorben	= 13%
	der Beobachtung entzogen	= 20%
Nach 10 Jahren	inaktiv	= 17%
	noch TB-positiv	= 50%
	verstorben	= 13%
	der Beobachtung entzogen	= 20%

Während sich also die Sterbezahl nach 5 Jahren bei diesem Krankengut nicht mehr erhöhte, ist zwischen den inaktiven und den wieder aktiv Gewordenen noch zwischen fünf und zehn Jahren eine erhebliche Verschiebung zuungunsten der Inaktiven zu verzeichnen.

Diese keineswegs günstigen Dauerergebnisse hängen jedoch nicht nur mit dem Fehlen einer Chemotherapie, sondern auch mit dem damals noch sehr weiten Indikationsgebiet des Pneumothorax zusammen.

Aus jüngerer Zeit – also im Zusammenhang mit einer durchgeführten Chemotherapie – liegt eine Zusammenstellung von Junker über 343 Fälle vor, die immerhin nach abgeschlossener Pneumothoraxbehandlung folgende günstige Ergebnisse aufwies:

343 Fälle	kompl. Pnth.	ikl. Pnth.
konsolidiert	86,6%	74,5%
ungeheilt	9,4%	8,8%
verstorben	4,0%	16,7%

Die Zahl von 74,5% Konsolidierungen bei den unvollständigen Pneumothoraces dürfte wohl weitgehend ein Verdienst der Chemotherapie sein. Leider wird in dieser Zusammenstellung nichts über das funktionelle Ergebnis bei diesen inkompletten Pneumothoraces angegeben.

Jedenfalls – und dies ist auch unsere eigene Erfahrung – scheinen die Ergebnisse günstiger bei einer im Behandlungsplan frühzeitigen Pneumothoraxanlage zu sein (Neumann, G.), wobei wir unter frühzeitig längstens drei bis vier Monate nach Beginn der Chemotherapie ansehen.

g) Verhalten der Lungenfunktion während der Pneumothoraxbehandlung

Die Lungenfunktion ist bei einem lege artis indizierten und geführten Pneumothorax nur relativ eingeschränkt, d. h. auch bei eingeschränkter Ventilation muß noch keine „effektive Störung" eintreten (Bolt, Knipping u. Rink; Hertz). Die unter idealen Pneumothoraxbedingungen kollabierte Lunge ist zwar in ihrer Ventilation vermindert, wird jedoch ihrem verkleinerten Volumen entsprechend physiologisch beatmet. Da alle funktionierenden Alveolen mit einer ausreichenden O_2-Konzentration versehen werden, besteht zwar eine ventilatorische Einschränkung, aber keine „effektive Störung". Sind dagegen Schwarten vorhanden, unter denen praktisch keine Atembewegung wohl aber eine Durchblutung stattfindet, so kommt es auch zu keinerlei Arterialisierung des Blutes und damit zu einem vaskulären Kurzschluß.

h) Komplikationen

Von allen Komplikationen sind die Schwarten die häufigsten der Pneumothorax-Behandlung. Immer geht ihnen eine Exsudation, oft auch ein Empyem voraus. Die inkompletten Pneumothoraces neigen viel mehr zu diesen Komplikationen als die vollständigen. Es dürfte wohl zu den Seltenheiten gehören, wenn ein über längere Zeit geführter unvollständiger Pneumothorax nicht zu einer der genannten Komplikationen führt. Je länger die Dauer einer Pneumothorax-Behandlung, je häufiger sind jedoch auch bei einem vollständigen Pneumothorax sterile oder infizierte Exsudate und Schwarten. So haben Pohl und Nagorny 405 Fälle hinsichtlich der genannten Komplikationen untersucht und fanden sie bei einer Pneumothoraxdauer bis zu zwei Jahren in 17,6%, bis zu drei Jahren in 30,3%, bis zu vier Jahren in 56,8% und über vier Jahre in sogar 75,4% aller Fälle. Der oben angegebene Fall (703/63) mit dem unter Verschwartung aufgegangenen doppelseitign Pneumothorax wurde auf der rechten Seite fünfzehn, auf der linken Seite zehn Jahre geführt. Sicher war es nicht selten, daß die Kriegs- und vor allem die Nachkriegszeiten einen unmittelbaren Einfluß auf die Dauer der Pneumothoraxführung ausübten. Irgendwelche Sonderbegünstigungen, wie zusätzliche Lebensmittelkarten, usw., wurden leichter bei einem bestehenden Pneumothorax gewährt.

Der tatsächliche Funktionsausfall ist oft größer als man röntgenologisch vermuten kann. Die stärkste Einschränkung erfährt nach bronchospirometrischen, blutigen sowie unblutigen Blutgasanalysen hierbei die Sauerstoffaufnahme (Hertz). Auch sind Volumenverengungen der Gefäße nachgewiesen worden (Hutas). Wenn es zu einer einseitigen Verringerung der Lungendurchblutung kommt, muß es zu einer vermehrten Durchblutung der Gegenseite kommen, sonst tritt eine Druckerhöhung in der Arteria pulmonalis auf.

Nach den genannten Komplikationen, dem Exsudat, dem Empyem und der Schwarte, die nicht unmittelbar lebensbedrohlich werden müssen, kommen noch zwei sehr ernste Komplikationen hinzu, die den Verlauf der Erkrankung ganz erheblich beeinflussen können: Die Kavernenruptur und die innere Fistel nach Perforation peripherer kleinerer Herde. Vor der Möglichkeit der Resektionsbehandlung und vor allem vor der Ära der Chemotherapie bedeuteten diese Komplikationen für die meisten Patienten das Todesurteil. Die Kavernenruptur wurde besonders bei randnahen Kavernen beobachtet, bei denen ein unvollständiger Pneumothorax mit Überdruck gefüllt wurde. Eine innere Fistel konnte durch Fortschreiten der Tuberkulose bei zerstreutherdigen Befunden unter der Pneumothoraxbehandlung vorkommen. Beide Komplikationen waren außerdem auch als Artefakt bei zu gewagten Thorakokaustiken möglich.

Von diesen mehr oder weniger chronisch verlaufenden müssen wir die akuten Komplikationen unterscheiden.

Hier ist in erster Linie die Luftembolie zu nennen. Sie ist oft klinisch schwer von einem „Kreislaufkollaps während einer Pneumothoraxnachfüllung" zu unterscheiden (Frommel u. Demole). Diese akuten Todesfälle während oder unmittelbar nach einer Pneumothoraxfüllung gehören glücklicherweise zu den Seltenheiten. Ihre Ursachen sind Lufteintritt in die Blutbahn oder ein Schockzustand, der in einem unmittelbaren Zusammenhang mit dem Durchstechen der sehr nervenreichen Pleura parietalis steht (Stangl).

Struve berichtet von einer Umfrage aus dem französischen Schrifttum von 63 akuten Zwischenfällen bei rund 229000 Nachfüllungen, von denen fünf tödlich verliefen. Brieger hat bei 10000 Pneumothoraxnachfüllungen eine tödliche Luftembolie erlebt. Herholz sah in zwanzigjähriger Praxis jährlich etwa eine Embolie und verlor insgesamt drei Patienten am „Herztod" und keinen an Atemlähmung.

An weniger bedrohlichen Komplikationen, die jedoch akut auftreten können, ist noch gelegentlich der Spontanpneumothorax zu beobachten. Dieser tritt auch bei älteren Patienten nicht häufiger auf als bei jüngeren, obgleich man im Alter bei zunehmendem Emphysem auch bessere Voraussetzungen hierfür erwarten könnte (Mahr).

Beschrieben worden sind außerdem noch Mediastinalhernien und Luftdurchtritte nach der kontralateralen Seite (von Arnim; Hofmann), die genauso gut toleriert wurden wie ein Pneumoperikard, das nach einer Füllung auftrat und außer Herzklopfen und Druckgefühl keine größeren Symptome verursachte (Lind).

i) Intrapleuraler Peristonthorax und Oleothorax

Als weitere, nicht akute Komplikation ist noch die extrapulmonale Resthöhle nach Auflassung des Pneumothorax zu erwähnen. Gelegentlich kommt es vor allem bei über vier Jahre geführten Pneumothoraces, die durch eine Schwarte kompliziert waren, zu einer extrapulmonalen Resthöhle, die nach abgeschlossener

Pneumothoraxbehandlung beseitigt werden muß. Wenn eine Dauerabsaugung nicht zum Ziele führt, steht uns bei größeren Resthöhlen die Dekortikation und bei kleineren eine Auffüllung der Höhle z. B. mit Periston zur Verfügung. Das Periston wird langsam resorbiert und bringt die Lunge damit zur Ausdehnung (EFFENBERGER; KLEIN).

Ein eigener Fall soll die günstigen Wirkungen des Periston illustrieren.

681/61 20 J. ♂

Bei diesem Patienten wurde 4½ Jahre vor der geplanten Auflassung ein Pneumothorax rechts angelegt. Da in der den Pneumothorax anlegenden Stelle keine Kaustiken ausgeführt werden konnten, erfolgte die Thorakokaustik erst über ein Jahr nach der Pneumothoraxanlage. Inzwischen hatte sich ein deutlicher derber Pleuraüberzug über der Lunge gebildet.

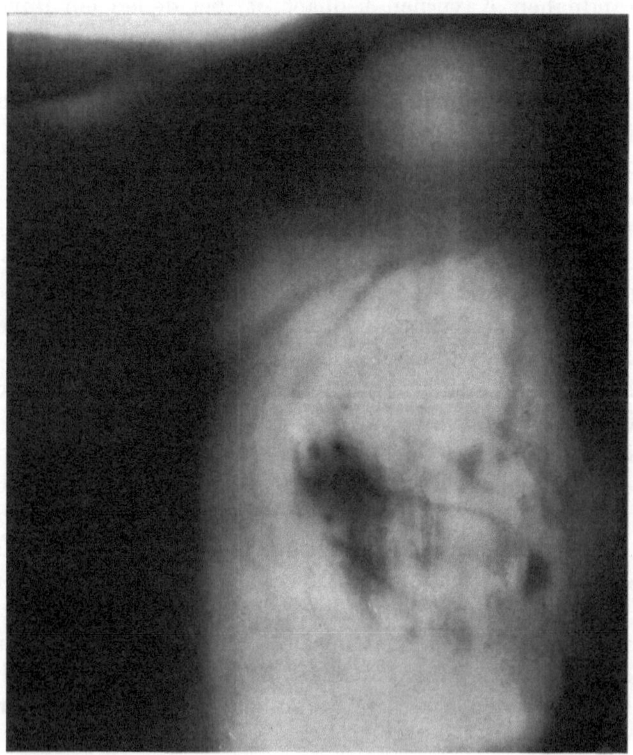

Abb. 22. (681/61) Indurierte Herde im rechten OL nach ehemals kavernisierter Tuberkulose bei abgeschlossener Pnth-Behandlung

Nachdem nach Komplettierung des Pneumothorax dieser noch drei Jahre aufrecht erhalten wurde, vernarbte der spezifische Prozeß (Abb. 22 u. 23). Ein Auflassen des Pneumothorax gestaltete sich jedoch insofern schwierig, als ein gut zwei Querfinger breiter und bis zur 4. Rippe vorn reichender Restspalt praktisch ohne Änderung seit sechs Monaten bestehen blieb (Abb. 24). Die Höhle faßte 120 cm^3 und wurde mit Periston aufgefüllt (Abb. 25). Derselbe Fall drei Jahre später zeigt eine kleine Kuppenschwiele rechts bei sonst vollständig ausgedehnter Lunge. Die Herde in der Kollapslunge sind, wie vor der Auffüllung der Resthöhle mit Periston tomographisch gesichert, inaktiv gewesen und sind es auch bei der Nachkontrolle drei Jahre später geblieben (Abb. 26).

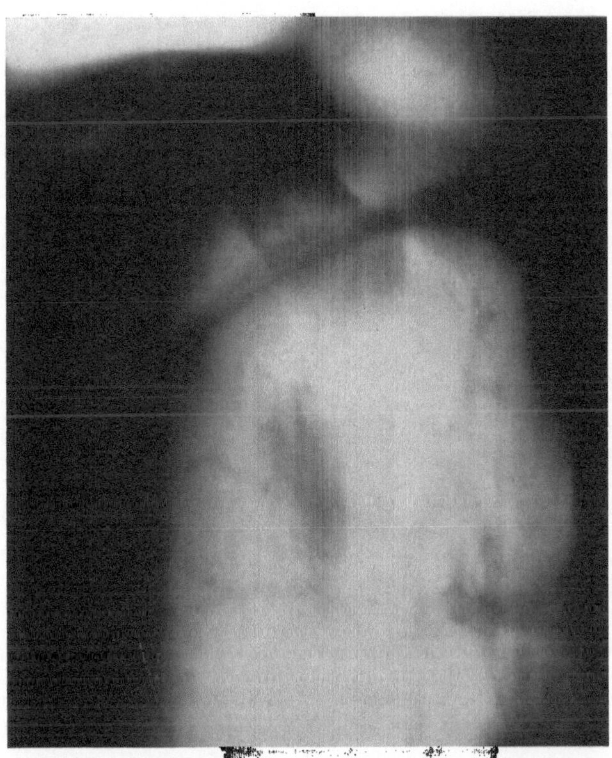

Abb. 23. (681/61) Im Schichtbild wird die massive Schwarte besonders deutlich

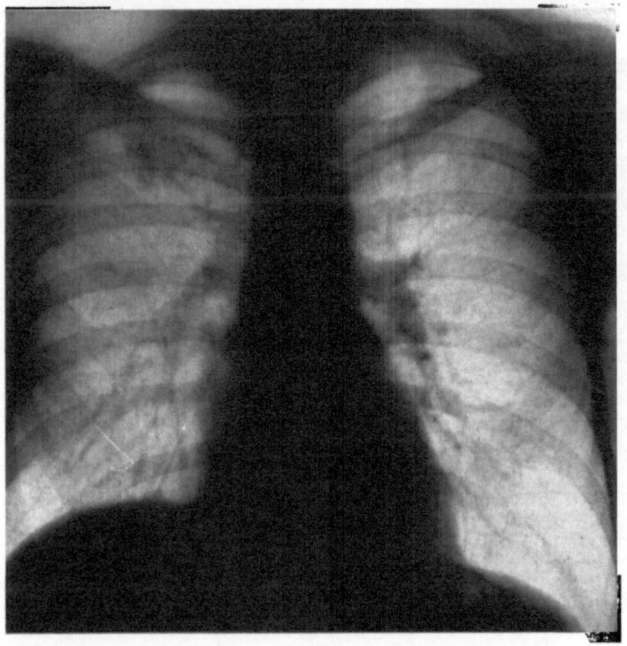

Abb. 24. (681/61) In der Resthöhle über dem rechten OL Winkelexsudat. Pnth wurde viereinhalb Jahre lang geführt

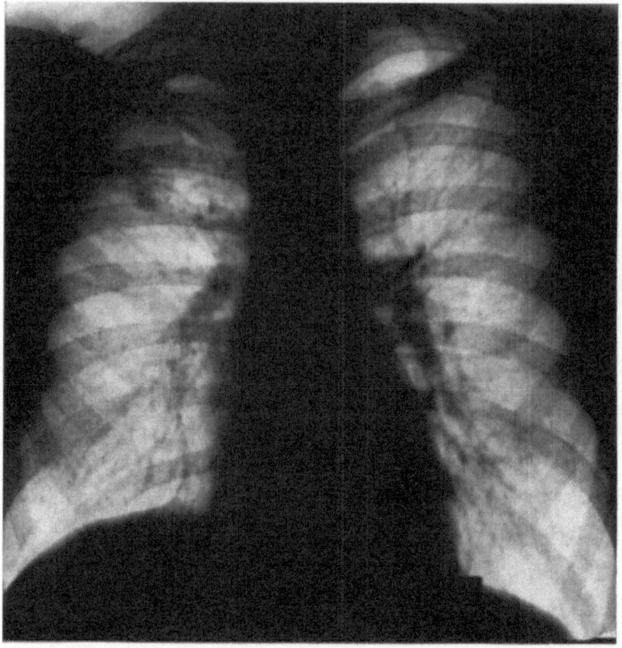

Abb. 25. (681/61) Resthöhle des Pnth. unmittelbar nach Auffüllung mit 120 ml Periston

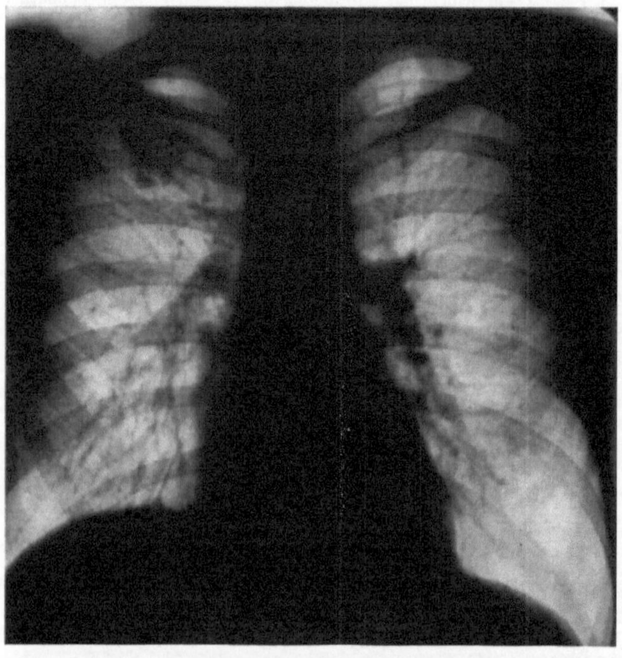

Abb. 26. (681/61) Nach drei Jahren ist die Resthöhle bei einer geringen Kuppenschwiele verschwunden, Herde weiter induriert

Intrapleuraler Oleothorax.

Liegt als Ausgangsbefund für die Pneumothoraxanlage ein größerer erkrankter Bezirk vor und ist man aus diesen Gründen an einem Dauerkollaps interessiert, so kann vor Auflassung des Pneumothorax nach zwei- bis dreijähriger Luftfüllung die Auffüllung der Resthöhle auch mit Paraffinöl aus therapeutischen Gründen erfolgen. Hierdurch wird ein relativ elastischer Dauerkollaps erzielt. Der Pneumothorax besteht zu diesem Zeitpunkt schon einige Jahre. Es ist dann dabei zur Entwicklung einer mehr oder weniger massiven bindegewebigen Kapsel gekommen, die einer Abwanderung des Paraffinöls in das Mediastinum entgegensteht. Bei der intrapleuralen Instillation von Paraffinöl sollten jedoch maximal 300–500 ml verwendet werden (Adelberger; Blümm; Herholz).

8. Extrapleuraler Pneumothorax (Pneumolyse)

a) Indikationen

Die Pneumolyse wurde von Graf und W. Schmidt wieder aufgegriffen und publik gemacht, nachdem sie bereits 1891 von Tuffier als sog. Apikolyse angewendet wurde.

Auch dieses reversible Kollapsverfahren hat – wie der intrapleurale Pneumothorax – durchaus seine Indikation behalten, wenngleich diese durch die Entwicklung der Chemotherapie und die Einführung der Resektionsbehandlung auf eine recht schmale Basis gebracht worden ist.

Die „ideale Indikation" entspricht praktisch der des Pneumothorax und zwar dann, wenn es als Folge einer mehr oder weniger umschriebenen Pleurabeteiligung zu Synechien gekommen ist, die eine Anlage oder Vervollständigung eines Pneumothorax nicht möglich machen. Gegenüber dem Pneumothorax und allen anderen Kollapsverfahren weist jedoch die Pneumolyse in funktioneller Hinsicht einen großen Vorteil auf: Sie kann durch den „gezielten" reversiblen Kollaps über dem erkrankten Lungenteil funktionell besonders schonend gestaltet werden, so daß praktisch kaum funktionstüchtiges Gewebe, sei es indirekt oder direkt, ausgeschaltet wird (Adelberger; Gaubatz; Good; Kleesattel; P. G. Schmidt; Werber u. a.).

Bei einer Pneumolyse kommen alle für den Erfolg einer Kollapstherapie so wichtigen Faktoren der Schrumpfung, wie die Retraktion, die Resorption und die Kontraktion voll zur Auswirkung (Adelberger). Dies jedoch nur, wenn die physikalischen Möglichkeiten wirklich ausgeschöpft sind. Hierzu ist es notwendig, einen Kollaps zu schaffen, der eine konzentrische Schrumpfung der meist im 1. oder 2. Segment gelegenen Herde zuläßt (Abb. 27 u. 28). Die Lösung kann nach dorsal und ventral, je nach Größe des Befundes mehr oder weniger ausgedehnt werden. Es kommt jedoch darauf an, daß die Spitze der Kollapslunge, wie in der Abbildung angegeben, am Scheitelpunkt der bogenförmigen Begrenzung steht. Liegt die Lungenspitze bei erfolgter Pneumolyse – wie mancherorts praktiziert – umgekehrt auf dem Boden einer U-förmigen Begrenzung der Lungenlösung, dann ist eine konzentrische Schrumpfung der Herde nicht möglich.

Für die Pneumolyse bestehen noch folgende Indikationen:

1. Die zartwandige isolierte Restkaverne in der Lungenspitze nach mindestens dreimonatiger Chemotherapie bei Pleurasynechie.

2. Mehrere kleinere, drei bis höchstens vier Zentimeter große, nicht randnahe Restkavernen, wenn Streuherde in den übrigen Lungenteilen bestehen, die eine Resektion zu risikoreich werden lassen. Ebenfalls nach mindestens dreimonatiger Chemotherapie und bei bestehender Pleurasynechie.

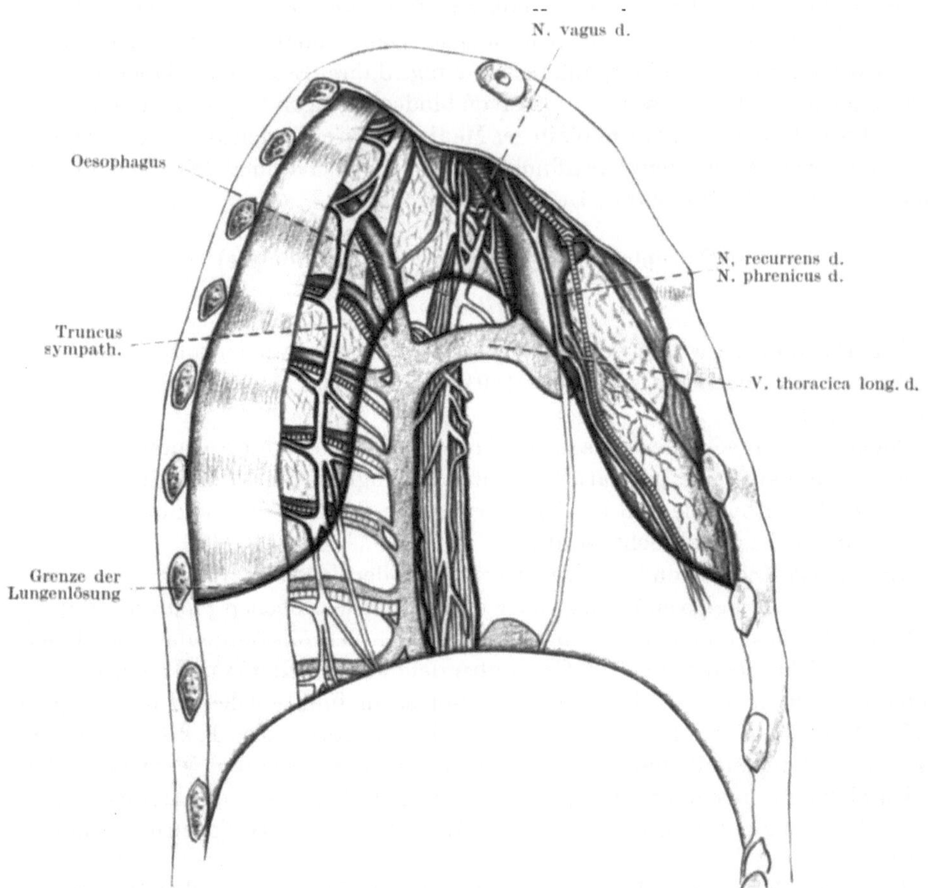

Abb. 27. Situs der rechten medialen Thoraxfläche nach Pneumolyse (unter Verwendung von PERNKOPF. Topographische Anatomie, 1943)

3. Bei doppelseitig zartwandig kavernisierten Prozessen mit Kavernen bis drei, höchstens vier Zentimeter Größe, die nicht oder kaum auf Chemotherapie ansprechen, wenn eine Resektion nicht möglich ist (ADELBERGER; BRÜGGER; GAUBATZ; KERENYI u. SZÖTS; LORBACHER; WIESER).

GAUBATZ hat die Indikationen für die Pneumolyse noch nach folgenden Gesichtspunkten unterteilt:

Ideale Indikation und relative Indikation.

Unter *idealer Indikation* wird verstanden:

1. Einseitiger bis höchstens 4 × 4 cm großer kavernisierter Prozeß oder System kleinerer Kavernen.
2. Einseitige Erkrankung mit höchstens vereinzelten Herden der Gegenseite.
3. Pneumothorax der Gegenseite bei stabilisiertem Prozeß.

Unter *relativer Indikation* versteht man:

1. Frühkavernen über 4 × 4 cm Größe oder ältere Kavernen verschiedener Lage und Größe bei Miterkrankung der Gegenseite, die u. U. durch Kollapstherapie behindert ist und damit Funktionseinschränkung unterliegt.

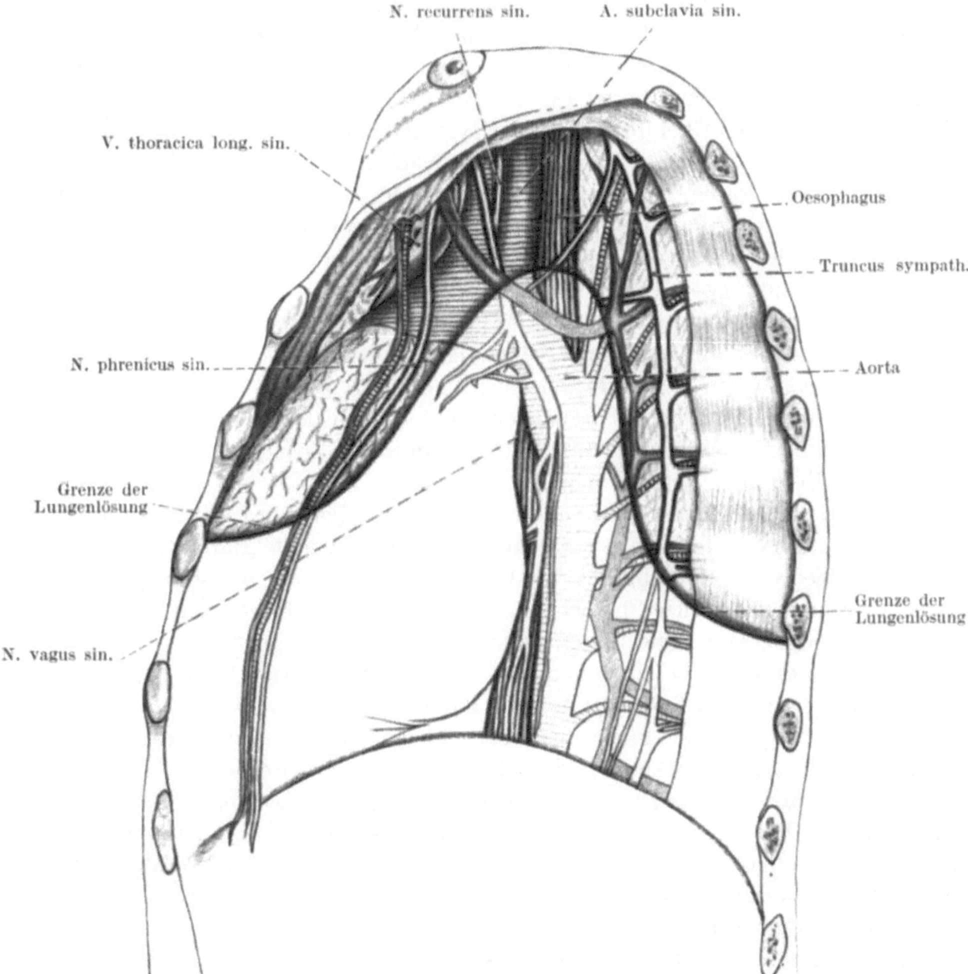

Abb. 28. Situs der linken medialen Thoraxfläche nach Pneumolyse (unter Verwendung von PERNKOPF. Topographische Anatomie, 1943)

2. Wenn andere Operationsarten wegen Schwere und Ausdehnung oder wegen Immunitätslage nicht in Frage kommen.

3. Doppelseitige kleinkavernisierte, zerstreutherdige Oberlappenprozesse.

Bei der Abgrenzung dieser eigentlichen Pneumolysenindikationen, die in dieser „idealen“ und „relativen“ Art auch bereits vor Einführung der Resektionsbehandlung bestanden hat, zeigt sich nur gegenüber der Resektionsindikation unter der Gruppe der „idealen Indikation“ bei einseitigen Erkrankungen mit höchstens einzelnen Herden der Gegenseite ein Wandel. Die Pneumolysenindikation wurde hier zugunsten der Resektionstherapie verlassen (Gaubatz; Wieser). Bei den nur einseitigen Befunden mit Kavernen bis höchstens 4 × 4 cm oder dem System kleinerer Kavernen (s. „ideale Pneumolysenindikation" Nr. 1) kann man sowohl die Pneumolyse als auch die Resektion vom lokalen Befund her als gegeben ansehen. Die Entscheidung wird letzlich von der Funktion und dem Alter des Patienten abhängen. Man wird sich jedoch im allgemeinen eher zur Resektionsbehandlung entschließen. Hierbei muß noch bemerkt werden, daß heutzutage Patienten viel eher geneigt sind, sich einer Resektion als einer Pneumolyse unterziehen zu lassen. Sie sehen in der Pneumolyse – ja gelegentlich sogar im Pneumothorax – das größere Übel gegenüber der Resektion a) weil man mindestens zwei bis drei Jahre alle 10–14 Tage zum Arzt zur Nachfüllung gehen muß und b) weil bei der Kollapstherapie die Herde in der Lunge bleiben, während sie bei der Resektionsbehandlung zumindest weitgehend entfernt werden.

Die unter der relativen Pneumolysenindikation aufgeführten Indikationen Nr. 2 und 3 sind noch echte Pneumolysenindikationen geblieben (Gaubatz; P. G. Schmidt; Wieser).

Die Pneumolyse kann auch ohne Schwierigkeiten während der Schwangerschaft, sogar bis Mens IX durchgeführt werden (Seegers u. Jahn). Es ist sogar besser, diesen Eingriff bei gegebener Indikation vor als nach dem Partus auszuführen, damit nach der Entbindung bereits die mechanischen Voraussetzungen zur Ausheilung des Befundes vorhanden sind.

Auch bei Unterlappenkavernen wird die Pneumolyse als Indikation genannt (Franzke u. Renz; Markgraf). Sie kommt jedoch als echte Indikation kaum in Frage, da die Kollapsfreudigkeit der Untergeschoßprozesse ohnehin beschränkt ist (s. oben) und sich daher für die Behandlung der im Untergeschoß lokalisierten Kavernen bei gegebener Indikation besser die Resektion eignet.

Eine besondere Form der Pneumolyse, die „extrafasciale Pneumolyse", hat Klein angegeben. Hier findet die Lösung nicht in der Pneumolysenschicht, d. h., unmittelbar peripher der Pleura parietalis in der sog. „Fascia endothoracica", sondern in der sog. Kremerschen Schicht statt. Hierbei wird der M. intercostalis internus und das viscerale Periostblatt von den Rippen gelöst. Diese Lösung bietet einen festeren Wall gegenüber der Lunge. Die Indikation kann entsprechend auf mehr randständige Kavernen von über 4 × 4 cm Größe erweitert werden. Klein führt allerdings die Lösung in der „Kremerschen Schicht" nur über der Lungenspitze aus. Nach basal zu, – zur Schaffung einer sog. Kollapsreserve –, wird wieder in der eigentlichen Pneumolysenschicht gelöst.

Eine weitere Indikation für die Pneumolyse bei ganz seltenen Einzelfällen ist noch nach abgeschlossener lokaler Kavernenbehandlung gegeben. Es wurden Fälle ohne Empyembildung beschrieben, die entweder eine Punktionsbehandlung oder eine Drainagebehandlung hinter sich hatten. Während Lemberger noch eine Schonung des Drainagekanals empfiehlt, haben andere Autoren wie Homma und Malluche auch bei Lösung der Drainage- bzw. Punktionsstelle weder ein Empyem noch eine innere Fistel erlebt.

344/63 Alter bei der Operation: 25 J. – ♀

Bei der damals 25jährigen Patientin wurde wegen einer 3×3 cm großen Kaverne im linken Oberlappen mit zahlreichen Umgebungsstreuungen und Streuungen auch im rechten Oberfeld bei idealer Indikation eine Pneumolyse rechts durchgeführt (Abb. 29). Die Abb. 30

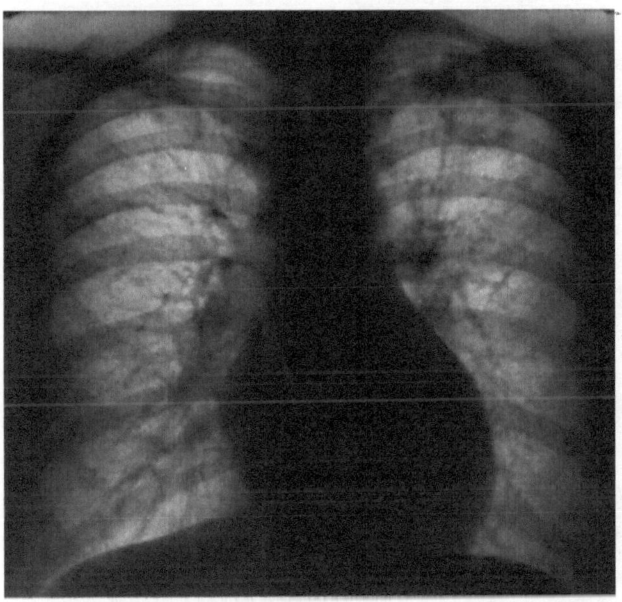

Abb. 29. (344/63) 3 × 3 cm große Kaverne im linken OL mit Umgebungsstreuung und Streuungen auch im rechten Oberfeld

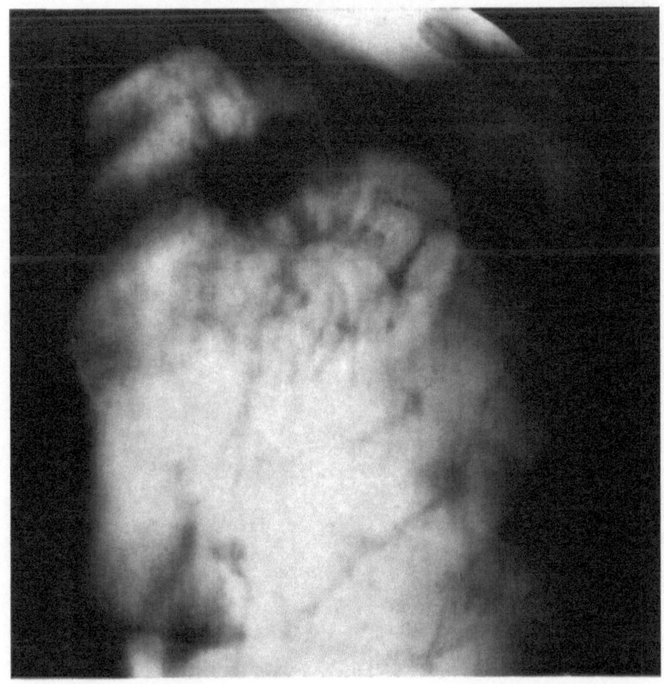

Abb. 30. (344/63) Die Schichtaufn. läßt neben der Kaverne noch zahlreiche Herde in den drei Spitzensegmenten erkennen

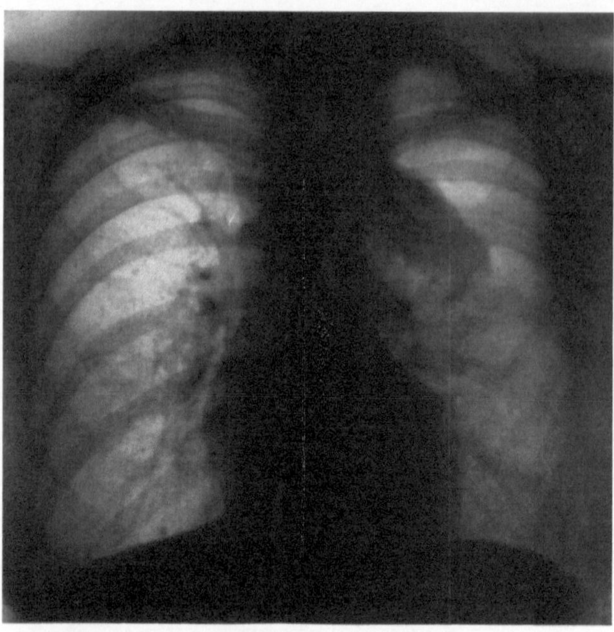

Abb. 31. (344/63) Atelektase des erkrankten OL-Bezirkes links vier Wochen nach Pneumolysenoperation

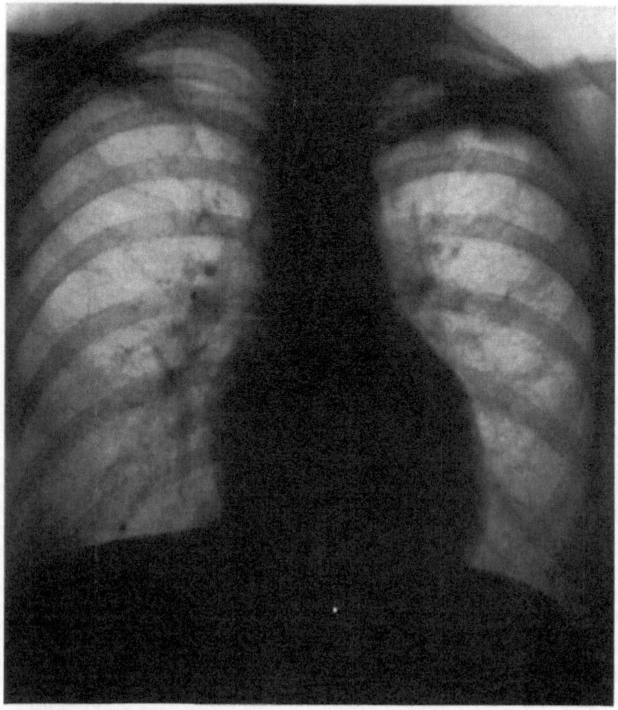

Abb. 32. (344/63) Der Befund fünf Jahre später läßt eine geringe Kuppenschwiele mit indurierten Herden ohne Restaufhellung erkennen, wie auch tomographisch gesichert. Die Pneumolyse wurde drei Jahre mit Luft nachgefüllt und war zur Zeit der Anfertigung der Röntgenaufnahme bereits zwei Jahre aufgegangen

zeigt die entsprechenden Tomogramme. Die Pneumolyse wurde hinten bis zum 5. ICR und vorn bis zur Höhe der 3. Rippe heruntergezogen. Die Abb. 31 läßt die Pneumolyse mit der in idealer Weise entstandenen Atelektase des erkrankten Bezirkes erkennen. Die Luftfüllungen wurden drei Jahre fortgesetzt. Eine Sputumkonversion trat sofort nach der Operation auf. Die Abb. 32 zeigt die Pneumolyse fünf Jahre nach ihrer Anlage, nachdem sie unter mäßiger Schwartenbildung ohne Hinterlassung einer Restkaverne mit einem indurierten Narbenfeld aufgegangen ist. Die den Soll-Werten entsprechenden ventilatorischen Atemgrößen waren gegenüber den präoperativen Werten nicht verändert. Die Kuppelschwiele hatte keine Einschränkungen der Lungenfunktion verursacht.

461/62 (4671/51) Alter bei der Operation: 24 J. – ♂

Die Tuberkulose wurde fünf Jahre präoperativ festgestellt. Temporäre Phrenikusparese links nach vergeblichem Pneumothoraxversuch. Zunächst kons. Weiterbehandlung mit Rückbildung. Dann Reaktivierung mit Kaverne, auch rechts. Intensive Chemotherapie mit

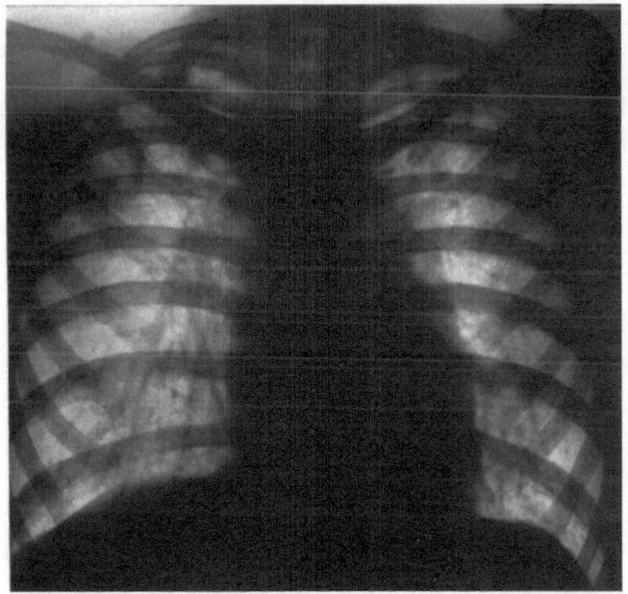

Abb. 33. (461/62) Doppelseitige kavernisierte Tuberkulose in den Spitzen und Oberfeldern mit ausgedehnten Streuungen in beiden Mittel- und Unterfeldern. Deutliches Emphysem

INH, keine wesentliche Änderung. Tuberkulose doppelseitig kavernisiert, Kaverne links 2×2 cm und größere Kaverne rechts 3×4 cm. Außerdem noch einzelne Spitzenherde mit Einschmelzungen auf der rechten Seite (Abb. 33, 34 u. 35). Wegen mäßiger Lungenfunktion – seinerzeit wurde nur die Vitalkapazität gemessen, die 2000 ml betrug – und einem klinisch manifestierten Emphysem (eine Residualluftuntersuchung wurde nicht durchgeführt) Ausführung einer Pneumolyse beiderseits im Abstand von 16 Wochen. Bei der rechtsseitigen Pneumolyse war es postoperativ zu einer erheblichen Nachblutung gekommen. Diese findet ihre sichtbaren Zeichen in der massiveren Begrenzung der Pneumolysenhöhle mit deutlicher Schwartenbildung (Abb. 36). Wegen des relativ großen Ausgangsbefundes beiderseits wurden die Pneumolysen vier Jahre mit Luftfüllungen aufrechterhalten. Eine Sputumkonversion trat unmittelbar postoperativ auf. Nach Auflassen der rechtsseitigen Pneumolyse bildet sich eine massive Kuppenschwiele. Tomographisch konnten auch zehn Jahre nach Anlage der Pneumolyse (Abb. 37) weder rechts noch links (Abb. 38 u. 39) Restdestruktionen beobachtet werden. Es bestanden zwar, wie zu erwarten, in dem atelektatischen, ehemals kavernisierten Bezirk rechts einzelne bronchiektatische Veränderungen. Beiderseits zeigten

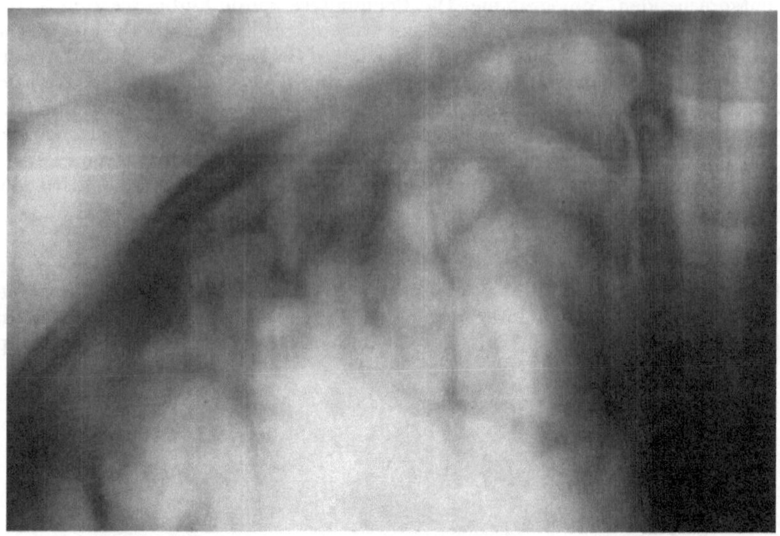

Abb. 34. (461/62) Die Schichtaufn. des rechten Oberfeldes läßt mehrere Aufhellungen von 1 bis 2 cm Größe erkennen. Außerdem ist eine 3 × 4 cm große Kaverne mit zahlreichen Umgebungsstreuungen im 3. Segment sichtbar

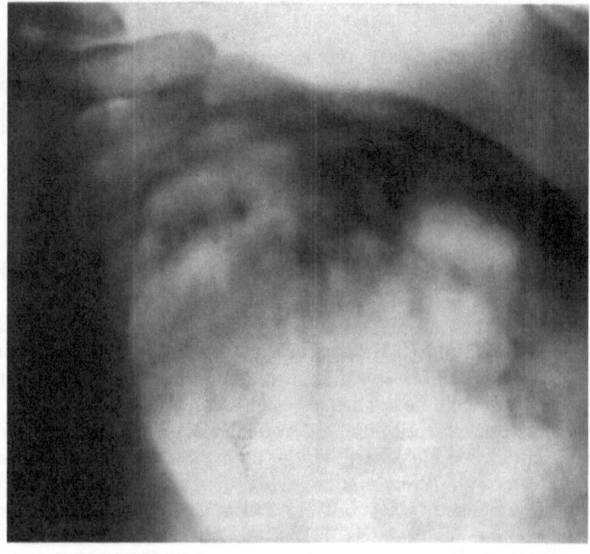

Abb. 35. (461/62) Die Schichtaufn. des linken Oberfeldes zeigt eine Kaverne von 2 × 2½ cm mit zahlreichen Umgebungsstreuungen und teilweise indurierten Herden

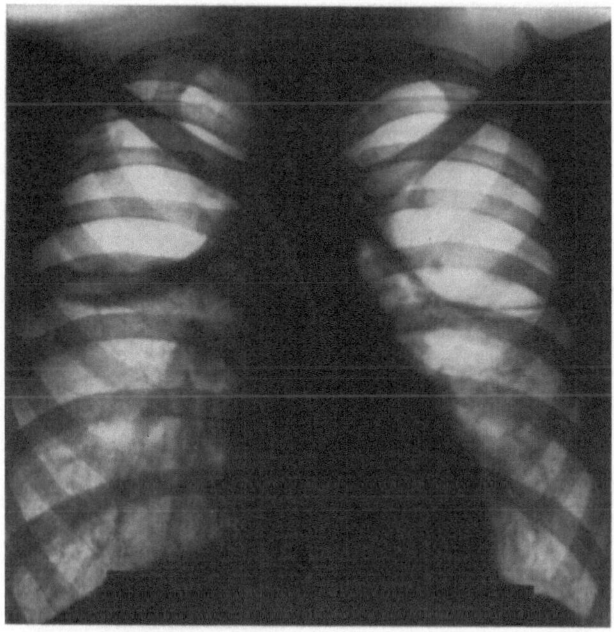

Abb. 36. (461/62) Pneumolyse bds., rechts achtzehn und links vierzehn Monate alt. Pneumolysenboden rechts verdickt nach postoperativer Blutung

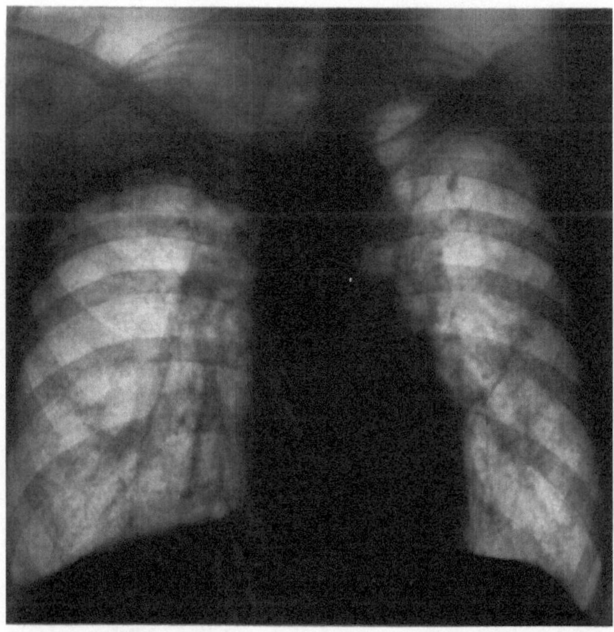

Abb. 37. (461/62) Die bds. Pneumolyse ist nach Vernarbung der Kavernen aufgelassen worden. Befund neun Jahre nach der Operation. Deutliche Kuppenschwiele rechts. Sterile Exsudation bei der Auflassung der rechtsseitigen Pneumolyse

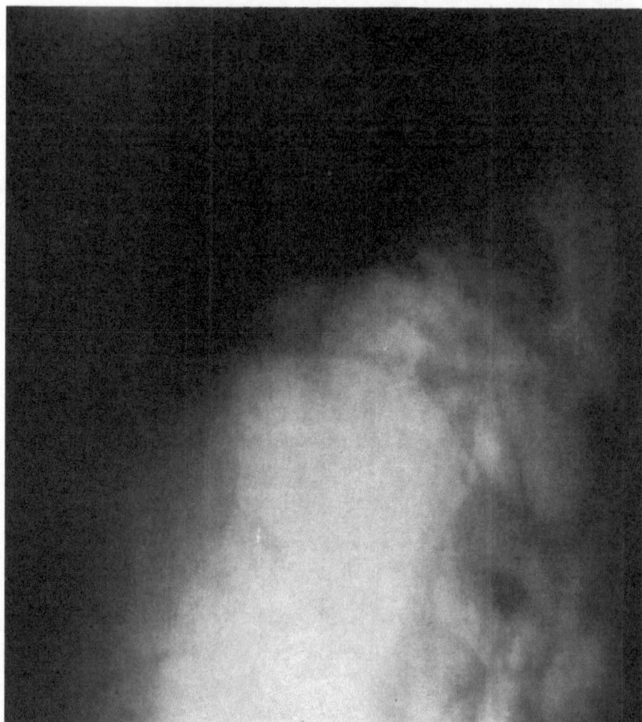

Abb. 38. (461/62) Das Schichtbild des rechten Oberfeldes läßt unter der Kuppenschwiele ein ausgedehntes Narbenfeld mit einzelnen Bronchiektasien erkennen. Keine Restkaverne

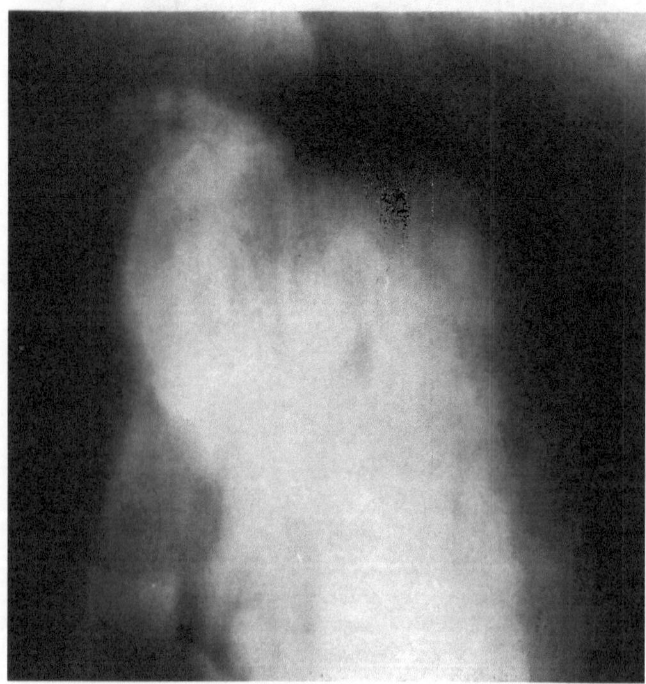

Abb. 39. (461/62) Induriertes Narbenfeld im linken OL nach völligem Kavernenschluß

sich nur indurierte Herde an Stelle der ehemaligen Kavernen. Die Lungenfunktion ist jetzt bezüglich ihrer ventilatorischen Größen ausführlich analysiert worden. Die Vitalkapazität beträgt zehn Jahre postoperativ 2,6 l (—38% des Soll-Wertes) und ist damit gegenüber den präoperativen Werten deutlich erhöht. Atemgrenzwert 36,3 l (—61%). Atemstoßtest 42% der Ist-Vitalkapazität, Residualvolumen 50% der Ist-Totalkapazität. Das zweifellos vorhandene Emphysem hat sich klinisch gegenüber den präoperativen Verhältnissen nicht geändert. Der Patient war jedoch zwei Jahre nach Anlage der doppelseitigen Pneumolyse in der Lage, seine Tätigkeit als Mechaniker bei einer Autofirma ohne Einschränkungen auszuüben und hat diese Tätigkeit bis jetzt fortgesetzt.

b) Allgemeine Kontraindikationen

Ausgesprochene Kontraindikationen für die Pneumolyse stellen bezüglich des pathologisch-anatomischen Befundes wandständige Kavernen, fortschreitende und exsudative Tuberkulosen, käsige Prozesse und „nichtkollapsfreudige", also starre Befunde dar. Außerdem natürlich auch, wie bei allen Arten der Kollapstherapie, die Bronchustuberkulose und ihre Folgen. Von seiten der Lage der krankhaften Veränderungen besteht eine Einschränkung bei Kavernen im 3. Segment, der Lingula bzw. dem Mittellappen und dem Untergeschoß. Hier sind, wie beim Pneumothorax ausführlich besprochen, die mechanischen Voraussetzungen für eine konzentrische Schrumpfung nicht in idealer Weise herzustellen.

c) Extrapleuraler Oleothorax

Für einen Dauerkollaps nach Pneumolyse eignet sich am besten der *sekundäre* Oleothorax. Die Ölfüllung darf erst dann erfolgen, wenn die Kapsel wirklich fest ist und es nicht zur Durchwanderung des Öles in das Mediastinum kommen kann. Hierdurch können die verheerenden Wirkungen der Oesophagusstenosen, Ölmediastinitiden und kontralateralen Ölpleuritiden vermieden werden, so wie wir sie bei der glücklicherweise bald verlassenen *primären* Ölfüllung, bei der während oder unmittelbar nach der Operation Öl in die Höhle eingefüllt wurde, gesehen haben. Über diese Schäden besteht ein ausgedehntes Schrifttum (u. a. Blümm; Erdmann; Gaubatz; Kleesattel; Krauss; Laur; Lemberger; Nagel; P. G. Schmidt). Diese Schädigungen wurden einige Tage (Krauss) bis 11 Jahre nach der Anlage des primären Oleothorax manifest.

Einzelne Beobachtungen von Ölschäden, auch bei einer sekundären Ölfüllung, acht Wochen postoperativ (Hoppe u. Müller) mit Ölembolie und Purpura cerebri oder auch mit Oesophagusstenosen bei Füllung drei bis fünf Monate postoperativ (Krauss) werden mitgeteilt. Heidelbach beobachtete bei einer fünf Monate postoperativ angelegten Ölfüllung eine Oesophagusfistel. Bei der sekundären Ölfüllung werden die oesophagealen Schäden von Gaubatz mit insgesamt 1–2% angegeben.

Als gewissen Test für die Festigkeit und Dichtigkeit der Kapsel kann man eine Druckmessung vier bis fünf Tage nach einer routinemäßigen Füllung ansehen. Das Fortbestehen eines erhöhten Druckes nach dieser Zeit spricht für eine ausreichende Festigkeit der Kapsel (Krauss). Die von Adelberger angegebene Zeit von zwei bis drei Jahren nach Pneumolyse ist die obere Zeitgrenze, nach der man nach ausgeführter Pneumolysenoperation einen sekundären Oleothorax anlegen sollte.

Eine zeitlich richtig indizierte und lege artis durchgeführte sekundäre Ölfüllung, auch doppelseitig, wird ohne Komplikationen toleriert und kann als Dauerkollaps aufrechterhalten werden.

1071/61 (530/53) Alter bei der Operation: 25 J. – ♀
Die Tuberkulose war zwei Jahre vor der Operation bekannt. Vorbehandlung: Streptomycin, INH und PAS.

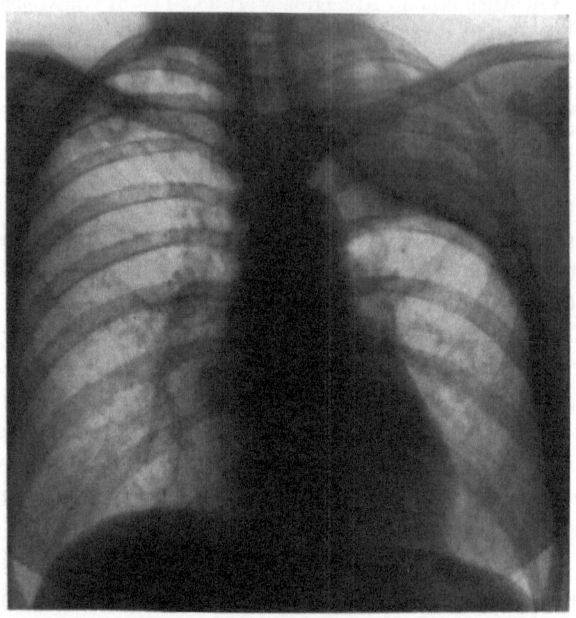

Abb. 40. (1071/61) Mehrfach kleinkavernisierter Befund im linken OL. Trotz intensiver Chemotherapie keine wesentliche Änderung

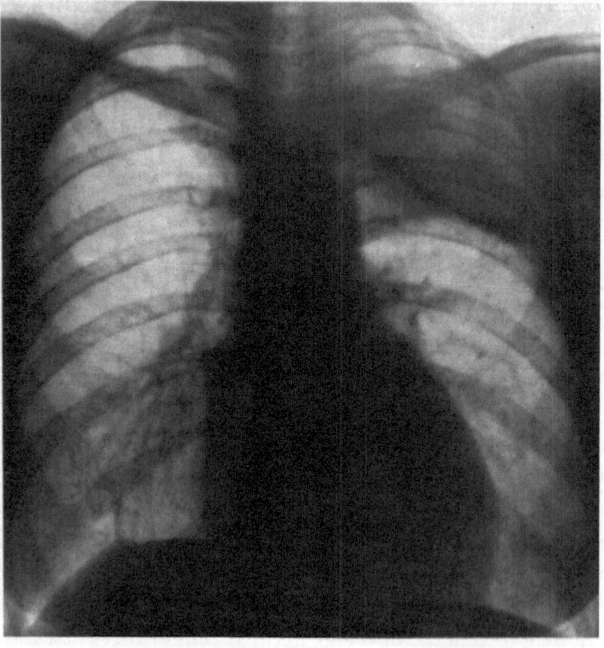

Abb. 41. (1071/61) Pneumolyse links mit sekundärem Oleothorax. Anlage des Oleothorax bei stabilen Druckverhältnissen drei Monate postoperativ

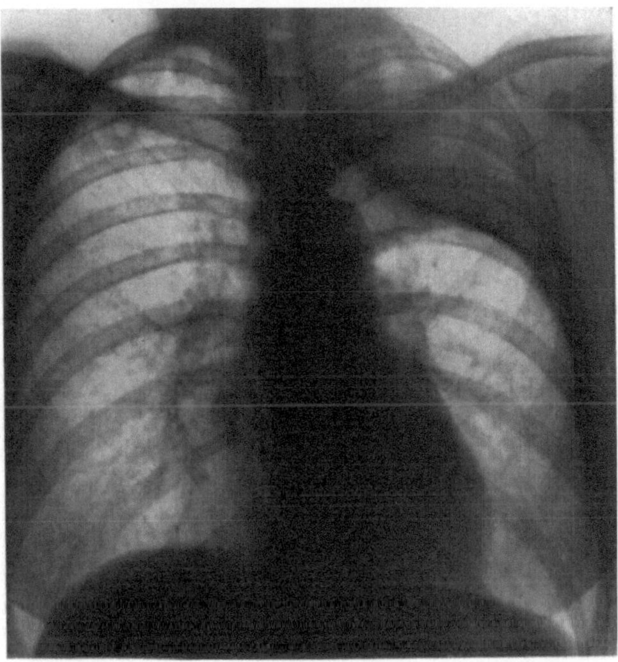

Abb. 42. (1071/61) Oleothorax acht Jahre nach seiner Anlage reizlos. Befund links stabil. Frische Tbk im rechten OL mit deutlicher Kaverne

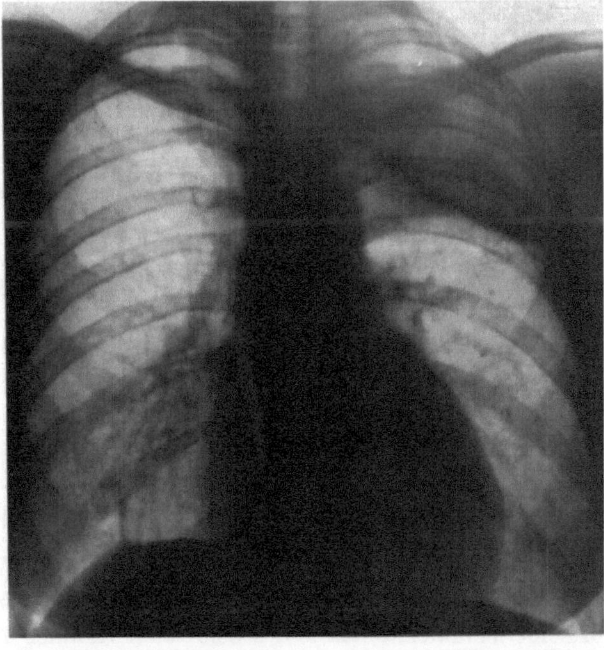

Abb. 43. (1071/61) Befund auch rechts nach Entfernung des OL saniert. Die Aufnahme wurde ein Jahr nach der Lobektomie durchgeführt, Oleothorax reizlos, zehn Jahre alt

Wegen eines mehrfach kleinkavernisierten Zerfalls im linken Oberlappen (Abb. 40) mit Streuherden in der Lingula Pneumolyse links. Bei stabilen Druckverhältnissen der Pneumolysenhöhle wegen des ausgedehnten Ausgangsbefundes Anlage eines Oleothorax bereits drei Monate postoperativ (Abb. 41). Die Tuberkulose ist links völlig zur Ruhe gekommen. Acht Jahre nach dem Oleothorax frische Tuberkulose rechts mit deutlicher Kavernisierung (Abb. 42). Der Oleothorax war zehn Jahre nach seiner Anlage völlig reizlos. Eine Rö-Kontrastuntersuchung hatte keinerlei Anhalt für krankhafte Veränderungen ergeben. Die Lungenfunktion war nicht eingeschränkt. VK: 2,7 l (−7%), AGW: 74,2 l (+18%), Tiffeneau: 81% der Ist-VK, Residualvolumen: 26% der Ist-TK. Eine Resektionsbehandlung der anderen Seite konnte ohne Schwierigkeiten durchgeführt werden. Der erkrankte Oberlappen wurde entfernt (Abb. 43).

d) Dauer

Bezüglich des Zeitabschnittes, während dessen eine Pneumolyse unterhalten werden soll, bestehen im Schrifttum einhellige Auffassungen: Eine mit Luft gefüllte Pneumolyse soll etwa drei Jahre nach Sputumkonversion weitergefüllt werden. Lag als Ausgangsbefund eine 3×3 bis 4×4 cm große Kaverne mit zahlreichen Nachbarschaftsherden vor, so kann – wenn keine große Schrumpfungsneigung besteht – die Nachfüllung über vier Jahre ausgedehnt werden. Durch Anlage eines extrapleuralen Oleothorax kann die Pneumolyse auch als Dauerkollaps aufrechterhalten werden.

e) Ergebnisse

Die Ergebnisse nach Pneumolysenoperationen sind in erster Linie von der Indikation abhängig. Sie sind erklärlicherweise bei „idealer Indikation" besser als bei „relativer Indikation". Sie konnten nach Einführung der Chemotherapie wesentlich verbessert werden. Zahlreiche Veröffentlichungen mit zum Teil vergleichenden Untersuchungen von Fällen aus der Ära vor und nach Einführung der Chemotherapie bestätigen diese Angaben (Brügger u. Hantelmann; Ehrle u. Hofmann; Frey; Gaubatz; Göttsching, Rottler, Schott u. Wolfart; Lange; Schmidt, P. G. u. Rühenbeck; Steinhardt; Wieser). „Sehr gute Erfolge mit Kavernenschwund" nach Einführung der Chemotherapie werden zwischen 80–90% angegeben (Adelberger; Gaubatz; P. G. Schmidt), Prozentzahlen, die den Ergebnissen unseres eigenen Krankengutes voll entsprechen. Die Wiederherstellung der Erwerbsfähigkeit wird unter Chemotherapie bei idealer Indikation in 83% und bei relativer Indikation zwischen 44 und 70% erreicht (Gaubatz).

Die Mortalität ging von 22,4% im Jahre 1941 (Graf) auf 4% 1953 (Adelberger) zurück.

f) Verhalten der Lungenfunktion während der Pneumolyse

Das Verhalten der Lungenfunktion unter einer Pneumolyse ist kaum verändert. Natürlich erfahren die ventilatorischen Atemgrößen je nach Ausdehnung des Kollapses gewisse Einschränkungen. Die Volumenverkleinerung geschieht jedoch in erster Linie auf Grund einer Atelektase des erkrankten Lungengewebes[1]. Hierdurch resultiert eine Volumenabnahme des belüfteten Raumes und zwar vorwiegend des Totraumes, d. h. des Lungenanteiles der praeoperativ ohnehin nicht oder

[1] Siehe Abb. 31

kaum an der Atmung aktiv teilgenommen hat (Nägeli). Der Atemmechanismus wird – im Gegensatz zur Thorakoplastik – auch deswegen nur unwesentlich gestört, weil die Lunge zwischen den Rippenbögen des intakten Thorax aufgehängt bleibt und auch unter dem Pneumolysenboden an den Atembewegungen, wenn auch in beschränktem Umfange teilnehmen kann.

g) Komplikationen

Für die Ergebnisse der Pneumolysenbehandlung sind die Komplikationen noch von besonderer Bedeutung. Die wichtigste der Frühkomplikationen ist die unmittelbar postoperative Nachblutung. Sie entsteht durch kapilläre Sickerblutungen im Bereich der Lösungsschicht. Wenn auch während der Operation – und dies ist sogar die Regel – kaum kapilläre Blutungen zu bemerken sind und auch am Schluß der Operation die Höhle „trocken" bleibt, so kommt es einige Stunden postoperativ – wahrscheinlich im Zusammenhang mit einer vegetativ-nervalen Gegenregulation – zu einer Kapillarerweiterung und damit zu einer Nachblutung. Diese Nachblutung kann ganz beträchtliche Ausmaße annehmen und besonders dann einen bedrohlichen Charakter erreichen, wenn durch das Eigengewicht des in die Höhle nachsickernden Blutes die Pneumolyse sich nach unten zu erweitert. Dies ist natürlich nur bei einer zarten Pleura ohne Verwachsungen möglich. Eigene Erfahrungen haben gezeigt, daß infolge einer Pneumolysennachblutung praktisch ein Totalkollaps der entsprechenden Lunge entstehen kann und der Hemithorax vollkommen mit Blut bis zu 2 Liter ausgefüllt wird. Natürlich spielen bei diesen extremen Fällen auch Störungen in den Gerinnungsmechanismen eine Rolle.

Diese Nachblutungen sind, auch wenn sie nicht diese extremen Ausmaße erreichen, insofern von besonderer Bedeutung, als erfahrungsgemäß die Pneumolysen, bei denen eine Nachblutung stattgefunden hat, viel häufiger eine Tendenz zum Aufschrumpfen und zur Verschwartung zeigen. Mit der Schrumpfung der Höhle wird die Lunge zwangsläufig größer, und die Wirkung der kollapstherapeutischen Mechanismen wird in Frage gestellt. Durch Schaffung einer sog. „Kollapsreserve", d. h., Lösung über den an sich notwendigen Umfang hinaus, versucht man einer gewissen Schrumpfungsneigung, die auch ohne Nachblutung bestehen kann, erfolgreich zu begegnen.

Es sind zahlreiche Methoden angegeben, die eine Nachblutung möglichst verhindern sollen (u. a. Langer; Lemberger). Auch der primäre Oleothorax diente neben kollapstherapeutischen Erwägungen ursprünglich diesem Zweck. Den besten Erfolg hatte die Anwendung des von H. Schmidt 1951 wieder angegebenen Thoraкeurynters. Hierbei wurde durch einen apikalen Drainagekanal eine aufblasbare Gummiblase in die Pneumolysenhöhle eingegeben, die durch ihren Druck auf die Kapillaren von innen tatsächlich weniger häufig Nachblutungen beobachten ließ (Auersbach; Freise; Hoppe; Lange; Molnar; H. Schmidt).

Auch beim Auflassen der luftgefüllten Pneumolyse kann es ganz gelegentlich zu Blutungen in die Pneumolysenhöhle kommen, die jedoch meist harmloserer Natur sind. Als Ursachen werden hierfür die Druckdifferenzen des Höhleninnendruckes und des intravasalen Druckes angegeben (Kampelmann), wobei es in der Pneumolysenhöhle beim Aufschrumpfen zu erheblichen Unterdrucken kommen kann.

Auf jeden Fall müssen die Koagula nach einer Blutung bald beseitigt werden, entweder durch Ausräumung oder Verflüssigung auf fermentativer Basis und anschließender Punktion (KRÖBER). Man kann jedoch auch hierdurch eine Schrumpfungstendenz nicht ganz vermeiden.

Stellt man eine Schrumpfungstendenz fest, so kann man zunächst das erreichte Kollapsergebnis durch häufige Überdruckfüllungen, jeden zweiten oder dritten Tag, mit Werten um + 55 cm Wassersäule aufrechtzuerhalten versuchen (KREMER; MÜLLER, E.). Ein Oleothorax unter den o. a. Kautelen ist die nächste Stufe. Sie kann auch dann angewendet werden, wenn ein Dauerkollaps nicht notwendig ist, weil das Öl jederzeit wieder abpunktiert werden kann.

Es werden auch einige operative Verfahren angegeben, die eine vorzeitige Liquidierung der Pneumolyse verhindern sollen.

GAUBATZ empfiehlt in diesem Zusammenhang die „Ergänzungspneumolyse mit nachfolgendem Pneumothorax".

Hierbei wird nach einer neuerlichen Lösung der aufschrumpfenden Höhle eine Durchtrennung der Pleura parietalis vorgenommen und damit eine Kommunikation mit einem intrapleuralen Pneumothorax geschaffen, wenn der Pleuraspalt basal frei ist.

ARTMANN gibt bei vorzeitig aufschrumpfender Pneumolyse eine sog. „Dekortikationspneumolyse" an, bei welcher der gesamte „Pneumolysensack" ausgeschält wird. Die Höhle kann damit auf ihre ursprüngliche Größe wieder erweitert werden, so daß ein therapeutisch wirksamer Kollapseffekt durch Luftfüllungen wieder aufrechterhalten werden kann.

RINK empfahl bei einem durch Rest- oder Nachschubkaverne insuffizienten extrapleuralen Oleothorax ein Belassen dieser abgekapselten Höhle und eine neuerliche, von einem darunter gelegenen Eingang auszuführende, teils extra-, teils intrapleurale Lösung, die dann wieder mit Luft nachgefüllt wird.

Diese operativen Methoden wurden in einer Zeit angegeben, in der der Pneumolyse noch eine größere Bedeutung und eine wesentlich breitere Indikation als heute zukam. Sie haben bei der schmalen Basis der heutigen Indikationen für den extrapleuralen Pneumothorax zahlenmäßig nur noch geringe Bedeutung.

Mit der zahlenmäßig geringeren Anwendung und der Einschränkung der Indikationen haben die sehr gefürchteten Komplikationen wie die innere Fistel, das Pneumolysenempyem und der Chylothorax nach Verletzung des Ductus thoracicus (P. G. SCHMIDT; GÜRICH; HOFMANN; ROTH; KLUTH, LANGE) und die seltene Komplikation eines Pneumoencephalons nach Eröffnung der epineuralen Scheide bei scharfer Lösung während der Operation (LOOK) sowie die harmlosen, selten subjektiv registrierten temporären nervalen Oesophagusspasmen (BLOEDNER) an praktischer Bedeutung verloren.

h) Extrapleuraler Peristonthorax

Eine Pneumolysenhöhle kann auch, vor allem wenn sie länger als vier Jahre mit Luftfüllungen aufrechterhalten wird, gelegentlich als Resthöhle lange Zeit bestehen bleiben. Besteht keine Indikation für einen Dauerkollaps, so muß die Höhle liquidiert werden. Auch hierfür eignet sich, wie bei der Resthöhle nach Pneumothorax, das Periston.

547/60 (1023/63) - 30 J. ♂

Hier war bei einem damals 30jährigen Patienten wegen einer mehrfach kleinkavernisierten Tuberkulose des linken Oberlappens eine Pneumolyse durchgeführt worden. Die Luftfüllungen wurden vier Jahre lang aufrecht erhalten. Eine Restkavernisierung bestand nicht. Infolge

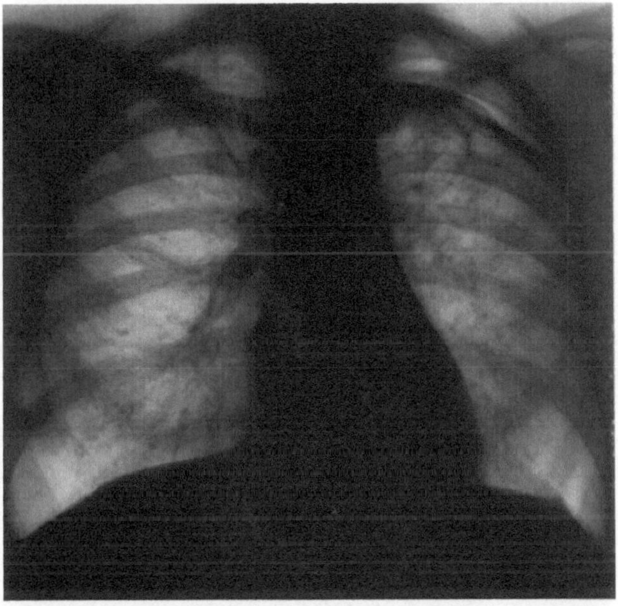

Abb. 44. (547/60) Resthöhle nach Pneumolyse links, die vier Jahre lang mit Luft gefüllt wurde. Herde links induriert, Befund rechts nicht sicher inaktiv

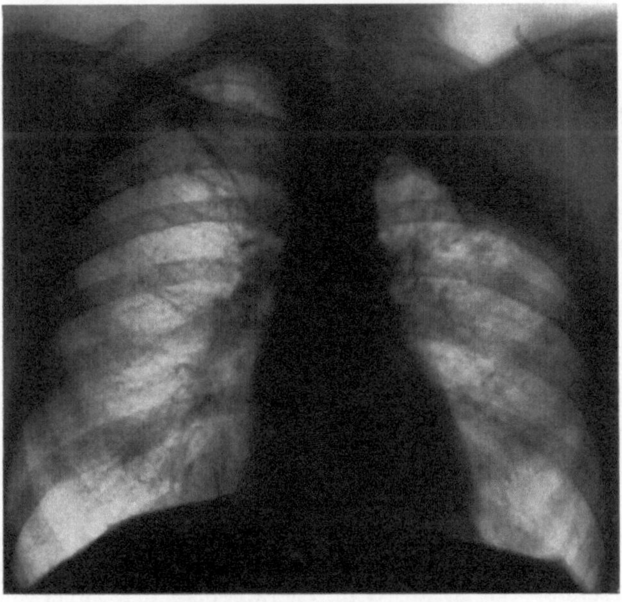

Abb. 45. (547/60) Resthöhle mit Periston aufgefüllt

einer apikalen Schwarte zeigte der Rest der Pneumolysenhöhle keine weitere Tendenz zur Schrumpfung (Abb. 44). Die Resthöhle wurde mit Periston aufgefüllt (Abb. 45). Die Abb. 46 zeigt den gleichen Befund vier Jahre später, wo es ohne Rekavernisierung zu einer Aufschrumpfung der Resthöhle unter Hinterlassung einer Kuppelschwiele gekommen ist. Inzwischen wurde wegen einer Rekavernisierung der rechtsseitigen Herde eine Oberlappenresektion

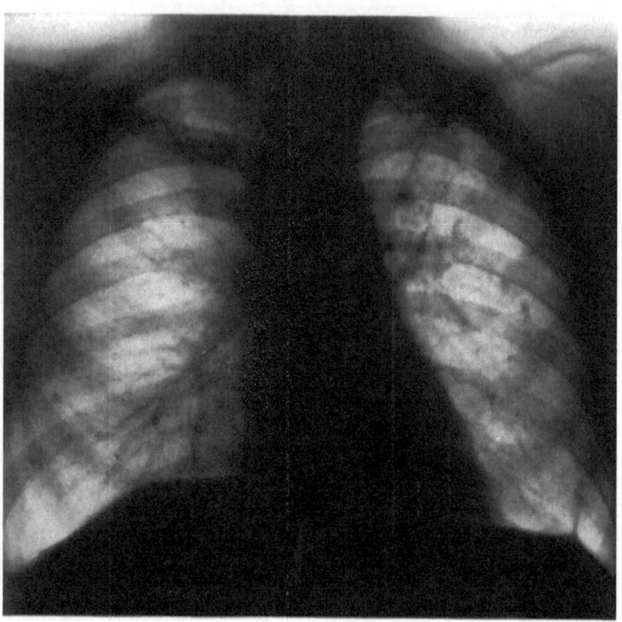

Abb. 46. (547/60) Der Befund vier Jahre später läßt eine vollständige Aufschrumpfung der Resthöhle unter mäßiger Kuppenschwiele erkennen. Herde links weiterhin induriert. Wegen rekavernisierten Befundes rechts wurde inzwischen der rechte OL entfernt

rechts durchgeführt. Diese war möglich, da sich als Folge der Pneumolysenoperation mit der Kuppenschwiele keine manifestierbare Funktionseinschränkung zeigte. Präoperative Werte: VK: 4,0 l (+3%), AGW: 82,7 l (−4%), Tiffeneau: 3,1 l (±0%), Residualvolumen: 27% der TK.

Überhaupt sind die Kuppenschwielen funktionell nicht von großer Bedeutung im Gegensatz zur Verschwartung des Zwerchfelles und der unteren Thoraxpartien. Dies konnte an Hand von Nachbeobachtungen nach Lungenresektionen nachgewiesen werden (Bloedner) und wird in dem Kapitel „Ergebnisse der Resektionsbehandlung“ abgehandelt.

9. Phrenikusparese und Pneumoperitoneum

a) Phrenikusparese

Die Phrenikusparese zur Kollapsbehandlung der Lungentuberkulose wurde 1911 von Stuertz in die Tuberkulosetherapie eingeführt. Sie hatte ihre „Blütezeit“ gut vier Jahrzehnte. Sie ist aus dem Therapieplan der Tuberkulosebehandlung praktisch zu dem Zeitpunkt abgesetzt worden, an dem man durch die Entwicklung der Lungenphysiologie exakte Angaben über den tatsächlichen Funktionsausfall nach einer Zwerchfellähmung erlangte. Während die ventilatorischen Atemgrößen sich nur um etwa 35–40% (GAUBATZ) verringern müssen (HEINE u. HELL haben bei ihren Untersuchungen an 110 Fällen sogar nur eine durchschnittliche Reduzierung vom Atemgrenzwert um 13,5% und von der VK um 18,8% gesehen), ist der tatsächliche Ausfall an „effektiver Funktion“ doch wesentlich größer. Durch das Höhertreten des Zwerchfelles der einen Seite wird ein relativ großer Bezirk nicht belüftet, jedoch durchblutet, im Gegensatz zu einer Drosselung der Blutgefäße beim Pneumothorax, der Pneumolyse und auch der Thorakoplastik. Da die Lunge in dem entsprechenden Bezirk nicht an der Atmung teilnimmt, während die Durchblutung praktisch die gleiche ist, entsteht ein vaskulärer Shunt (CRENSHAW; HERTZ; NÄGELI). Hinzu kommt noch, daß die „Pendelluft“, die bei der paradoxen Atembewegung des gelähmten Zwerchfelles entsteht, in der Atemluft der gesunden Seite einen verminderten O_2-Druck verursachen kann. Eine kompensatorische Vergrößerung der Atembewegungen des gesunden Zwerchfelles kann den Ausfall der rein mechanischen Atemgrößen zwar bis zu einem gewissen Grade ausgleichen und damit zunächst nur einen geringen Funktionsausfall vortäuschen. Die „effektive Lungenfunktion“ wird jedoch durch eine Zwerchfellparese ganz erheblich gestört.

Bei den Zwerchfellähmungen unterschied man die dauerhaften, die man mit Hilfe der Exhairese erreichte, und die temporären, wobei der N. phrenicus entweder durch Vereisung, Quetschung, wechselseitiges Einschneiden oder Alkoholinjektion vorübergehend ausgeschaltet wurde. Die temporäre Lähmung dauerte je nach Art der Läsion vier bis fünf Wochen (Vereisung) bis Jahre (WATERSTRADT: zwei bis fünf Jahre).

Durch die anhaltende Parese konnte nach der Exhairese vor allem links ein besonders hoher Zwerchfellstand resultieren, der ganz erhebliche Ausmaße erreichen konnte. Hierzu ein Beispiel.

453/63 - 60 J. ♀

Bei einer damals 24jährigen Frau wurde wegen einer doppelseitigen, links kavernisierten Tuberkulose im Jahr 1927 eine Phrenikusexhairese links durchgeführt. Das Zwerchfell steht heute zwei Querfinger unterhalb der Clavicula (Abb. 47). Die linke Lunge ist noch knapp faustgroß, atelektatisch und bronchiektatisch verändert. Die Tuberkulose beiderseits, welche sich vorübergehend in den letzten 37 Jahren stabilisiert hatte, ist z. Z. wieder deutlich aktiviert. Die Lungenfunktion wird ausschließlich durch die rechte Lunge geleistet, wobei hier auch die Atmung des Oberlappens durch ein ausgedehntes Narbenfeld und eine Kuppelschwiele eingeschränkt ist. Bei der 59 Jahre alten, 55,8 kg schweren und 151 cm großen Patientin wurde eine Soll-Vitalkapazität von 2,4 l errechnet. Geleistet wurde tatsächlich nur 1,0 l. Das Residualvolumen ist mit 1,3 l um 60% gegenüber dem Ist-Wert der Totalkapazität erhöht. Erstaunlich gut ist jedoch die Beweglichkeit des rechten Zwerchfells, das praktisch allein die Motorik der Atemökonomie übernommen hat. Der Atemstoßtest ist entsprechend der Ist-Vitalkapazität erstaunlicherweise nur um 13% gemindert. Blutgasanalysen wurden nicht durchgeführt. Daß in diesem Falle noch keine Ruhe-Insuffizienz vorliegt, hängt mit dem fixierten linken Zwerchfell zusammen. Es kann zu keiner Pendelatmung mehr kommen. Der linke Thorax ist erheblich eingefallen, wie auch aus der Skoliose und der Rippenstellung zu erkennen ist, so daß die etwa faustgroße Kollapslunge links auch praktisch nicht belüftet wird. Erstaunlich gering sind die Verdauungsstörungen der Patientin. Es wird lediglich nach großen Mahlzeiten Völle- und Druckgefühl in der linken Brustseite angegeben.

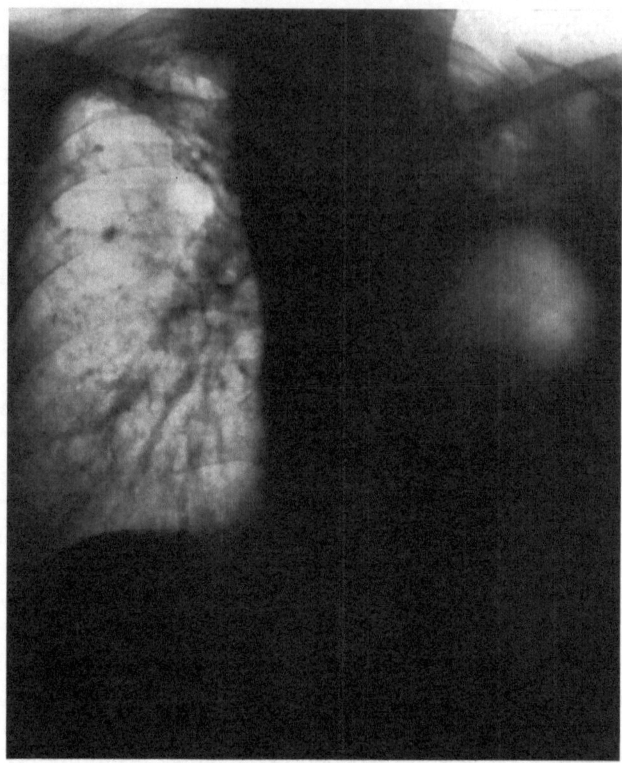

Abb. 47. (453/63) Extremer Zwerchfellhochstand links nach Phrenikusexhairese 36 Jahre vor Anfertigung der Röntgenaufnahme

Entsprechend dem Bekanntwerden lungenphysiologischer Erkenntnisse über den tatsächlichen Funktionsausfall werden auch die Publikationen über die therapeutische Anwendung und vor allem über die klinische Indikation für die Zwerchfellparese spärlicher. Während in den Jahren 1949 bis etwa 1952 noch einige Autoren gewisse Indikationsgebiete für die Phrenikusparese angeben (u. a. ADELBERGER; BÖHME; EFFENBERGER; P. G. SCHMIDT; SCHMIDT-LAFFERENTZ; SEDLACZEK; SEIDEL), findet seine Anwendung in den späteren Jahren in zunehmendem Maße Ablehnung (u. a. DIENEMANN; LORBACHER; TRAUTMANN).

Allerdings haben 1956 noch FRANZKE und RENZ über die therapeutische Anwendung der Phrenikusparese mit und ohne zusätzliches Pneumoperitoneum berichtet. Hierbei zeigten Kavernen bis zu einem Zentimeter Durchmesser die günstigsten Ergebnisse. Diese ,,Erfolge" werden jedoch mit Reserve zu beurteilen sein, wenn man bedenkt, daß die Patienten außerdem chemotherapeutisch behandelt wurden und man Spontanheilungen kleinerer Kavernen in Rechnung stellt.

Läßt man die Funktionsstörungen außer acht, so sind der Phrenikusparese – deren Hauptanwendungszeit ja vor der Einführung der Chemotherapie liegt, in der man auf die ständige Suche nach neuen therapeutischen Möglichkeiten angewiesen war – durchaus auch kurative Erfolge der Tuberkulose zuzuschreiben. Da die Beatmung des Unterlappens vorwiegend durch die Zwerchfellbewegung geschieht, und man sich den Unterlappen als Kegel vorstellen kann, so war eine Entspannung und damit die Möglichkeit einer konzentrischen Schrumpfung von tuberkulösen Herden auch in der Kegelspitze – also im 6. Segment – am besten. Diese theoretischen Vorstellungen entsprachen durchaus den praktischen Erfahrungen.

Wenn günstige Beeinflussungen von Oberlappenprozessen bei verlötetem Interlobärspalt gesehen wurden, so sind diese wohl in erster Linie auf den Wegfall des Zwerchfell*zuges* bei der Atmung und weniger einem *Kollaps*mechanismus zuzuschreiben (Nägeli).

Aus jüngster Zeit liegt ein interessanter Bericht von A. Koch vor, der über die Anwendung der temporären Phrenikusparese als therapeutische Maßnahme in der Tuberkulosebekämpfung in einem Entwicklungsland (Ghana) berichtet. Die Chemotherapie wird zwar dort in gewissem Umfange angewendet, eine „große Chirurgie" mit Pneumolysen, Plastiken oder gar Resektionen ist jedoch kaum möglich. „Um die Hände nicht in den Schoß zu legen ...", nahm der Autor in etwa drei Jahren 171 Phrenikusquetschungen vor, mit den gleichen Ergebnissen, wie wir sie von früher kannten.

b) Pneumoperitoneum

Das Pneumoperitoneum wurde im Jahre 1931 von Banyai in die Behandlung der Tuberkulose eingeführt. Später erfolgte seine Anwendung meist im Zusammenhang mit einer Phrenikusparese. Der Funktionsausfall beim Pneumoperitoneum *ohne* Phrenikusparese ist unbedeutend. Die Publikationen über die Anwendung als Kollapstherapie sind in gleichem Maße und praktisch zum gleichen Zeitpunkt wie bei der Phenikusparese zu finden und auch in gleichem Umfange zurückgegangen (Fechner; Unverricht u. a.).

Als Indikation für die alleinige Anwendung des Pneumoperitoneum als Kollapstherapie wurden seinerzeit vor allem ausgedehnte zerstreutherdige doppelseitige Tuberkulosen, Kavernen in den unteren Lungenabschnitten und unstillbare Haemoptysen angegeben (Böhme; Brieger; Weiger). Neben den mechanischen Vorgängen, die in einer geringeren Beweglichkeit des Zwerchfelles und einem Höhertreten zu suchen waren, wurden für Besserungen des Lungenbefundes während einer Pneumoperitoneumbehandlung noch Einflüsse auf das vegetative Nervensystem verantwortlich gemacht (u. a. Böhme; Fuchs). Diese wurden in dem viscero-visceralen Reflexgeschehen bei „Reizung der Eingeweide" durch das Pneumoperitoneum gesehen. Auch aus dem amerikanischen Schrifttum wird durch Trimble bekannt, daß die guten Erfolge bei einer Pneumoperitoneumbehandlung und strenger Bettruhe vor allem in vegetativ-nervalen Ursachen zu suchen seien. Inwieweit in diesem Zusammenhang nervale Ursachen oder mechanische Gründe für die von Lückerath beobachteten günstigen Erfolge beim nicht obstruktiven Emphysem verantwortlich gemacht werden können, muß offen bleiben.

Im Pneumoperitoneum wird jedoch noch auf einem anderen Gebiet der chirurgischen Behandlung der Lungentuberkulose eine gewisse Bedeutung gesehen, und zwar wird ihm in der postoperativen Phase nach Lungenresektionen eine gewisse Rolle zugeschrieben (Crenshaw; Klein u. Pirmer; Merkel). Durch Höhertreten des Zwerchfelles nach Lungenresektionen soll der Lungenstumpf eher als bei einer normalen Zwerchfellbeweglichkeit nach oben verlagert werden und könne so eher – ohne die Gefahr einer Resthöhle – sich an die Thoraxkuppel anlehnen. Diese Auffassung ist jedoch wohl von vorwiegend theoretischer Bedeutung, denn auch ohne ein Pneumoperitoneum – dessen mechanische Wirkung beim liegenden Patienten ohnehin recht problematisch erscheint – haben wir bei vielen hunderten von Lungenteilresektionen kaum eine Resthöhle gesehen. Bei den sehr wenigen Fällen mit mangelnder Lungenausdehnung lagen Ursachen vor, die ein Pneumoperitoneum zu verhindern auch nicht in der Lage gewesen wären.

Die Frage des Zwerchfellstandes beim liegenden Patienten spielte auch zur Zeit seiner häufigen Anwendung im Schrifttum eine Rolle. WEIGER hat nachgewiesen, daß eine Luftsichel, die im Stehen unter dem Zwerchfell 14 cm betrage, im Liegen jedoch maximal nur 4 cm ausmachen würde. Mit Hilfe einer Bauchbinde sei es möglich gewesen, die Höhenlage des Zwerchfells praktisch unverändert, wie im Stehen oder Sitzen, zu halten. HECKNER hat sogar, um die mechanische Wirkung des Pneumoperitoneum zeitlich zu intensivieren, eine sog. „Sitzkur“ an Stelle der üblichen Liegekur empfohlen.

Eine gewisse theoretische Berechtigung für das Pneumoperitoneum scheint noch nach einer ausgetragenen Schwangerschaft bei Tuberkulösen zu bestehen. Durch das plötzliche Absinken des Zwerchfells und seine volle Beweglichkeit nach dem Partus kann es theoretisch zu Verschlechterungen bestehender Befunde kommen (A. KOCH). KOCH weist allerdings in seiner oben zitierten Anregung – Pneumoperitoneum nach Partus – zugleich auf die möglichen und beobachteten Komplikationen hin (ROSS u. FARBER), nämlich Cysto- und Rectocelen, die wegen des schlaffen Bandapparates nach dem Partus aufgetreten seien. Diese Komplikationen machen jedoch auch diese Indikation von vornherein recht problematisch.

Es gibt eine Reihe von *Komplikationen*, die bei der Führung eines Pneumoperitoneum beobachtet worden sind:

Die nachgewiesene Verwachsung von Fimbrien während einer Pneumoperitoneumbehandlung bei jungen Frauen. BÖHM gab Anlaß zu Untersuchungen, ob Patienten mit oder nach einem Pneumoperitoneum noch konzipieren konnten. BÖHM hat auf seine entsprechende Anfrage bei 793 Frauen erfahren, daß während oder nach abgeschlossener Pneumoperitoneumbehandlung 60 Schwangerschaften aufgetreten sind.

In ursächlichem Zusammenhang mit einem Pneumoperitoneum wurden beobachtet: Mediastinalemphysem (SCHWADERER); Reizexsudat, Ascites bei Bauchfelltuberkulose, tuberkulöse Durchwanderungsperitonitis, Impftuberkulose durch Anstechen eines tuberkulösen Knötchens (von ARNIM); Pneumothorax (RIEGEL); Verletzung des Dünndarms, Gallenblasenperforation, jeweils mit Peritonitis (BRIEGER); Verlagerung des Dickdarmes zwischen Leber und Zwerchfell nach abgeschlossener Behandlung (LANGE) und Zwerchfellruptur (KÖLSCH).

c) Kombination von Phrenikusparese und Pneumoperitoneum

Die Kombinationsbehandlung von Pneumoperitoneum und Phrenikusparese hat BANYAI 1934 zum ersten Male angegeben.

In gleicher Weise wie bei der Phrenikusparese und dem Pneumoperitoneum finden sich Angaben über die therapeutische Anwendung dieser Kombination nur bis etwa 1952 (u. a. Böhme; Brinkmann; Emmler; Fuchs; Orlowski; Sedlaczek). Allerdings sind noch einzelne Publikationen 1956 (Franzke u. Renz; Waterstradt) und 1958 (Entz) über dieses Thema erschienen.

Im allgemeinen wird in dieser Kombinationsbehandlung die gleiche Indikation wie bei der Phrenikusparese gesehen, jedoch mit potenzierter Wirkung. Als Erweiterung der Indikation wird noch der unvollständige Pneumothorax mit ausgedehnten Spitzenverwachsungen genannt. Neben der Potenzierung der Wirkung der Phrenikusparese wird dem Luftpolster unter beiden Zwerchfellkuppen – allerdings nur bei aufrechter Position des Patienten – noch eine weitere günstige Wirkung zugeschrieben. Diese besteht in einer Abschwächung aller Bewegungen beider Zwerchfellkuppen, also auch in einer Verminderung der Waagebalken-Bewegung, die für die Pendelluft verantwortlich gemacht wird (Böhme).

763/48 – 31 J. ♂

Die Tuberkulose wurde ein Jahr vor Anlage des Pneumoperitoneum und der Phrenikusparese entdeckt und nur konservativ ohne Chemotherapie vorbehandelt. Im linken Unterlappen fand sich eine 3×3 cm große Kaverne, die im 10. Segment gelegen war (Abb. 48).

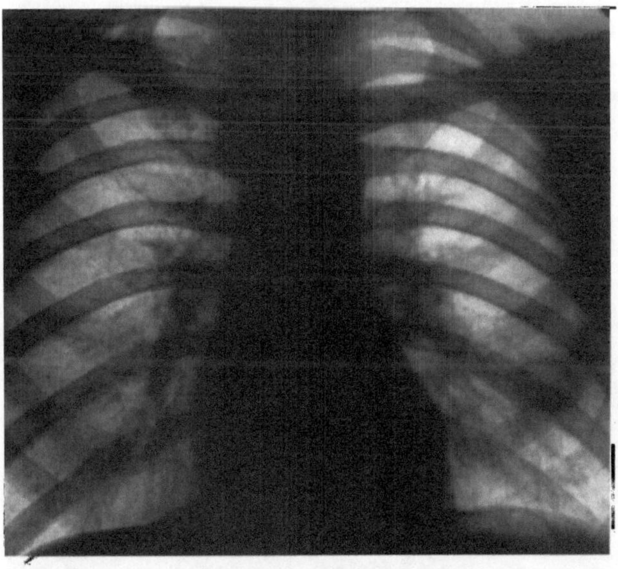

Abb. 48. (763/48) 3 × 3 cm große Kaverne im 10. Segment links. Unter konservativer Behandlung (damals noch ohne Chemotherapie) keine Änderung

Ein Pneumoperitoneum (Abb. 49) ließ zwar ein deutliches Höhertreten der beiderseitigen Zwerchfellkuppen erkennen, zeigte jedoch die Kaverne unbeeinflußt (Abb. 50). Die Kaverne war als massiver Herd auch noch zwei Jahre nach Füllung des Pneumoperitoneum deutlich vorhanden und zeigte sich ein halbes Jahr nach Auflassen des unwirksamen Pneumoperitoneum noch deutlich vergrößert (Abb. 51). Die Phrenikusparese war etwa ein Jahr wirksam. Es war also nicht möglich, diese Unterlappenkaverne trotz Phrenikusparese und Pneumoperitoneum günstig zu beeinflussen. Der Kranke erhielt im übrigen nach Einführung der Conteben-Behandlung 1950 kurz vor Auflassen des Pneumoperitoneum dieses Medikament.

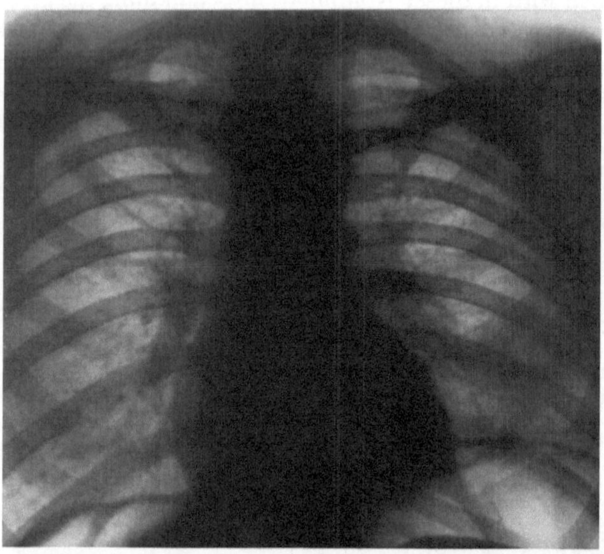

Abb. 49. (763/48) Nach Anlage eines Pneumoperitoneum und nach temporärer Phrenikusparese, Kaverne etwas vergrößert, deutliche perikavernöse Entzündung

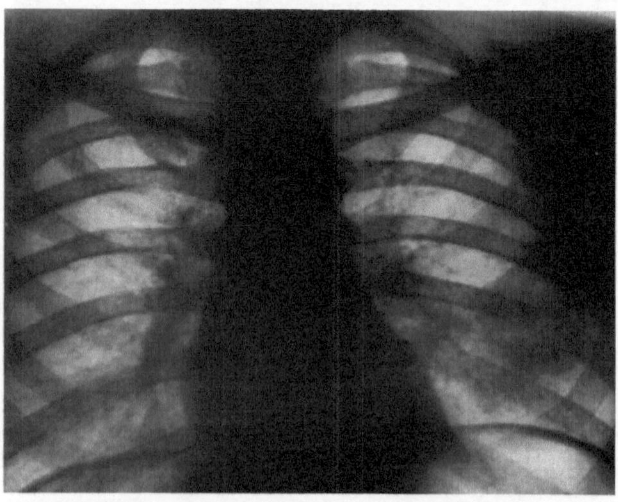

Abb. 50. (763/48) Kaverne zwei Jahre nach Füllung des Pneumoperitoneum weiterhin vergrößert, Zunahme der perikavernösen Infiltrierung

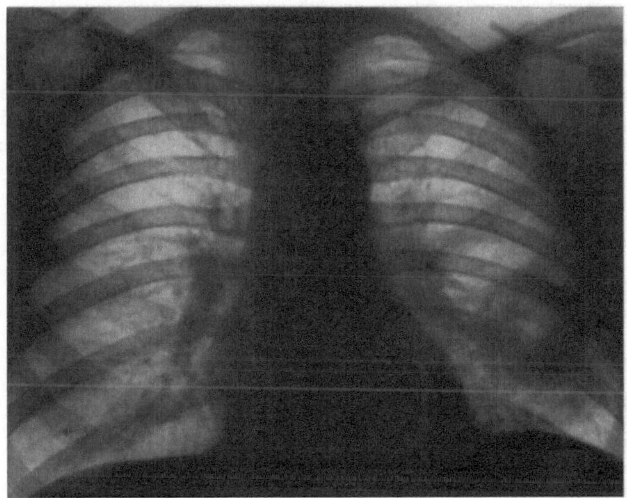

Abb. 51. (763/48) Sechs Monate nach Auflassung des Pneumoperitoneum zunehmende Vergrößerung der Kaverne

200/50 21 J. – ♂

Die Tuberkulose war ein Jahr vor Anlage des Pneumoperitoneum und der rechtsseitigen Phrenikusparese bekannt. Es war eine doppelseitige, jedoch unwirksame Pneumothorax-

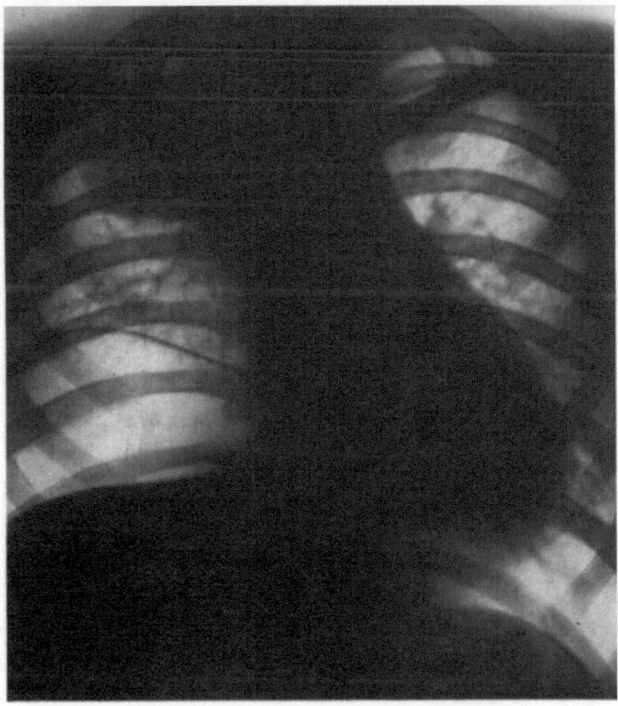

Abb. 52. (200/50) Temporäre Phrenikusparese und maximale Füllung eines Pneumoperitoneum wegen eines durch Pnth-Behandlung (damals noch ohne Chemotherapie) unbeeinflußbaren kavernisierten Befundes im rechten OL. Schwere Dyspnoe

behandlung vorausgegangen. Als bei bestehendem doppelseitigem Pneumothorax rechtsseitig eine Phrenikusparese durchgeführt wurde, kam es zu einer erheblichen Dyspnoe, so daß die beiden Pneumothoraces aufgelassen werden mußten. *Ambulant* erfolgte die Anlage eines Pneumoperitoneum wonach es zu einer heftigen Fieberreaktion kam. Hiernach erfolgte die Einweisung in stationäre Behandlung (Abb. 52), die eine massive Infiltrierung auch des linken Ober- und Mittelfeldes zeigte. Trotz Applikation von Conteben und PAS konnte die Progredienz nicht mehr aufgehalten werden. Der Patient war während der Pneumoperito-

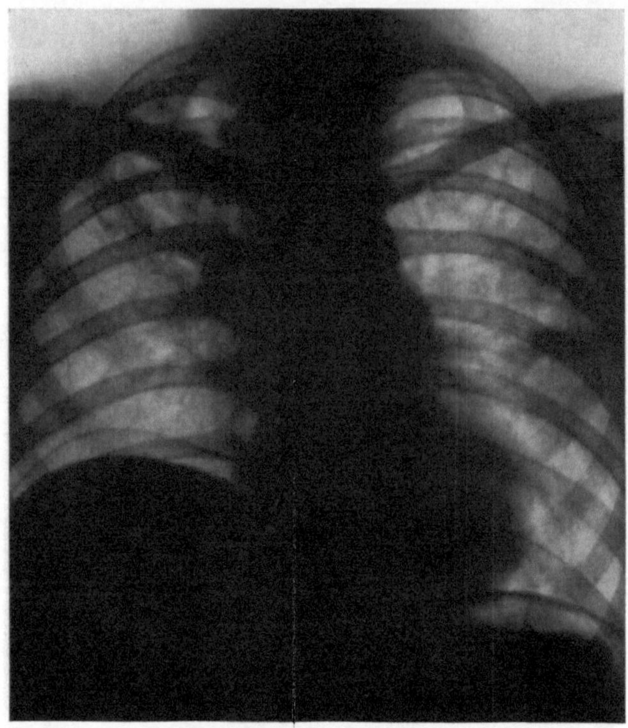

Abb. 53. (200/50) Fünf Monate später deutliches Fortschreiten der Tbk. Frische Kavernisierung im rechten ML und frische Streuungen im linken Mittelfeld

neumbehandlung an der Grenze der Ruhe-Insuffizienz, da durch die Phrenikusparese und das Pneumoperitoneum einerseits die Belüftung der intakten Unterlappen gestört war und andererseits der Oberlappen rechts bei der Atmung völlig ausfiel (Abb. 53).

Das Pneumoperitoneum ist wie die Phrenikusparese als alleinige Methode oder in Kombination beider Verfahren ein therapeutischer Weg gewesen, der in einer Zeit gesucht wurde als es noch keine Chemotherapie und keine Resektionsbehandlung zur Bekämpfung der Tuberkulose gab.

Sie haben heute ihre praktische Bedeutung verloren. Die zerstreutherdigen Tuberkulosen werden heute besser mit einer wirksamen Chemotherapie angegangen und die isolierten Kavernen im Untergeschoß sind eine Domäne der Resektionsbehandlung geworden. Hinzu kommen die neueren Erkenntnisse auf dem Gebiet der Lungenphysiologie, die doch gezeigt haben, daß der „effektive Funktionsausfall" bei der Phrenikusparese erheblich größer ist, als die ventilatorischen Atemgrößen anzugeben vermögen.

10. Thorakoplastik

Die Grundlage für die Idee der Thorakoplastik als Kollapstherapie der Lungentuberkulose bildeten die erfolgreichen Versuche, Empyemresthöhlen durch Rippenresektionen zur Verkleinerung und Ausheilung zu bringen (Bochalli; Hein). In Übertragung des Pneumothoraxprinzipes – des Kollapses des erkrankten Lungenteiles – hat Ludolf Brauer die folgerichtigen Grundlagen für die Thorakoplastik als Kollapstherapie der Lungentuberkulose geschaffen. Er sah nicht nur die mechanischen Vorgänge, sondern hat auch die physiologischen Wirkungen erkannt, die sich aus einer Entknochung des Thorax mit einem Kollaps der Lunge ergaben. Der Internist Brauer hat dann 1909 zuerst mit dem Chirurgen Friedrich und später vor allem mit Sauerbruch diese Methode entwickelt (Hein).

Wenn auch seit dieser Zeit diese Methode viele Modifikationen und Variationen erfahren hat und ihr Indikationsgebiet bezüglich der Kollapstherapie sehr eingeschränkt wurde, so haben jedoch ihre Grundprinzipien bis heute ihre Gültigkeit behalten.

a) Methoden

Eine „Retraktion“ des erkrankten Lungengewebes und damit die mechanische Voraussetzung für eine Heilung unter einer Thorakoplastik ist nur dann möglich, wenn durch eine ausreichende Entknochung möglichst noch mit einer Auslösung der Lunge aus der Spitze und dem costo-vertebralen Winkel im erkrankten Bereich allseits eine Entspannung eintritt (Adelberger). Diese Voraussetzungen werden mit zahlreichen Methoden zu erreichen versucht. Bei diesen Variationen spielen zwei Grundgedanken eine wesentliche Rolle: Beste Entspannung des erkrankten Lungenteiles unter größtmöglicher Beachtung des kosmetischen Effektes. Hierbei ist die 1. Rippe von besonderer Bedeutung. Sie stellt einerseits das „knöcherne Dach“ der Pleurakuppel dar, dem die Lungenspitze unmittelbar anliegt und andererseits inserieren an ihr die Mm. scaleni, die für eine Geradehaltung des Halses und Kopfes mit verantwortlich sind. Löst man jedoch unter Belassung der 1. Rippe zusammen mit dem der Lunge zu gelegenen Periostanteil die Lungenspitze und den hinteren Winkel im costo-vertebralen Bereich völlig aus, so kann man ideale Kollapsverhältnisse mit guter Möglichkeit der Retraktion schaffen und außerdem kosmetisch durch Erhaltung der 1. Rippe viel erreichen. Über das Stehenlassen der 1. Rippe haben u. a. Mackh und Wilms berichtet, die in diesem Zusammenhang eine Modifikation der von Adelberger und Serdarusitz angegebenen sog. „Pneumolysen-Prothesen-Plastik“ veröffentlichten.

Zur Kollapsmechanik der Thorakoplastik unterscheiden wir drei Typen:

1. Reine Rippenresektionen.
2. Rippenresektion mit extrafascialer Apikolyse.
3. Kombinierte Operation mit zusätzlich intrathorakaler Versenkung der Skapula (Maurer).

Der beste Kollaps ist mit der 3. Methode möglich (Good).

Um die Frage, einen möglichst guten Kollaps bei einer möglichst geringen Anzahl zu resezierender Rippen zu erreichen, haben sich u. a. Anstett; Beuers u. Stegers; Krings; Maurer; H. Schmidt; Thomsen bemüht. Diese „Kleinplastiken“, die zum Teil mit einer Kavernendrainage kombiniert waren (Thomsen), haben auch Kritik hervorgerufen (Michelson), weil befürchtet wurde, daß der costovertebrale Winkel nicht genügend mobilisiert werden konnte oder durch zu starke Saugung bei der Kavernendrainage andere benachbarte Herde sich verschlechtern könnten.

Alle diese verschiedenartigen Methoden der einzelnen Autoren stellen individuelle Wege zu einer Entspannung der oberen Thoraxapertur und der erkrankten Lunge dar. Sei es nun allein durch Rippenresektionen oder durch zusätzliche Methoden, wie Luftfüllung des Raumes zwischen Skapula und Rücken bzw. Brustwandmuskulatur einerseits und entknochter Thoraxwand andererseits (JANAUSCEK; NOWAK u. THOMSEN), durch zunächst Belassen der Rippen und extraperiostale Lösung und Luftfüllung mit späterer Rippenresektion (WAGNER) oder gar durch Eingeben von Perlonkissen auf die entknochte Brustwand (ANSTETT). Diese individuellen Methoden werden solange zum Erfolg führen, als es gelingt, den erkrankten Lungenteil wirklich zu entspannen und die mechanischen Voraussetzungen für eine möglichst konzentrische Schrumpfung zu geben. Sie werden dann scheitern, wenn sie zu viele Komplikationsmöglichkeiten in sich bergen – z. B. das Eingeben von Perlonkissen, das in großem Umfange zu Eiterungen führt –, so daß durch zusätzliche Erkrankungen das therapeutische Ergebnis sehr in Frage gestellt werden muß.

b) Indikationen

Während die Chemotherapie die reversiblen Kollapsverfahren, Pneumothorax und Pneumolyse, durch eine konservative Ausheilung frischer Befunde in ihrer Indikation sehr eingeschränkt hat, werden durch die chemotherapeutischen Maßnahmen viele Patienten mit massiven Ausgangsbefunden mit schweren exsudativen Formen erst operationsreif und damit eine Beseitigung von Restkavernen möglich (P. G. SCHMIDT). Zur Behandlung dieser ausgedehnten Formen der Tuberkulose kommen in erster Linie die Thorakoplastik und die Resektion in Frage. Es bestehen natürlich auch bei diesen Befunden Übergänge zwischen der Thorakoplastik- und Resektionsindikation. Man wird jedoch bei älteren verschwarteten Prozessen, besonders mit vielen schwieligen Drüsen im Hilusbereich und bei kontralateralen Herden oder Streuungen auf der homolateralen Seite dann eher eine Thorakoplastik vorziehen. Diese schweren Befunde haben jedoch durch die Früherfassung der Frischerkrankten und die Frühbehandlung mit Tuberkulostatika absolut an Anzahl abgenommen.

Eine Erweiterung ihrer Indikation hat die Thorakoplastik im Zusammenhang mit der Beseitigung von Resthöhlen nach Lungenteilresektionen erfahren. Hierbei kamen uns die über 50 Jahre alten Erfahrungen mit dieser Operationsmethode sehr zugute.

Die Thorakoplastik ist als *Kollapstherapie* noch bei der zirrhotischen Kaverne der Tertiärtuberkulose erhalten geblieben, vor allem wenn die Tuberkulose mit Umgebungsstreuungen die Lappengrenze überschreitet (ADELBERGER; FRANKE u. P. G. SCHMIDT; HOLLATZ; LORBACHER) und eine Resektionsbehandlung nicht angezeigt ist.

Darüber hinaus ist ihre Standardindikation zur Beseitigung von Resthöhlen bei spezifischen oder unspezifischen Empyemen, wenn sich eine Dekortikation mit Wiederausdehnung der Lunge nicht ausführen läßt, in unbeschränktem Umfange vorhanden.

700/60 Alter bei der Operation: 46 J. – ♂

Die Tuberkulose war bereits elf Jahre vor der Operation bekannt. Es bestand ein Pneumothorax rechts, der unter einer Empyembildung nach einer Kaustik aufgelassen werden mußte. Außerdem bestand eine Kehlkopftuberkulose. Intensive Behandlung mit INH, Streptomycin, PAS, Conteben. Nur vorübergehende Besserung. Exazerbation der Tuberkulose und Einweisung mit einer Tertiärkaverne in der rechten Lungenspitze und ausgedehnten indurierten Streuherden (Abb. 54). Die im Auswurf festgestellten Tuberkelbakterien waren hochresistent

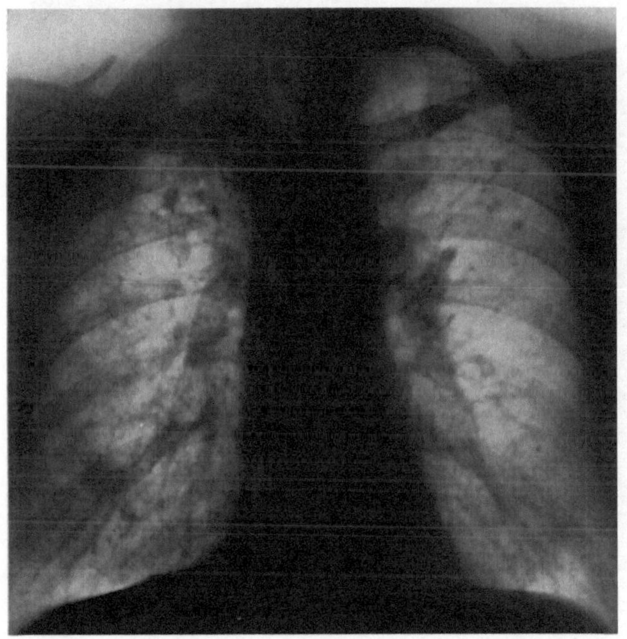

Abb. 54. (700/60) 4×4 cm große Tertiärkaverne im rechten Spitzenbereich mit ausgedehnten indurierten Streuungen in beiden Lungenhälften. Zustand nach unwirksamem, unter Empyembildung aufgegangenen Pnth rechts

gegen INH, mäßig empfindlich gegen Streptomycin und PAS und noch sensibel gegen Conteben, Cycloserin und Viocin. Wegen der zerstreutherdigen Tuberkulose, der schlechten Resistenzverhältnisse, einem vorhandenen Lungenemphysem (Residualluftvolumen 40,3% der Ist-Totalkapazität) wurde die Thorakoplastik rechts mit Resektion der Rippen 2–9 durchgeführt. Die 1. Rippe wurde nach einer ausgedehnten Apikolyse und Ausräumung des costo-vertebralen Winkels belassen. 4½ Jahre später (Abb. 55) ist die Lungenspitze nach der Apikolyse noch deutlich heruntergetreten. Die Kaverne ist nach völliger Mobilisierung der Lungenspitze vollständig geschrumpft und auch tomographisch nicht mehr nachweisbar. Unmittelbar postoperativ trat Sputumkonversion ein. Die Skapula wurde bei der Operation versenkt. Es besteht ein ausgezeichneter kosmetischer Effekt.

Verhalten der ventilatorischen Lungenfunktion:

	präoperativ	1 Jahr postoperativ
VK:	3,8 l (−5%)*)	2,9 l
AGW:	67,7 l (−25%)	51 l
Atemstoßtest:	66,3% der Ist-VK	59% der Ist-VK
Residualvol.:	40,3% der Ist-TK	42% der Ist-TK

*) Die Prozentzahlen in Klammern beziehen sich – wie bei allen folgenden Fällen – auf den jeweiligen Sollwert.

Berufliches Ergebnis:

Der Patient hat ein halbes Jahr postoperativ eine Tätigkeit als selbständiger Handelsvertreter aufgenommen und diese bis jetzt ohne Einschränkungen ausgeübt.

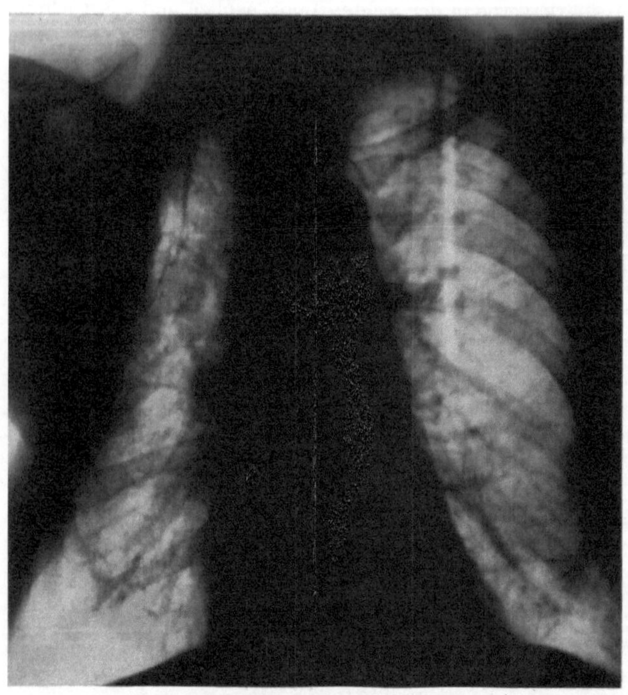

Abb. 55. (700/60) Viereinhalb Jahre nach Durchführung einer Thorakoplastik mit Resektion der 2.—9. Rippe und Versenkung der Skapula, Apikolyse und Mobilisierung des hinteren Winkels keine Restkaverne mehr nachweisbar. Übrige Herde weiterhin induriert

436/64 Alter bei der Operation: 28 J. – ♀

Die Tuberkulose wurde bereits zwölf Jahre vor der Operation festgestellt. Die Patientin hat einen Pneumothorax beiderseits mit einer zweimaligen Thorakokaustik rechts getragen und ist intensiv mit INH, Streptomycin und PAS vorbehandelt worden. Zwischenzeitlich hat sie 1 Jahr gearbeitet und nach 3 Jahren eine Exazerbation des rechtsseitigen Befundes mitgemacht. Behandlung erneut mit Streptomycin und Cycloserin hatte keinen Erfolg. Die 4×6 cm große Tertiärkaverne mit zahlreichen Streuungen im Bereich der Lunge und auch im Bereich des linken Oberfeldes konnte nicht beeinflußt werden (Abb. 56 u. 57). Wegen der ausgedehnten doppelseitigen Veränderungen, des verschwarteten Prozesses und der bakteriologischen Resistenz gegen INH und Streptomycin war das Risiko für eine Resektion zu groß. Es wurde daher eine Thorakoplastik rechts mit Resektion der Rippen 2–7, ausgedehnter Apikolyse und Mobilisierung des hinteren Winkels vorgenommen. Die 1. Rippe wurde auch hier belassen. Sofort nach der Operation trat Sputumkonversion ein und die Kaverne war postoperativ nicht mehr nachweisbar (Abb. 58 u. 59). Die Skapula wurde bei dieser Operation ebenfalls versenkt. Wenn sich auch bei dieser Plastikmethode eine geringe Skoliose der oberen Brustwirbelsäule nicht vermeiden läßt, so ist das kosmetische Ergebnis jedoch recht befriedigend (Abb. 60–62). Der Arm läßt sich trotz der eingelegten Skapula gut bewegen, die Kopfhaltung ist gerade.

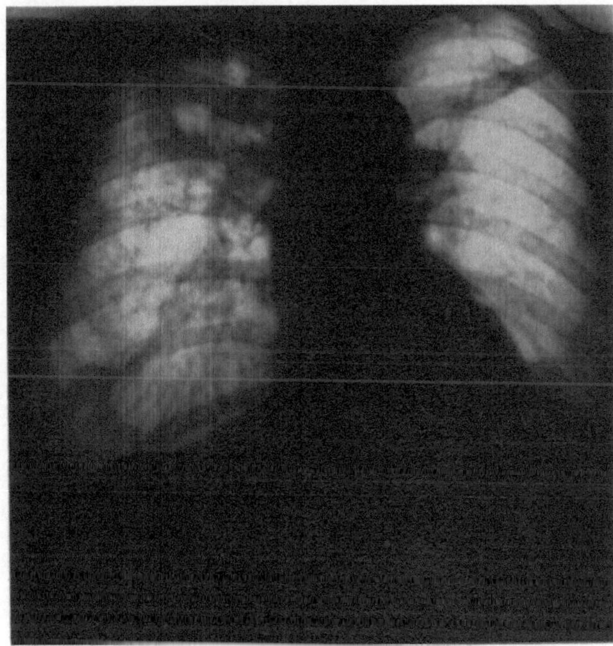

Abb. 56. (436/64) 4 × 6 cm große Tertiärkaverne im rechten OL mit ausgedehnten Streuungen im Bereich der rechten Lunge und des linken OL. Pleuraschwarte bds., rechts mehr als links nach doppelseitigem, rechts unwirksamen Pnth

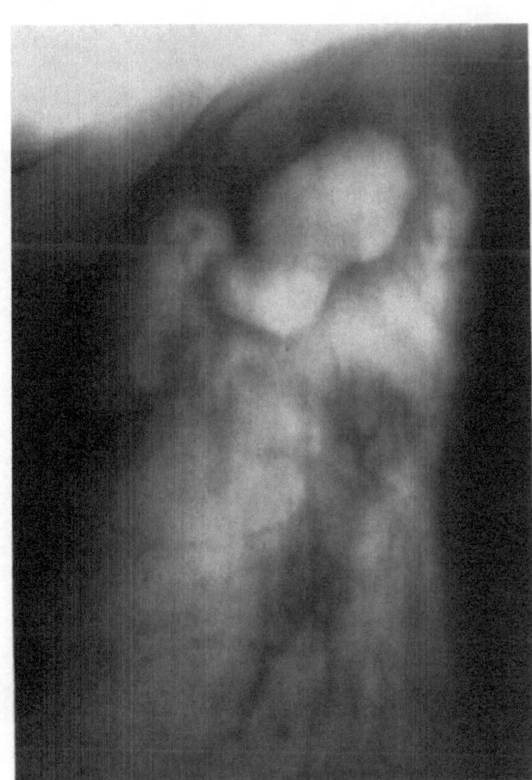

Abb. 57. (436/64) Die Schichtaufn. zeigt in 8 cm Tiefe eine 4 × 6 cm große Tertiärkaverne mit massiver Verschwartung

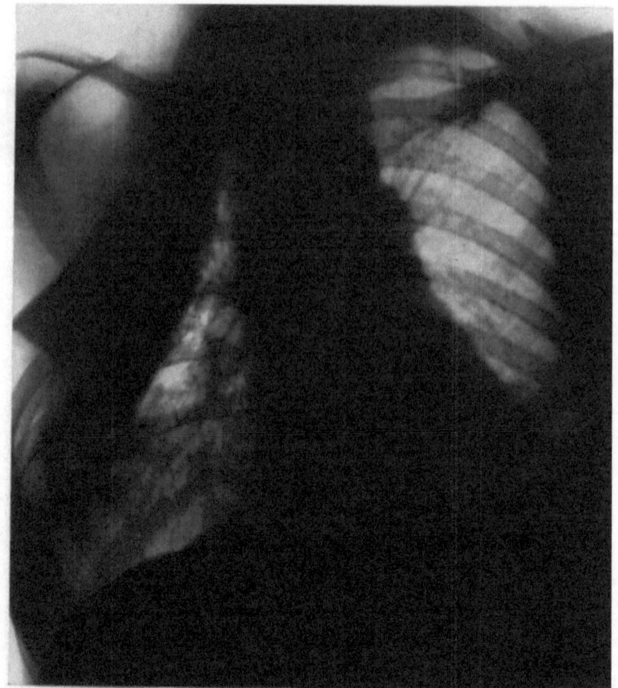

Abb. 58. (436/64) Thorakoplastik mit Resektion der Rippen 2—7, Versenkung der Skapula, Apikolyse und Mobilisierung des hinteren Winkels

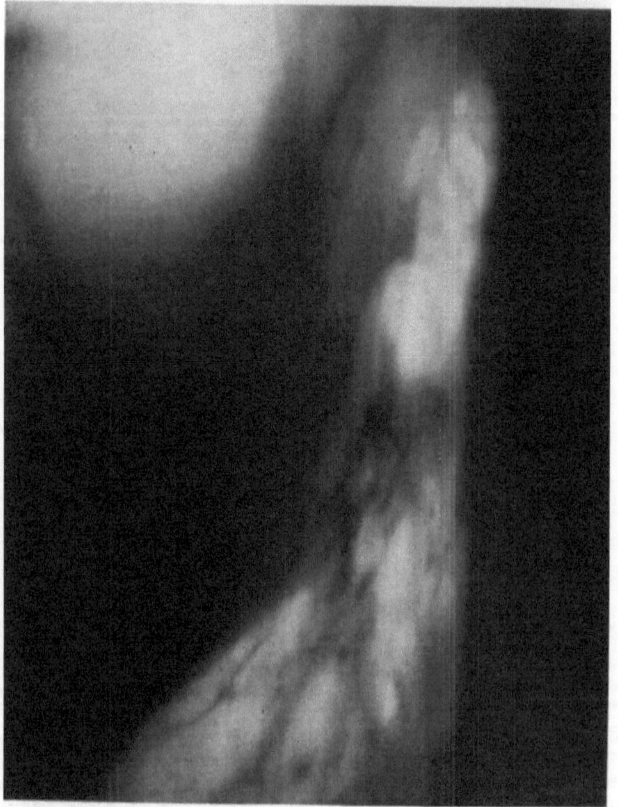

Abb. 59. (436/64) Die Schichtaufn. in 8 cm Tiefe läßt keine Restkaverne mehr erkennen

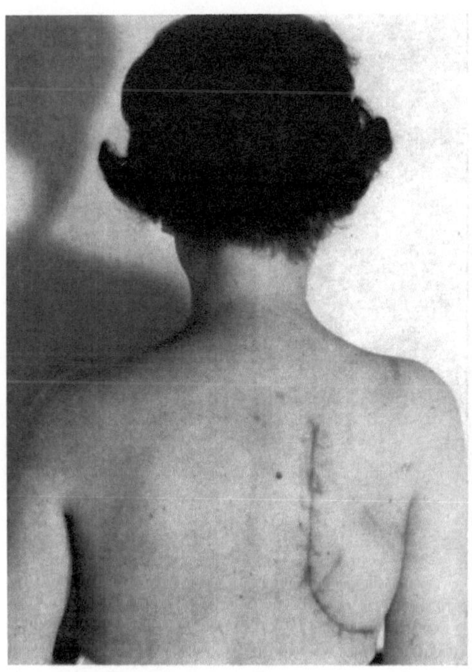

Abb. 60

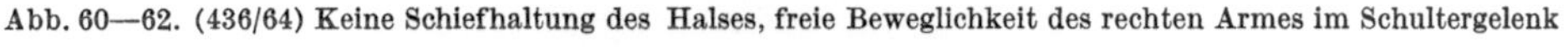

Abb. 60—62. (436/64) Keine Schiefhaltung des Halses, freie Beweglichkeit des rechten Armes im Schultergelenk

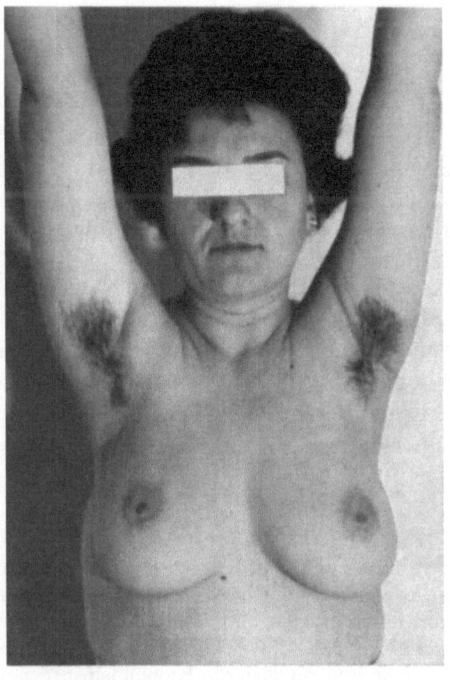

Abb. 61

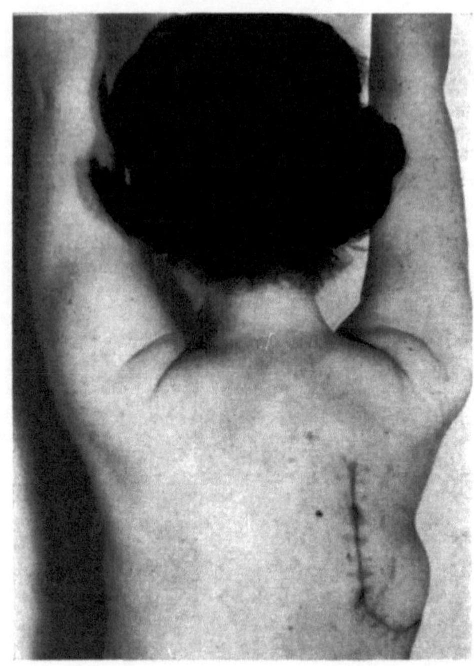

Abb. 62

Verhalten der ventilatorischen Lungenfunktion:

	präoperativ	3 Mon. postoperativ
VK:	2,6 l (−16%)	2,0 l
AGW:	54,2 l (−20%)	33,4 l
Atemstoßtest:	73% der Ist-VK	62,3% der Ist-VK
Residualvolumen:	26% der Ist-TK	27 % der Ist-TK

Berufliches Ergebnis:

Die Patientin konnte $1^1/_4$ Jahr postoperativ ihren Beruf als Wicklerin wieder ausüben. Bis zu diesem Zeitpunkt hat sie ihren eigenen Haushalt versorgt.

Im Zusammenhang mit den Lungenresektionen ist der Thorakoplastik noch ein weiteres Indikationsgebiet erwachsen, und zwar wird zur Beseitigung von extrapulmonalen Resthöhlen nach der Resektion eine Thorakoplastik ausgeführt. Auch wird eine Thorakoplastik primär vorgenommen, wenn sich nach einer Entfernung der apikalen Segmente oder des Oberlappens zeigt, daß die Restlunge infolge indurierter Streuherde und Narben nicht in der Lage ist, den Hemithorax wieder ohne Resthöhlen auszufüllen.

258/60 Alter bei der Operation: 46 J. – ♂

Feststellung der Tuberkulose zwei Jahre vor der Operation. Sofort intensive Chemotherapie. Haemoptoe aus einer kavernisierten Oberlappentuberkulose rechts. Nach Resektion des rechten Oberlappens Bronchusinsuffizienz mit Entwicklung einer Resthöhle, die zunächst von vorn drainiert wurde (Abb. 63). Eine Thorakoplastik mit Resektion der Rippen 1–6 konnte die Resthöhle beseitigen und zugleich die Bronchusinsuffizienz zum Verschluß bringen (Abb. 64).

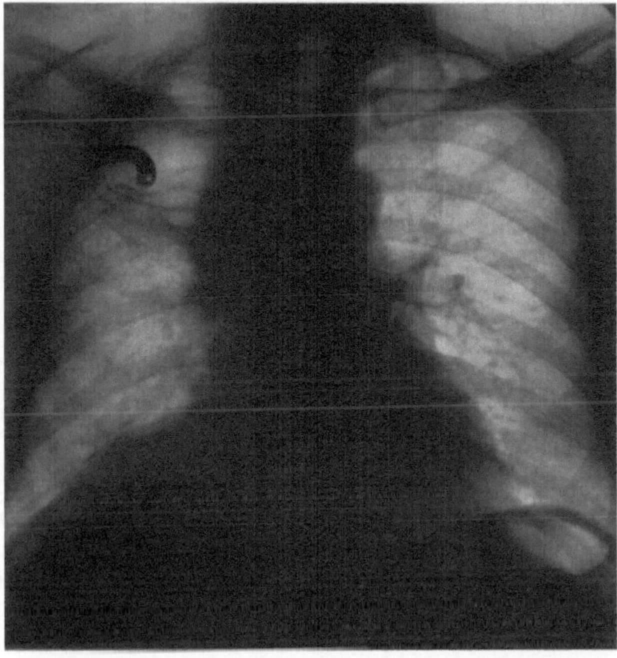

Abb. 63. (258/60) Resthöhle drei Wochen nach OL-Resektion rechts mit Stumpfinsuffizienz, Drainage

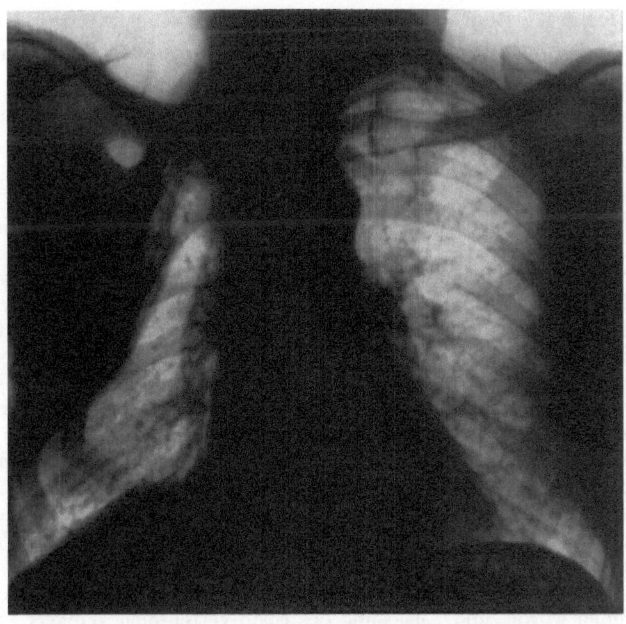

Abb. 64. (258/60) Achtzehn Monate nach Thorakoplastik 1—6 mit Versenkung der Skapula Verschluß der Resthöhle. Innere Fistel unmittelbar postoperativ geschlossen

Verhalten der ventilatorischen Lungenfunktion:

	vor der Resektionsbehandlung	3 Jahre postoperativ
VK:	3,6 l (−7%)	2,9 l
AGW:	98,0 l (+14%)	67,4 l
Atemstoßtest:	81% der Ist-VK	69% der Ist-VK
Residualvolumen:	43% der Ist-TK	52% der Ist-TK

Die Tuberkelbakterien, die im Resektionspräparat gewonnen wurden, waren resistent gegen INH und Streptomycin und zeigten eine ausreichende Empfindlichkeit gegenüber PAS, Conteben und Viocin.

Berufliches Ergebnis:

Der Patient ist trotz der eingeschränkten Lungenfunktion in der Lage, in seinem erlernten Beruf als Feinmechaniker tätig zu sein. Die Rekonvaleszenz postoperativ war allerdings auch aus psychischen Gründen verzögert. Die Erwerbstätigkeit wurde erst zwei Jahre postoperativ aufgenommen.

Eine weitere wichtige Indikation hat sich noch im Zusammenhang mit der Resektionsbehandlung für die Thorakoplastik ergeben: Die Rekavernisierung nach ausgedehnten Teilresektionen bei in der Lunge verbliebenen Herden. Diese Indikation ist glücklicherweise bei exakter Anzeigestellung und Durchführung der Lungenteilresektionen recht selten. Auch wird man zunächst bei Rekavernisierungen nach Resektionen immer prüfen, ob nicht eine Nachresektion angezeigt ist. Die Anzeige für die Thorakoplastik ohne Nachresektion ist dann gegeben, wenn außer dem rekavernisierten Befund noch der begründete Verdacht einer extrapulmonalen infizierten Resthöhle mit Bronchialanschluß besteht und zu vermuten ist, daß nach Eröffnung des Thorax die Empyemhöhle nicht von der Brustwand ganz entfernt werden kann. Die Thorakoplastik ist auch dann einer Nachresektion vorzuziehen, wenn auf Grund des Hilusbefundes mit massiven Schwarten und schwielig-drüsigen Veränderungen gerechnet werden muß und z. B. bei einer massiven Läsion der Arteria pulmonalis eine Pneumonektomie u. U. unvermeidbar würde.

475/64 Alter bei der Thorakoplastik: 41 J. – ♀

Die Tuberkulose wurde bereits 15 Jahre praeop. festgestellt und mit Pneumothorax rechts mit Thorakokaustik behandelt. Der in Remissionen verlaufende Befund hat sich nach 10 Jahren aktiviert und machte eine Pneumothoraxanlage links notwendig. Intensive INH-, PAS- und Streptomycinbehandlung konnte eine später auf der rechten Seite aktivierte Tuberkulose nicht abfangen. Danach Segmentresektion 1–3 und 6 rechts. Nach zunächst gutem postoperativem Verlauf zeigte sich 3 Jahre später eine Stumpfinsuffizienz und Aktivierung von Restherden im rechten Unterlappen. Erneute intensive Chemotherapie mit Streptomycin, Cycloserin und Mackreacid hatte keinen Erfolg. Die stationäre Aufnahme erfolgte mit einer extrapulmonalen Resthöhle, Bronchialanschluß und einer intrapulmonalen Rekavernisierung (Abb. 65 u. 66). Die Tuberkelbakterien waren resistent gegen INH, Streptomycin, PAS und nur noch gegen Conteben sensibel. Eine Pneumonektomie kam wegen der Sensibilitätsverhältnisse, des zu erwartenden Empyems der Pneumonektomiehöhle – da ja eine extrapulmonale infizierte Resthöhle vorhanden war – und der Verschwartung im Hilusbereich nicht in Frage. Eine spezifische Infektion der Resthöhle wäre auch bei sorgfältiger Entfernung der parietalen Schwarte nicht zu vermeiden gewesen. Unter ausgedehnter Apikolyse, die bei Belassung der 1. Rippe scharf vorgenommen wurde, und Auslösung des costo-vertebralen Winkels wurde eine Thorakoplastik 2–7 rechts durchgeführt (Abb. 67 u. 68). Die Skapula wurde eingelegt. Es kam postoperativ zu einer Schließung der kleinen Empyemresthöhle und auch des intrapulmonalen Befundes. Eine Sputumkonversion trat vier Wochen postoperativ ein.

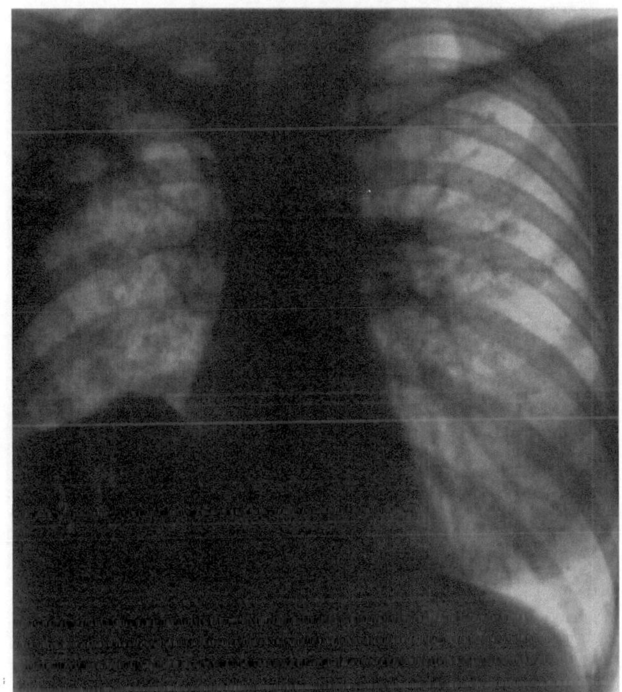

Abb. 65. (475/64) Partielles spezifisches Pleuraempyem rechts mit Bronchialanschluß und Aktivierung älterer Streuherde und frischer Kavernisierung acht Jahre nach OL-Resektion rechts. Ausgedehnte Streuungen in der Restlunge

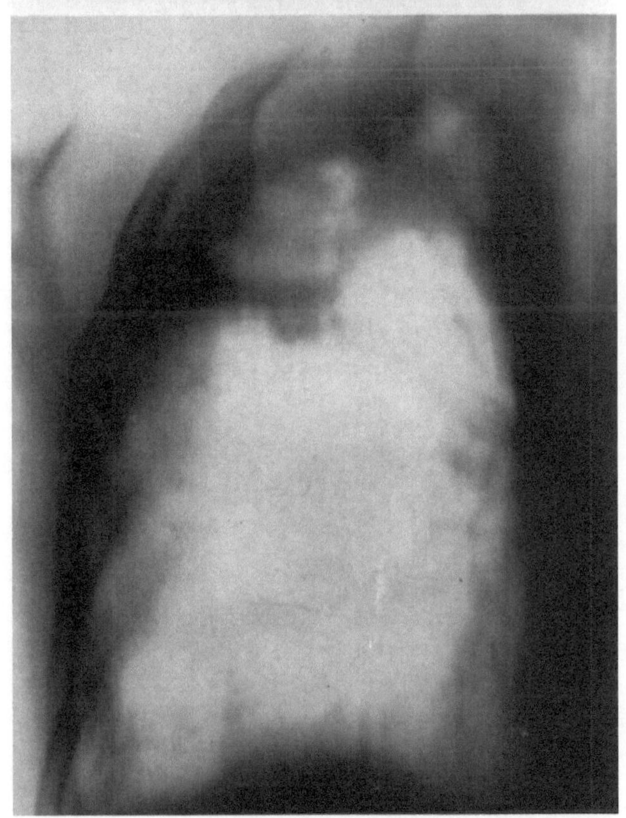

Abb. 66. (475/64) Die Schichtaufn. läßt die extrapulmonale Resthöhle mit kleinem Flüssigkeitsspiegel und die darunter gelegene frische pulmonale Kaverne erkennen

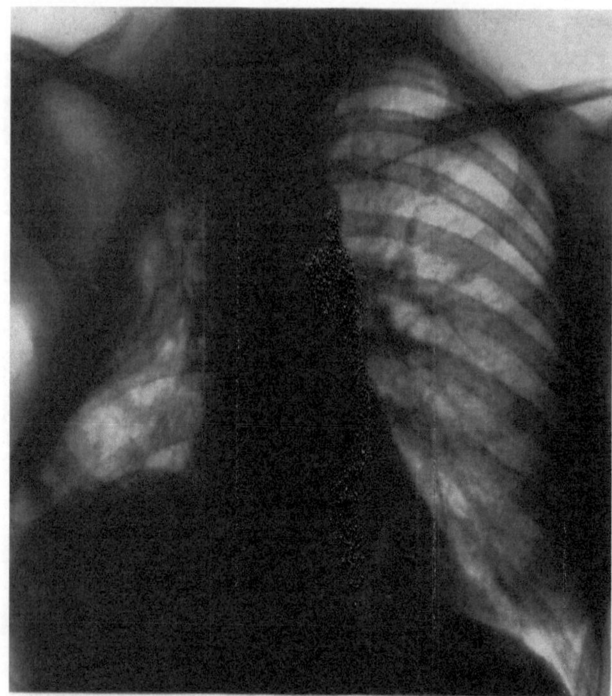

Abb. 67. (475/64) Thorakoplastik 2.—7. Rippe mit Apikolyse, Schulterblattversenkung und Mobilisierung des hinteren Winkels

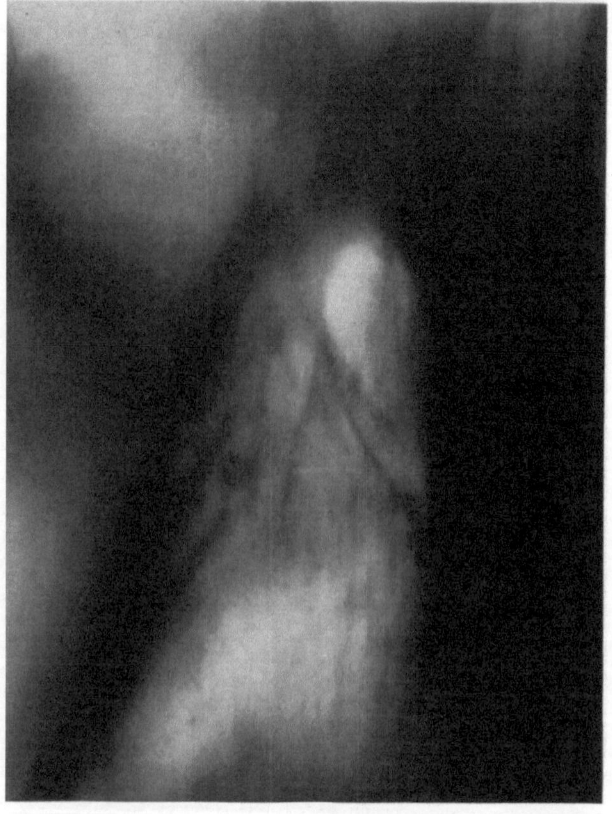

Abb. 68. (475/64) Resthöhle geschlossen. Intrapulmonale Kaverne nicht mehr nachweisbar

Verhalten der ventilatorischen Lungenfunktion:

	präoperativ	3 Mon. nach der Thorakoplastik
VK:	2,4 l (−17%)	1,9 l
AGW:	64,1 l (+1%)	55,6 l
Atemstoßtest:	75% der Ist-VK	74% der Ist-VK
Residualvolumen:	48% der Ist-TK	32% der Ist-TK

Berufliches Ergebnis:

Die Patientin war nach der Entlassung in der Lage, ihren Haushalt selbst zu versorgen und später eine leichte bis mittelschwere Arbeit aufzunehmen.

Für die Kontraindikationen gelten bezüglich der Bronchien die gleichen Regeln wie bei der übrigen Kollapstherapie. Zu ,,Plastikversagern" kommt es dann, wenn eine Bronchustuberkulose vorliegt, vor allem in den zentralen Abschnitten. Auch bei Auswurf auf Grund spezifischer oder unspezifischer Bronchitis von über 30 ml (ANDRES; WITTE) sind Komplikationen – mischinfizierte Bronchiektasien – zu erwarten.

Kontraindiziert ist die Thorakoplastik auch bei Kindern und Jugendlichen, da die nachfolgende Skoliose erheblich ausgedehnter als bei Erwachsenen wird (KERENYI u. SZÖTZ). Beim Erwachsenen lassen sich eine Skoliose und damit auch Funktionsschäden, die sich auch auf Herz und Kreislauf auswirken können, durch intensive postoperative Gymnastik, die sich auch praeoperativ schon beginnen läßt, weitgehend verhüten (BRUCE).

c) Ergebnisse

Die Dauerergebnisse nach Thorakoplastik waren beim Vergleich mit den Dauerergebnissen der reversiblen Kollapstherapie (u. a. EHRLE u. HOFMANN) und auch der Resektionsbehandlung schlechter. Setzt man jedoch die Ausgangsbefunde der jeweiligen Operationsverfahren in Beziehung zum Dauererfolg, so schneidet die richtig indizierte Thorakoplastik nicht so schlecht ab, wenn man bedenkt, daß Kranke, bei denen eine Thorakoplastik ausgeführt werden muß, ausnahmslos schwerste Befunde aufweisen, Befunde, bei denen sich eben keine anderen kollapstherapeutischen oder Resektionsmethoden eignen.

Die Dauererfolge waren zwangsläufig vor der Einführung der Chemotherapie wesentlich ungünstiger als in den letzten Jahren. So hat FREY 73 Thorakoplastiken aus der Ära vor der Chemotherapie verfolgt:

Nach 1–2 Jahren waren	inaktiv	= 53%
	TB-positiv	= 28%
	verstorben	= 6%
	der Beobachtung entzogen	= 13%
Nach 5 Jahren waren	inaktiv	= 19%
	TB-positiv	= 49%
	verstorben	= 10%
	der Beobachtung entzogen	= 22%
Nach 10 Jahren waren	inaktiv	= 10%
	TB-positiv	= 57%
	verstorben	= 10%
	der Beobachtung entzogen	= 22%

Ebenfalls aus der Zeit vor der Chemotherapie stammt eine vergleichende Zusammenstellung von Breuers, der die Überlebensrate von je 100 Fällen von Tuberkulosekranken ohne jede aktive Behandlung, 100 Kranken mit Pneumothorax und 100 Kranken mit Thorakoplastik gegenüberstellte. Nach drei Jahren lebten von der Gruppe, die ohne aktive Maßnahmen behandelt worden ist, noch 43, von der mit Pneumothorax noch 67, von der mit Thorakoplastik noch 84. Nach fünf Jahren waren von der Gruppe ohne aktive Maßnahmen noch 33, von der Gruppe mit Pneumothorax noch 50 und von der Gruppe mit Thorakoplastik noch 76 am Leben. Bei dieser Fragestellung hatte die Thorakoplastik die günstigsten Ergebnisse.

Günstiger als die Ergebnisse von Frey sind die von Berg aus der gleichen Zeit veröffentlichten Zahlen: Von 122 Fällen, die er 1–30 Jahre (im Mittel 7,2 Jahre) beobachtet hat, waren 13 verstorben und bei 81 = 68,3% war ein „guter Erfolg" zu sehen.

Diese Zahlen entsprechen in etwa denen von Adelberger und Serdarusitz, der nach der Pneumolysen-Prothesen-Plastik von 70 Fällen 44 Dauererfolge aufzuweisen hatte.

Bezüglich der *Arbeitsfähigkeit* werden nach Danzer auf Grund einer Mitteilung von 1961 von 80 nur 20 wiederhergestellt. Gerade bei dieser Fragestellung spielt natürlich die Indikation eine besondere Rolle, und zwar nicht nur allein in befundmäßiger Hinsicht, sondern auch bezüglich des gesteckten Zieles. Hierbei ist die Frage zu stellen, ob man von vornherein nur eine „Entseuchung", d. h., eine Beseitigung der Kaverne, oder ob man an eine „Sanierung" mit Wiederherstellung der Erwerbsfähigkeit gedacht hatte.

d) Verhalten der Lungenfunktion unter Thorakoplastik

Die Ergebnisse nach Thorakoplastik werden durch das Verhalten der Lungenfunktion nach der veränderten Dynamik wesentlich beeinflußt. In funktioneller Hinsicht besteht bei der Plastik das Problem der Kompensation eines irreversiblen Defektes.

Nach einer Thorakoplastik wird die Atmung der erkrankten Seite nur durch die Bewegung des Zwerchfells und der unteren Rippen vollzogen (u. a. Bolt u. Knipping; Nägeli). Die Abnahme der Vitalkapazität und des Atemgrenzwertes, die nach den Beobachtungen von R. Schmidt an 454 Fällen (236 Resektionen von C 1–7 und 218 von C 1–5 mit Schulterblattversenkung) 14,3 bzw. 18,8% für die Vitalkapazität und 13,7 bzw. 16,8% für den Atemgrenzwert beträgt, geht vorwiegend auf Kosten der Komplementärluft (Heine u. Hell). Der größere Verlust bei den von R. Schmidt veröffentlichten Zahlen ist bei der Versenkung der Skapula beobachtet worden. Dies konnten auch Heine und Hell bestätigen.

Eine verhältnismäßig größere funktionelle Einbuße liegt nach den Beobachtungen von Werber bei der Apikolysenplastik im Gegensatz zur Plastik ohne Apikolyse vor. Die ventilatorischen Störungen nach der Thorakoplastik wurden von Zeilhofer und Sroka eingehend untersucht. Je nach Umfang der Thorakoplastik besteht ein mehr oder weniger ausgeprägter Schweregrad der restriktiven Form der ventilatorischen Insuffizienz. Fälle mit einer derartigen Störung haben solange eine relativ günstige Prognose wie nicht noch obstruktive Komponenten hinzukommen. Dies ist nach den Ergebnissen von Zeilhofer und Sroka in 39% der 77 Untersuchten der Fall.

Die Ergebnisse, wonach eine festgestellte ventilatorische Einbuße nach Thorakoplastik nicht unbedingt auch zu einer effektiven „Funktionsminderung“ führen muß, entspricht auch der Auffassung von Hertz. Hiernach sind bei der Thorakoplastik, auch bei eingeschränkter Ventilation, Drosselungsvorgänge der Durchblutung durch den Kollapsmechanismus vorhanden, so daß kein vaskulärer Shunt zu entstehen braucht.

Hoppe hat an 250 Operierten festgestellt, daß sich nach der Thorakoplastik nach Schwere und Häufigkeit die meisten postoperativen Deformitäten im Elektrokardiogramm zeigen, und zwar handelt es sich hierbei meist um eine „Rechtsverschiebung“. Im Gegensatz hierzu stehen die Beobachtungen bei den „funktionsschonenderen Eingriffen“ wie Plombierungen, Resektionen und auch „Kleinplastiken“, die meist zu einer „linkstypischen“ Veränderung führen sollen.

e) Akute Komplikationen

Besonders in den ersten Tagen und Wochen, bevor es zur Ausbildung von Regeneraten und einer Versteifung der Brustwand gekommen ist, können die unmittelbaren Folgen der Brustwandentknochung bedrohliche Formen annehmen. Es kommt zum Flattern der Brustwand und des Mediastinums, zur für die Atemökonomie so verhängnisvollen „Pendelluft“ und zu einer Störung der Hustenmechanik. Diesen akut bedrohlichen Zuständen kann man erfolgreich begegnen, indem man von vornherein Heftpflasterzügel und – u. U. außerdem – kleine feste Roßhaarkissen auf die entknochte Brustwand anbringt und bis zur gesunden Seite hinüberzieht. Hierdurch wird ein „Flattern“ unmöglich gemacht.

11. Plombierungen

Plombierungen im Thoraxbereich als Kollapstherapie kennt man seit 1913. Tuffier, der damals bereits eine operative Lösung der Lunge von den Rippen mit dem Ziel einer Kollapstherapie vornahm, hat sie eingeführt, um einen Dauerkollaps zu erreichen. Er nahm zunächst Fett als Plombenmaterial, das er in die Höhle zwischen Rippen und der losgelösten Lunge placierte. Dieses Fett hat sich jedoch resorbiert und die Lunge dehnte sich wieder aus. Erst Baer kam im gleichen Jahr auf den Gedanken, ein nicht resorbierbares Material als Plombenmasse zu nehmen und verwendete ein Paraffingemisch mit besserem Erfolg.

Die Plombierungen wurden mit dem Ziel durchgeführt, einen möglichst intensiven und gezielten Dauerkollaps zu erreichen unter bestmöglicher Schonung des knöchernen Thorax.

Die Plomben sind von jeher mit einer großen Komplikationsrate behaftet gewesen und sie haben nach Einführung der Chemotherapie und der Resektionsbehandlung in der Tuberkulosetherapie langsam ihre Bedeutung verloren.

a) Indikationen

Ein ganz beschränktes Indikationsgebiet räumt ihnen heutzutage Effenberger noch ein. Und zwar besonders wegen der durch eine gezielte Plombierung praktisch nicht beeinflußten Funktion bei: 1. Doppelseitigen Tuberkulosen mit stärker geminderter Funktion, die anderen operativen Eingriffen nicht mehr zugänglich sind. 2. Kranken mit hohem Lebensalter und geringer Lebenserwartung. Die gleichen Indikationen sehen auch noch BRUNNER und HEIN für gegeben an.

b) Plombenmaterial

Bei der Plombierung als Kollapstherapie wird die Lunge mit der Fascien-, Muskel- und Periostschicht der Rippeninnenseiten über der erkrankten Stelle abgelöst (KREMER-Schicht; TROUT-HERTEL-Schicht) und die Plombenmasse durch

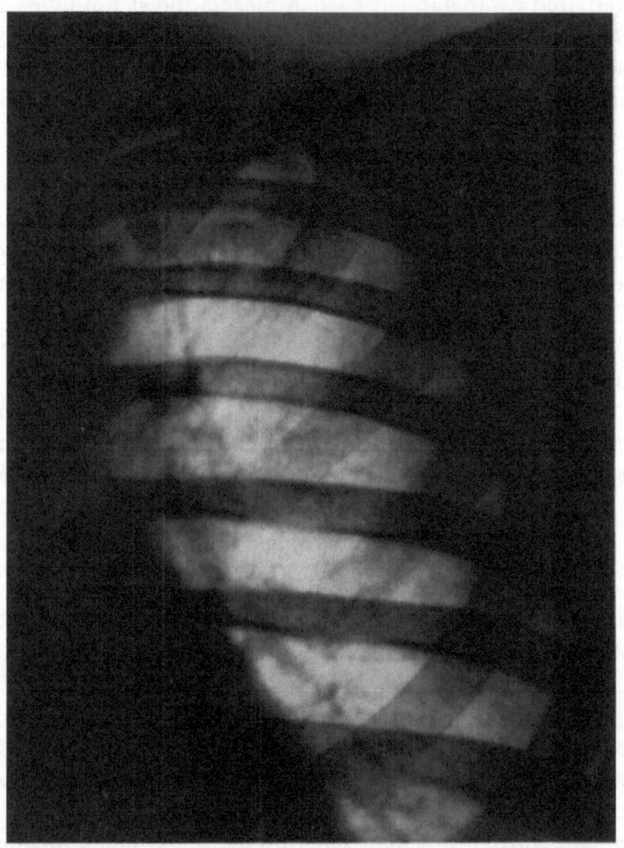

Abb. 69. (163/49) Die Teilaufnahme des linken Oberfeldes läßt in Höhe der 1. Rippe und des 1. ICR 3 × 4 cm große Kaverne mit Flüssigkeitsspiegel erkennen

eine Rippenlücke in das Plombenbett eingeführt. Die Frage des Plombenmaterials hat viele Autoren beschäftigt und hat mit der Entdeckung der Kunststoffe weitere Probleme mit sich gebracht.

Bekannt geworden sind – in alphabetischer Reihenfolge – die nachfolgenden Materialien als Plombenmasse: Paraffin, Perlon (Polyamide), Plexiglas (Acrylharz, Lucite), Polystan (Polyaethylen) und Silikon-Kautschuk.

Paraffin als Gemisch von gesättigten vollhydrierten, kettenförmigen Kohlenwasserstoffverbindungen (SCHAUTZ) kann vom Organismus nicht abgebaut oder resorbiert werden. Es besteht daher ein dauernder Fremdkörperreiz, der sich jedoch bei der soliden Paraffinplombe in Form einer derben bindegewebigen Kapsel ausdrückt und schließlich zu einem jahrelangen „Burgfrieden" führen kann. Die histologischen Untersuchungen von SCHULTZE-BRÜGGEMANN haben dies bestätigt. Anders bei kleinen Absplitterungen oder gar beim flüssigen Paraffin, das in Gewebsspalten eingedrungen, heftige granulomartige Fremdkörperreaktionen auslösen kann (s. auch „extrapleuraler Oleothorax"). Eine kanzerogene Wirkung des Paraffins wird bei der letztgenannten Reaktionsweise von BERG und BUKFORD bei längerer Verweildauer angenommen.

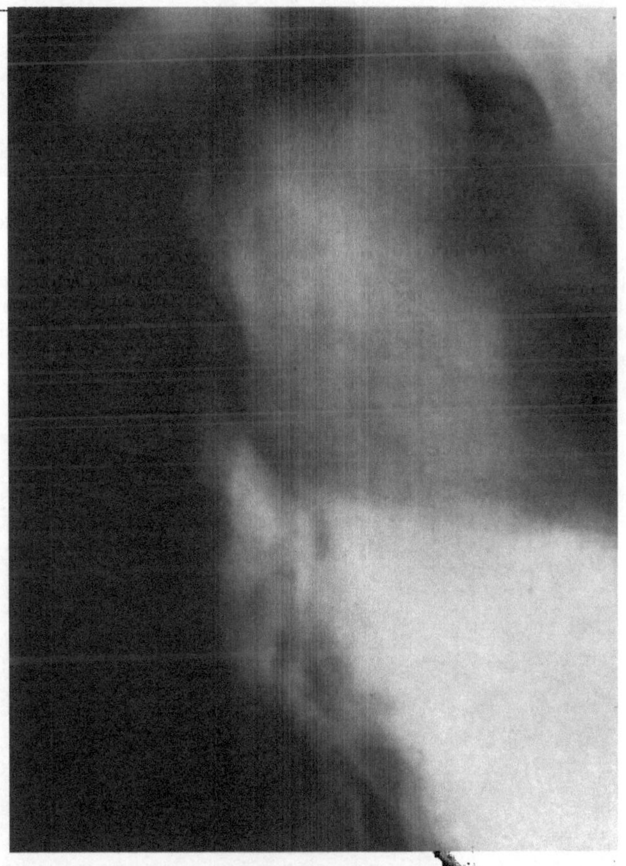

Abb. 70. (163/49) Mannsfaustgroße feste Paraffinplombe, acht Wochen nach Einlage. Keine Restkaverne

Das feste Paraffin als Plombenmasse zur Kollapstherapie wurde im wesentlichen auf zwei unterschiedliche Arten angewendet: Der selbständigen Methode unter Belassung der Rippen (KREMERsche Plombe) und im Zusammenhang mit einer Thorakoplastik, wo zum besseren Kollapseffekt nach Resektion der oberen drei oder vier vorderen Rippenanteile von vorn eine gut männerfaustgroße Plombe eingelegt wurde. Hierzu je ein Beispiel:

163/49 50 J. – ♀

Die Tuberkulose wurde ein Jahr vor der Operation festgestellt. Pneumothoraxversuch links mißlang. Stationäre Behandlung mit Streptomycin und Conteben ohne Änderung des linksseitigen kavernisierten Oberlappenbefundes (Abb. 69). Anlage einer Paraffinplombe über

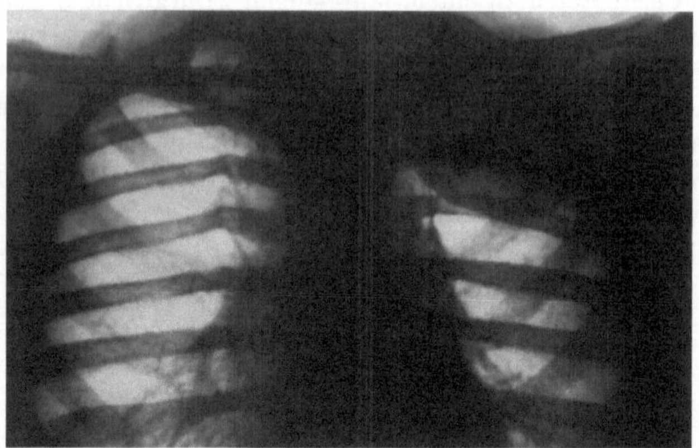

Abb. 71. (163/49) Befund nach sechs Monaten, OL-Plombe reizlos eingeheilt. Keine Restkaverne

der Kaverne. Bereits acht Wochen postoperativ tomographisch keine sichere Restkaverne mehr nachweisbar (Abb. 70). Der gleiche Fall ein Jahr später zeigt eine reizlos eingeheilte Oberlappenplombe bei stabilem Befund rechts (Abb. 71). Sputumkonversion trat bereits vier Wochen nach der Operation ein. VK präoperativ: 2,3 l – postoperativ: 2,3 l. (Patientin hatte eine Körpergröße von 152 cm.)

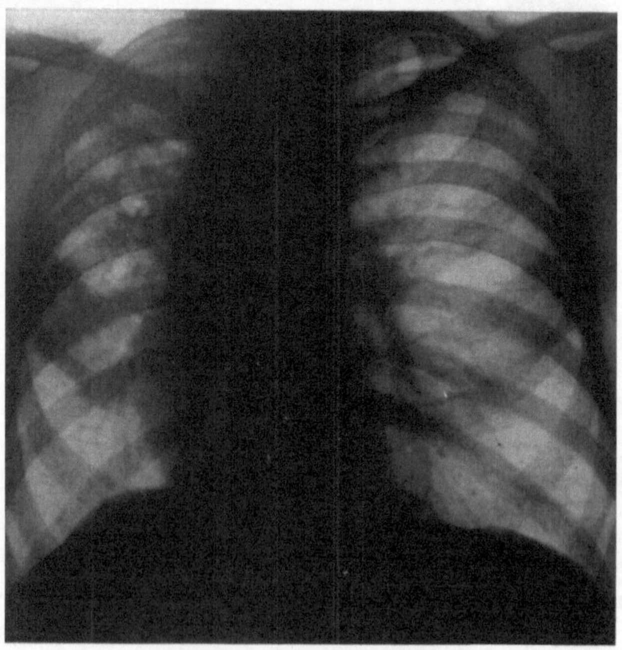

Abb. 72. (5194/53) Kavernensystem im rechten OL mit ausgedehnten Streuherden im ML und den apikalen UL-Segmenten

5194/53 49 J. – ♂

Bei einem damals 49 Jahre alten Mann bestand seit drei Jahren eine massive Tuberkulose im rechten Oberlappen mit 3×4 cm großer Tertiärkaverne und Streuungen auch im Unterlappen und im linken Oberfeld. Eine bei Entdeckung durchgeführte temporäre Phrenikusparese rechts hatte keinen Effekt (Abb. 72). Die Chemotherapie war nahezu erschöpft. Gegenüber Streptomycin hatten sich bereits nach 30 g resistente Keime entwickelt. INH und Conteben waren noch in mäßigem Umfange wirksam. Eine Pneumonektomie, die an sich von seiten des Befundes angezeigt gewesen wäre, wurde wegen des Risikos einer inneren Fistel bei ungenügend wirksamer Chemotherapie nicht durchgeführt. So wurden zunächst von vorn her die

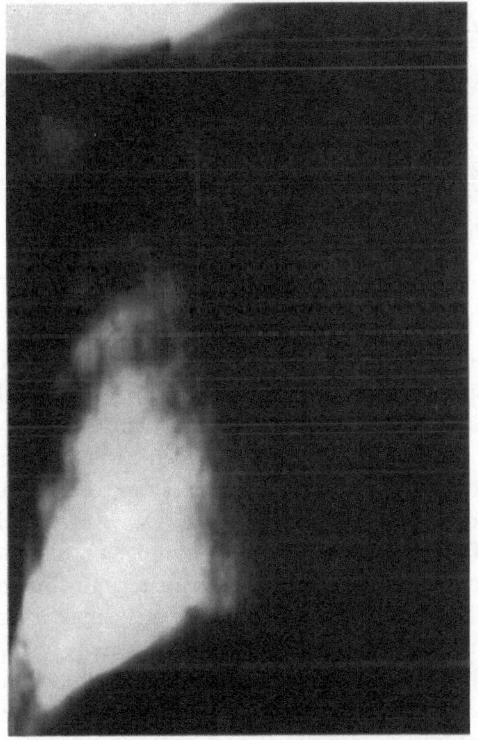

Abb. 73. (5194/53) Feste Paraffinplombe von vorn eingelegt, nach Resektion der Rippen 1—4

Rippen 1–4 entfernt und eine gut mannsfaustgroße feste Paraffinplombe von vorn unter den M. pectoralis auf den entknochten Thorax aufgelegt und belassen (Abb. 73). Nach gut drei Monaten wurden von hinten die Rippen 1–7 entfernt und nach weiteren acht Wochen die Rippen 8–10, ebenfalls von dorsal. Die Abb. 74 zeigt den Zustand vor der Entlassung des Patienten. Man sieht die Paraffinplombe in situ, die rechte Lunge ist vollständig atelektatisch und wird nicht mehr belüftet. Die Lungenfunktion zeigte nach der ersten Sitzung eine Reduzierung der Vitalkapazität von 2600 auf 2000. Nach Abschluß der Plastik mit Resektion der Rippen 1–10 dorsal betrug die VK noch 1500. Das von der Operation erhoffte Ziel, die Entseuchung, ist durch diesen Eingriff erreicht worden; obgleich keine blutgasanalytischen Untersuchungen durchgeführt werden konnten, haben wir klinisch nicht den Eindruck eines vaskulären Shuntes gewonnen.

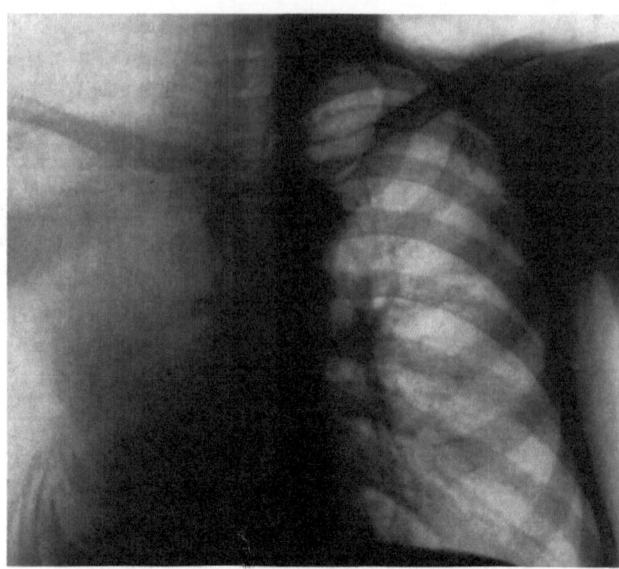

Abb. 74. (5194/53) Drei Monate nach Einlage der Plombe, Resektion der hinteren Rippenanteile 1—7, Totalkollaps der rechten Lunge

Die Plombierungen an sich sind mit einem hohen Risiko an Komplikationen, vor allem der inneren Fistel, mit Plombenbettempyem und Durchbruch in den Bronchialbaum belastet. Die Perforationsrate wird mit 11–17,4% angegeben (EFFENBERGER). Die Gründe für diese Perforation werden vor allem mechanisch in Gefäßveränderungen im Sinne einer Einengung der Gefäßlumina mit nachfolgender Ischämie und sekundärer Nekrose gesehen. Das Ausmaß der sekundären Nekrose ist von der Gefäßwandveränderung abhängig, nicht jedoch vom Plombenmaterial (EFFENBERGER). Wir haben den Eindruck gewinnen können, als wenn die Plomben, die nicht von dorsal-apikal im Sinne einer KREMERschen Plombe, sondern mehr von vorn oder lateral eingegeben werden, weniger zur Perforation neigen. Dies wird auch von EFFENBERGER bestätigt. Wahrscheinlich ist dies darauf zurückzuführen, daß bei einer dorsal-apikal placierten Plombe der *Druck* auf den erkrankten Lungenteil und damit die Voraussetzung für eine Nekrose größer ist. Die von ventral eingelegten Plomben im Zusammenhang mit der Thorakoplastik drücken nicht direkt „von oben" auf die Lunge und die entknochte Brustwand.

Die *Perlonplombe* ist auf der Suche nach einem leichteren Material als das Paraffin gefunden worden (ANSTETT). Sie hat sich jedoch am wenigsten bewährt. Nach den Untersuchungen von SCHULTZE-BRÜGGEMANN ist Perlon angreifbar, und zwar dort, wo es mit den Körpergeweben in unmittelbarem Kontakt steht. SCHULTZE-BRÜGGEMANN hat beim Perlon sehr intensive Gewebsreaktionen vorgefunden und fand ein Vordringen des Gewebes bis zwei Zentimeter in das Plombeninnere. Hier habe ein Abbau der Perlonfaser durch Fremdkörpergranulations. gewebe, zwar sehr langsam, aber immerhin stattgefunden. Im Inneren der Plombe haben sich keine Veränderungen gezeigt. Diese „Gewebsfreundlichkeit" der Perlonplombe hat sich besonders dann unangenehm bemerkbar gemacht, wenn man durch ein Empyem des Plombenbettes gezwungen war, diese zu entfernen. Eine Erfahrung, die BERGMANN u. PALAMIDES; GANGUIN; GROTH; KLUGE und ROTH ebenfalls beobachtet haben. Besonders mit der Polyamidplombe haben sich ANSTETT und BALDAMUS beschäftigt, die nach ihren Publikationen von 1954 zu günstigen Ergebnissen gekommen sind.

1875/52 Alter bei der Operation: 25 J. – ♂

Die Tuberkulose war bereits acht Jahre vor der Perlonplombierung bekannt. Es wurde zunächst ein linksseitiger Pneumothorax durchgeführt, der nicht durch Kaustik komplettiert werden konnte. Eine Phrenikusparese links schloß sich an, während der sich der Befund rückbildete. Danach trat der rechtsseitige Befund erstmals in Erscheinung mit einer Kaverne von 4×4 cm. Nachdem das linke Zwerchfell wieder beweglich war, wurde auch rechts eine Phrenikusquetschung durchgeführt und ein Pneumoperitoneum angelegt. Haemoptoe, die sich auch unter der Pneumoperitoneumbehandlung nicht beeinflussen ließ. Kurzfristige

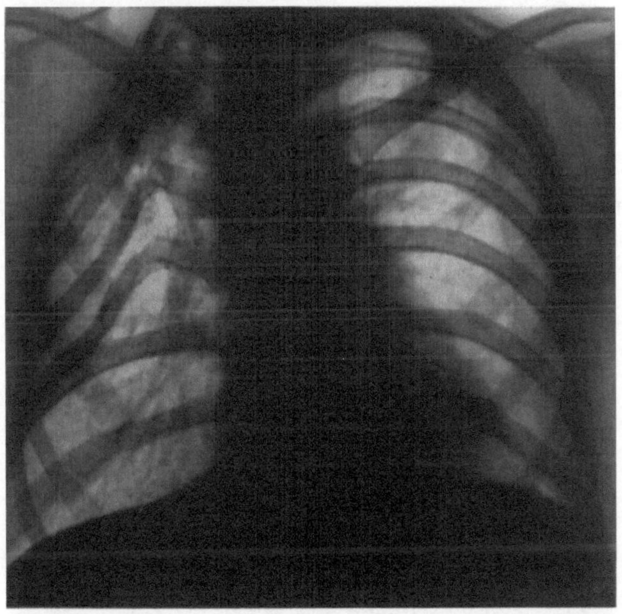

Abb. 75. (1875/52) Restkaverne im rechten OL nach Thorakoplastik 1.—7. Rippe mit ungenügendem Kollapseffekt

Wiederauflassung. Dann, noch vor der Ära der Chemotherapie, Thorakoplastik I–VII, jedoch mit ungenügendem Kollapseffekt. Intensive Chemotherapie mit Conteben, später auch INH und Streptomycin konnten eine Restkaverne der Spitze nicht beeinflussen (Abb. 75). Daher extrafasciale Pneumolyse mit Einlegen einer Perlonplombe (Abb. 76). Nach sechs Wochen kam es zu einem mischinfizierten Empyem, welches eine Entfernung der Plombe notwendig machte. Die Entfernung war durch das Einwuchern von Bindegewebe in die Plombe besonders kompliziert. Nach einer ausgedehnten Spülbehandlung konnte schließlich die Höhle als extrafasciale Pneumolyse aufrecht erhalten werden. Symptome einer inneren Fistel bestanden nicht. 5½ Jahre nach Einlage der Perlonplombe (Abb. 77) besteht ein stabilisierter Lungenbefund ohne Restkaverne. Eine seinerzeit dem Patienten vorgeschlagene Resektionsbehandlung wurde von diesem abgelehnt.

Die präoperativ ermittelte VK betrug 2300 ml, postoperativ 1500 ml.

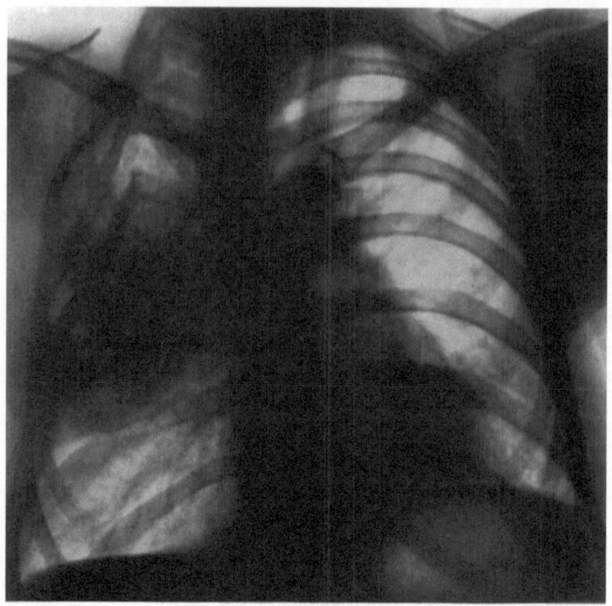

Abb. 76. (1875/52) Extrafasciale Apikolyse und Einlage einer Perlonplombe, Aufnahme unmittelbar postoperativ

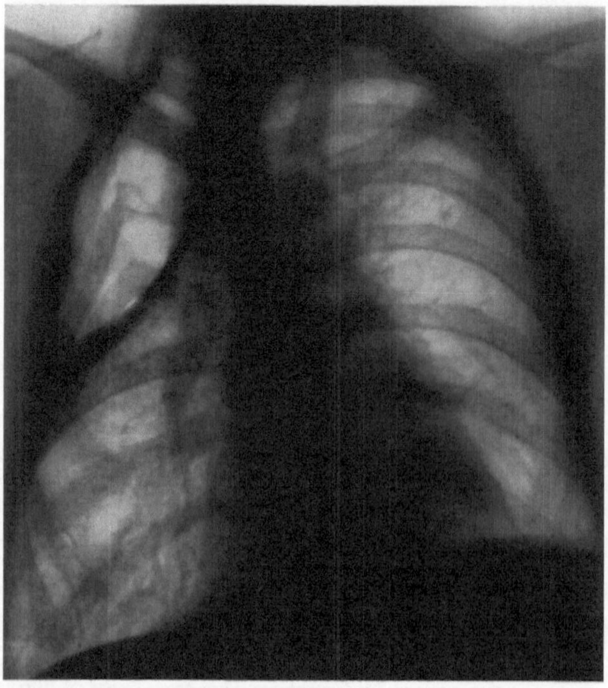

Abb. 77. (1875/52) 5 1/2 Jahre nach Entfernung der Perlonplombe reizlose, mit Luft nachgefüllte extrafasciale Höhle. Keine Restkaverne

Plexiglas. 1951 hat FREERKSEN kleine Bällchen aus Plexiglas als Plombenmaterial angegeben. Diese haben sich jedoch auch nicht durchsetzen können, da es sich hierbei um starre Plomben handelte, die zwar sehr bindegewebsfreundlich waren, ohne eine zu innige Verwachsung mit ihnen einzugehen. Außerdem bestand die Gefahr, daß sich diese kleinen Plombenanteile aus dem Verband herauslösten und ins Mediastinum oder zum Hiatus zu abwanderten.

KLEIN hat 1956 über 20 Fälle berichtet, bei denen er in die extrafasciale Pneumolysenschicht Lucite-Bällchen, ein dem Plexiglas chemisch verwandter Stoff, appliziert hat.

Polystan. Besser bewährt hat sich die Polystanplombe, die als sog. „Schwammplombe" eine flexible Konsistenz hat, sehr gewebsfreundlich ist und auch recht gut vertragen wird, wie noch weiter unten bei dem Kapitel der Plombierungen nach Pneumonektomie zu berichten sein wird. Mit der Polystanplombe als Kollapstherapie hat sich WAGNER beschäftigt, der die Indikation wie bei einer Pneumolyse, jedoch mit Dauerkollaps gesehen hat. Sie ist jedoch als Kollapstherapie, wie alle anderen Plomben auch, heute wohl nur noch von theoretischer Bedeutung, hat jedoch als hohlraumfüllende Plombe nach Pneumonektomien durchaus ihren Wert.

SCHULTZE-BRÜGGEMANN hat das Verhalten des Gewebes nach Polystaneinlage untersucht und fand bei seinen histologisch ermittelten Ergebnissen keine Auflösung und keine Resorption nach einer dreijährigen Einlagerung. Die Kapsel um die Polystanplombe herum war wesentlich dünner als bei einer massiven Paraffinplombe. Einwucherungen in die Plombe, wie z. B. beim Perlon durch bindegewebige Fasern, wurden nicht beobachtet.

STUCKE und VIERECK haben über Frühergebnisse von einigen Fällen mit Polyaethylenplomben 1953 berichtet.

Silikon-Kautschuk. Die Silikon-Kautschuk-Plombe hat SCHULTZE-BRÜGGEMANN angegeben und hat sie durch Implantierung in die Rückenmuskulatur zu Versuchszwecken nach vier Wochen wieder entfernt und hierbei eine unspezifische Fremdkörperreaktion mit Einwachsen in die Plombe festgestellt. Er fand keine Hinweise auf den Abbau von Plombenmaterial, auch keine Hinweise für chemisch-kanzerogenes Agens im Silikon-Kautschuk. Da diese Plombe kompressionsfähig sei, würde z. B beim Aufschrumpfen der Höhle ein starrer Druck mit Schwielen, wie sie bei glattwandigen, festen Hohlkörpern von SCHULTZE-BRÜGGEMANN beobachtet worden sind, nicht zu erwarten sein. Therapeutische Spätergebnisse sind nicht bekannt geworden.

c) *Komplikationen*

Die Hauptkomplikationen bei den Plombierungen bestehen im Empyem und der inneren Fistel. Hinzu kommt – bei dem Versuch, diese Komplikationen therapeutisch anzugehen – die bei einigem Plombenmaterial beobachtete innige Verbindung mit dem Bindegewebe. Die Wahrscheinlichkeit zu Komplikationen ist bei den einzelnen Plombenmaterialien verschieden groß. Die Ursachen wurden bereits bei der Besprechung der einzelnen Plombenmaterialien abgehandelt.

Alles in allem kann gesagt werden, daß die Plombierungen sich nicht in dem erhofften Umfange bewährt haben. Nach TAKEDA würden nur 20% aller Plomben einheilen. Bei 80% wäre eine Reoperation entweder mit einer Plastik oder einer Resektion nach Plombenentfernung notwendig. Bei einem Empyem hält EULE den Versuch einer Spülbehandlung für „genügend aussichtsreich". Unsere Erfahrungen gehen dahin, daß man lieber bei einer angelegten Plombe mit dem Verdacht auf ein Empyem bald an die Ausräumung denken sollte, bevor der Patient durch eine langdauernde Eiterung toxisch so geschwächt ist, daß jeder weitere Eingriff eine Erhöhung des Risikos bedeuten würde.

Die Plomben hatten zweifellos eine gewisse Berechtigung, vor allem weil sie die Lungenfunktion kaum beeinträchtigen. Die Berechtigung wird darin gesehen, daß man noch vor Jahren das Ausmaß der Funktionsschädigungen nur ungenau bestimmen konnte und daher, wenn man überhaupt aktive Maßnahmen in Erwägung ziehen mußte, auf eine möglichst funktionsschonende Operationsmethode angewiesen war.

C. Resektionsbehandlung

1. Spezielle klinische Indikationen

Im Rahmen der oben besprochenen allgemeinen klinischen Indikation für die Resektionsbehandlung kommt es darauf an, diesen operativen Eingriff weit vorausschauend in den Heilplan einzusetzen und ihn nicht als letzten therapeutischen Versuch nach Versagen oder Mißlingen kollapstherapeutischer Methoden und völliger Ausschöpfung der Chemotherapie anzuwenden (HEGEMANN).

Bei gegebener Resektionsindikation von seiten des Lokalbefundes ist hierbei zu fordern, daß auch während der notwendigen postoperativen Behandlung mit Tuberkulostatika wenigstens eines der sog. großen Tuberkulostatika gegen die Erreger wirksam ist. Die Komplikationsquote wird erheblich größer, wenn man diesen Grundsatz nicht beachtet.

a) Indikationen bei Begleitkrankheiten

Aber auch bei sonst gegebenem lokalem Befund können Begleitkrankheiten die Indikation einschränken.

So hat VOIGT in seinem Operationskrankengut von 600 Resektionen 36 Fälle mit *Magenerkrankungen* registriert. 30 davon zeigten postoperative Komplikationen von seiten der Lunge und des Magens. Diese Beobachtung wurde besonders dann gemacht, wenn ein heftiger Operationsstress bestand, die Narkose einige Stunden dauerte, oder ein erhöhtes Lebensalter mit reduziertem Allgemeinzustand vorlag. Kontraindiziert ist jedenfalls eine Resektionsbehandlung bei Ulcuskranken mit akuten Symptomen. Der Diabetes bildet für eine Resektionsbehandlung solange keine Kontraindikation, als es gelingt, den Stoffwechsel praeoperativ ins Gleichgewicht zu bringen. Ein hoher Insulinbedarf bildet ebenfalls keine Gegenindikation. Diabetische Sekundärschäden, wie Angio- und Arteriopathia diabetica, beeinträchtigen die Operationsaussichten relativ selten (MARTON u. Mitarb.). Die Heilresultate hängen vor allem von der Schwere des Lungenprozesses ab. Wenn sich von seiten der Tuberkulose postoperativ Komplikationen einstellen, dann deswegen, weil die Tuberkulose wegen des Diabetes oft schwerer verläuft. PFAFFENBERG hat bei seinen Diabetikern nach Resektionsbehandlung (55 Fälle) immerhin an insgesamt 76% Bakterienfreiheit und in 67% Arbeitsfähigkeit erreicht. Die Mortalität von 3,6% und die Komplikationen mit 6% Empyemen und 17% intrapulmonalen Reaktivierungen erscheinen allerdings recht hoch.

Die *Silikose* bildet keine grundsätzliche Gegenindikation. Sie soll sich jedoch in einem mehr nodulären und nicht fortschreitenden Stadium befinden. Bei der Silikose II. und III. Grades werden doppelt so viele Komplikationen wie bei der Silikose I. Grades beobachtet (DOERFEL). Allerdings müssen bei der Silikose die Lungenfunktionswerte praeoperativ besonders sorgfältig beurteilt werden. Kontraindikationen bestehen bei obstruktiven Ventilationsstörungen, Rechtsherz und Belastungshypoxaemie in vermehrtem Umfange als bei nichtsilikosekranken Tuberkulösen (DOERFEL). Die Präparation am Hilus ist besonders kompliziert durch Schwielen, auch um die großen Gefäße. Hierdurch besteht eine besondere Blutungsgefahr intra und post operationem (DOERFEL; SCHAMAUN).

Keine Kontraindikation bildet das relativ seltene Vorkommen von Tracheopathia chondroplastica bei Tuberkulose für die Resektionsbehandlung. VIERECK hat über einen entsprechenden Fall berichtet.

Von klinischer Seite aus besteht bei Vorliegen einer *tuberkulösen Bronchusveränderung* im Absetzungsbereich eine absolute Kontraindikation, ebenfalls bei aktiv fortschreitender Tuberkulose der kontralateralen Seite.

b) Indikationen bei Kindern

Die Indikation zur Resektion bei Kindern und Jugendlichen hat sich im Laufe der letzten zehn Jahre ebenfalls gewandelt, wobei sich das Gewicht von der Kollapstherapie mehr zur Resektionsbehandlung verlagert hat. Wenn R. W. MÜLLER 1955 noch der Kollapstherapie bei kavernöser Tuberkulose eine größere Bedeutung beimaß, so sicher deswegen, weil die Erfahrungen und vor allem die Spätergebnisse nach Resektionsbehandlung bei Kindern zu der damaligen Zeit noch nicht zu groß gewesen sind.

Sehr gute Erfolge bei der Resektionsbehandlung bei Kindern und Jugendlichen werden aus Ungarn von KERENYI und SZÖTS berichtet. Die Autoren geben der Resektionsbehandlung in jedem Falle den Verzug vor der Kollapstherapie. Auch GIERHAKE und MARTENS sind auf Grund ihres eigenen Krankengutes überzeugt, daß bei richtiger Indikation bei Kindern die Operation „praktisch gefahrlos" sei. Operationsmortalität habe nicht bestanden (60 Fälle).

Als Indikationen werden die gleichen absoluten Indikationen wie bei Erwachsenen genannt: (Siehe Seite 14)

1. Zerstörte Lungen oder Lappen,
2. Tuberkulöse Prozesse der großen Bronchien,
3. Poststenotische Bronchiektasen,
4. Restkavernen nach Kollapstherapie,
5. Riesenkavernen.

Für die kindliche Tuberkulose kommt noch hinzu: Der käsig-kavernisierte Primärherd mit breitem Einbruch in den Bronchus, der auf chemotherapeutische Behandlung nicht zur Ruhe kommt (BRÜGGER; HARTL; WEINGÄRTNER u. KERRINNES). Der kindliche Organismus paßt sich gut und leicht den veränderten postoperativen Verhältnissen an. Auch ist die Operation von isolierten Bronchusstenosen eine Indikation für die Resektionsbehandlung der kindlichen Tuberkulose. Brügger hat über einen derartigen, sehr erfolgreich verlaufenen Fall berichtet. Sieben Jahre nach einer massiven Primärtuberkulose im Alter von acht Monaten wurde eine Bronchusplastik vorgenommen und der Unterlappen konnte an den Hauptbronchus angeschlossen werden, nachdem der erkrankte Ober- und Mittellappen entfernt wurde.

c) Bakteriologische Indikationen

Die Kombinationsbehandlung mit mehreren Tuberkulostatika hat zwar eine gewisse Verzögerung der Resistenzentwicklung zur Folge, kann sie aber nicht verhindern (Claus). Vor allem hinsichtlich des Streptomycins und des INH ist es opportun, präoperativ die Resistenzverhältnisse zu klären, besonders wenn schon eine länger dauernde Chemotherapie dem operativen Eingriff vorausgegangen ist. Bei Stumpfinsuffizienz nach Pneumonektomie wegen Tuberkulose hat Gierhake in acht von neun Fällen eine Streptomycin-Resistenz feststellen können. Günstiger sind die Ergebnisse von Snajdr u. Mitarb. Sie haben über 94 Fälle berichtet, wovon 32 resistent gegen INH, Streptomycin, PAS und noch andere Tuberkulostatika gewesen sind. Bei der Auswertung der Gesamtergebnisse fanden sie 91,5% der Operierten klinisch geheilt. Der postoperative Verlauf sei allerdings nur bei 46,7% komplikationslos gewesen. An Komplikationen haben sie beobachtet: drei Bronchusfisteln mit Empyem und eine Bronchiolusfistel mit Empyem und Progredienz von Restherden einen Monat postoperativ, die in Zusammenhang mit der mangelnden Resistenz gegenüber Tuberkulostatika gebracht werden konnten. Die übrigen Komplikationen, wie verzögerte Lungenentfaltung, beachtliche Exsudatmengen, Haematothorax, Dehiszenz der Operationswunde und kardiopulmonale Insuffizienz standen nicht in einem Zusammenhang mit der mangelnden Resistenz.

In diesem Zusammenhang darf nicht unerwähnt bleiben, daß Lemberger; Meissner u. Kracht an Resektionspräparaten bzw. an Leichenlungen verschieden resistente Populationen von Tuberkelbakterienstämmen gezüchtet haben. Es wird angenommen, daß die Durchblutung der einzelnen verschieden pathologisch veränderten Lungenabschnitte unterschiedlich ist und daher auch eine unterschiedlich starke Berührung der Bakterien mit den Tuberkulostatika bestünde.

2. Spezielle Funktionsindikationen

Abgesehen vom Lokalbefund der Lunge, etwaigen Begleitkrankheiten und dem Verhalten der Tuberkelbakterien gegenüber den Tuberkulostatika ist die Funktion von Atmung, Herz und Kreislauf für die Indikation einer Lungenresektion von entscheidender Bedeutung. Wenn man auch nicht sagen kann, die Operationsindikation wäre ausschließlich ein funktionelles Problem, so steht jedoch von allen Fragen, die präoperativ erörtert werden müssen, die Lungenfunktion an erster Stelle.

Abgesehen vom Parenchymverlust der Lunge beeinflussen alle Eingriffe am Thorax direkt den mechanischen Atemapparat, und zwar durch Störungen der

Funktion von Brustwand und Zwerchfell, Änderungen der Druckverhältnisse im Pleuraspalt, Verlegungen eines Teiles der Atemwege mit sekundären Atelektasen, Kompressionsatelektasen durch postoperative Ergüsse (RODEWALD u. HARMS). Die Lunge muß in der Lage sein, trotz dieser möglichen Störungen alle ihre Funktionen zu erfüllen. Man muß mit dem vorübergehenden völligen Ausfall der einen Lungenhälfte rechnen und muß den dauernden Ausfall kalkulieren, wenn eine Pneumonektomie zur Debatte steht oder zumindest mit der Möglichkeit gerechnet werden kann. Eine Notwendigkeit hierfür kann sich u. U. erst intra operationem ergeben.

Die präoperativen funktionellen Untersuchungen der Lungenleistung müssen sich daher mit der Frage beschäftigen, ob die kontralaterale Lunge für dauernd oder für kürzere Zeit – bis zur Erkennung und Beseitigung der o. g. Komplikationsmöglichkeiten – in der Lage ist, den Organismus ausreichend mit O_2 zu versorgen und die notwendige Abatmung von CO_2 zu garantieren.

Wenn auch nach VARGHA neben dem Elektrokardiogramm und dem Kreislaufbelastungstest für die präoperative Lungenfunktion, Vitalkapazität und Tiffeneau bei einseitigen Prozessen ausreichen sollten, so empfiehlt es sich doch, immer auch eine Bestimmung des Residualvolumens vorzunehmen und auch Atemminutenvolumen und Atemgrenzwert zu messen. Der Ausschluß oder die Kenntnis eines Emphysems und obstruktiver Ventilationsstörungen können für die postoperative Phase von entscheidender Bedeutung werden. Hierbei wird als kritische Grenze 45% der Soll-VK, 45% des nutzbaren Teiles der VK (Tiffeneau) und ebenfalls 45% des Atemgrenzwertes angesehen (SCHERRER u. SCHMIDT). Zu etwa gleichen Werten kommt GRABOW, der die spirometrischen Grenzwerte bei streng einseitigen Prozessen auf Grund einer Untersuchung bei 1672 Fällen wie folgt angibt: VK 50%, AGW 40% des Soll-Wertes und Tiffeneau 40% der VK.

Für die Werte des *Residualluftvolumens* hat HOMMA als kritische Grenze 45–50% der Totalkapazität ermittelt; ein Wert, der auch unseren praktischen Erfahrungen entspricht.

Die Notwendigkeit zur Blockade der Arteria pulmonalis (BUECHERL, E. u. BUECHERL, R; KRALL) stellt durch ihre Unterbrechung der Durchblutung der betreffenden Lunge zwar eine Situation dar, wie sie postoperativ nach Pneumonektomie von seiten der Blutzirkulation im kleinen Kreislauf besteht und gibt zugleich durch Druckmessungen eine exakte Aussagemöglichkeit über die Leistungsreserve des Herzens, sie kann jedoch nicht zu den Routineuntersuchungen zählen. Sie beschränkt sich auf Einzelfälle, wo eine besonders dringende Indikation zu einer Lungenresektion mit der Möglichkeit oder Notwendigkeit einer Pneumonektomie besteht. Diese präoperative Untersuchungsmethode unter den von BUECHERL angegebenen Ruhe- und Belastungsbedingungen schränkt die Indikation für diese Untersuchung noch mehr ein.

Gute Aussagen über die Fähigkeit der nicht zu operierenden Lungenhälfte, CO_2 in ausreichendem Maße abzuatmen, gibt der CO_2-*Rückatmungsversuch* (GRABOW; HERTZ; WASSNER). Hierbei wird bei einer Broncho-Spirometrie nach Gewöhnung an den Bronchialkatheter der Absorber der zu operierenden Seite ausgeschaltet. Durch die veränderten Partialdrucke in dem geschlossenen System der zu operierenden Seite kann die CO_2 nur auf der kontralateralen Seite ausgeschieden und auch gemessen werden.

Bei einer ausreichenden Funktionstüchtigkeit der gesunden Lunge rufen jedenfalls partielle Ventilationsstörungen postoperativ keine O_2-Untersättigung hervor (HERTZ).

Werden präoperativ „feuchte Lungen" gefunden, so kann man die durch bronchitische Stenosierungen zu Obstruktion mit schweren Ausatmungsstörungen führenden Befunde durch Lagerungsdrainage und gezielte Chemotherapie recht gut bessern und damit das Operationsrisiko wesentlich geringer gestalten (FUERNROHR).

3. Anatomisches Verhalten der Restlunge nach Resektion

Bevor man sich über die Ergebnisse nach Lungenresektion auch in funktioneller Hinsicht unterhalten kann, ist eine Kenntnis der anatomischen Zustände notwendig, die sich an der Restlunge nach einer Resektion abspielen. Wenn sich eine Restlunge nach Entfernung eines Lappens oder mehrerer Segmente wieder derart ausdehnt, daß sie den Hohlraum völlig wieder ausfüllt, so interessiert hierbei zur besseren Beurteilung der Lungenfunktion die strukturelle Anpassung der Restlunge. Mit diesem Thema hat sich KLÖSS besonders befaßt. Zunächst werden nach der Resektion die Restlappen passiv gedehnt. Dies geschieht vor allem durch die postoperative Saugdrainage. Hierbei vergrößern sich die Alveolen. Die Dehnung der Lunge löst vermutlich als adäquaten Reiz eine zellige Reaktion in der Alveolarwand selbst und in den Interalveolarräumen aus, wodurch es zu einem Umbau der Alveolen kommt. Alveolenneubildungen finden nicht statt. Nach Auffassung von KLÖSS sind die Verdickungen der Alveolarwände als folgerichtige aktive Leistung des Organes anzusehen. Sie sollen den erweiterten Alveolen und den verdünnten Alveolarwänden im Sinne eines Adaptionswachstums einen normalen strukturellen Aufbau wieder gewährleisten. Der Grad der Umbauvorgänge wird durch das Ausmaß der Lungenresektion diktiert.

Eine Thorakoplastik nach Teilresektionen der Lunge wurde verschiedentlich angewendet, um eine Überdehnung der Restlunge zu vermeiden und auch um Reaktivierung von Restherden zu verhindern (u. a. LEZIUS; OVERHOLT). Die praktischen Erfahrungen zeigen jedoch, daß auch nach größeren Teilresektionen einer Lunge es zu keinem substantiellen Emphysem kommt (HEGEMANN). Auch basiert die Vorstellung eines Zusammenhanges zwischen „Überdehnung" einer Restlunge und Aktivierung von vernarbten Restherden auf einer rein mechanischen Vorstellung des Rezidivgeschehens.

Nach Tierversuchen von ENGEL und KLÖSS setzt ein hyperplastisches Wachstum dann ein, wenn die Operation zu einer Zeit stattfindet, da auch normalerweise noch neue Acini gebildet werden. Nach ENGEL wird hierbei das Lungenwachstum in zwei Perioden vollzogen. Beim Menschen wird etwa bis zum vierten Lebensjahr die endgültige Zahl der Acini gebildet und später wächst die Lunge lediglich durch Vergrößerung des einzelnen Acinus. KLÖSS hat an einem Tierversuch bei jugendlichen Ratten eine schrittweise Entfernung aller Lungenlappen vorgenommen. Lediglich der rechte Oberlappen, der normalerweise 11,5% des Lungengewebes ausmacht, hat durch eine Vergrößerung auf das Achtfache seines ursprünglichen Volumens ausgereicht, die notwendigen atemphysiologischen Vorgänge zu gewährleisten.

4. Operationsverfahren

a) Enukleation und Teilresektionen

Bei der Entfernung isolierter Herde, die weniger als ein Segment befallen haben und peripher sitzen, kommt eine Enukleation bzw. eine Teil- oder Subsegmentresektion in Frage. Man kann diese Herde entweder von peripher her angehen, ohne den Hilus zu tangieren (Birecka; Crenshaw; Hasche; Hausser; Nagel, Berendt u. Süssmilch; Schiessle u. Monod), oder man kann von zentral her, wenn es sich um ein Subsegment handelt, den entsprechenden Subsegmentbronchus aufsuchen und wie bei einer Segmentresektion den erkrankten Teil entfernen.

Notwendig ist es jedenfalls immer, auch bei der Enukleation von peripher her oder der atypischen Teil- und Keilresektion, den zuführenden Bronchus aufzusuchen und ihn mit einer Naht zu verschließen. Bei zu groben Unterbindungen, wo Lungenparenchym und Bronchiolus zusammen unterbunden werden, besteht die Gefahr, daß es zu Insuffizienzen mit Resthöhlen und weiteren Komplikationen kommt.

956/61 Alter bei der Operation: 27 J. – ♀

Feststellung der Tuberkulose neun Monate präoperativ. Trotz intensiver Chemotherapie mit INH und Streptomycin praktisch keine Änderung des Befundes (Abb. 78). Im Auswurf gelang der färberische Nachweis von Tuberkelbakterien. Die Kultur des Operationspräparates ist nicht angegangen. Bei der Thorakotomie fand sich eine walnußgroße derbe

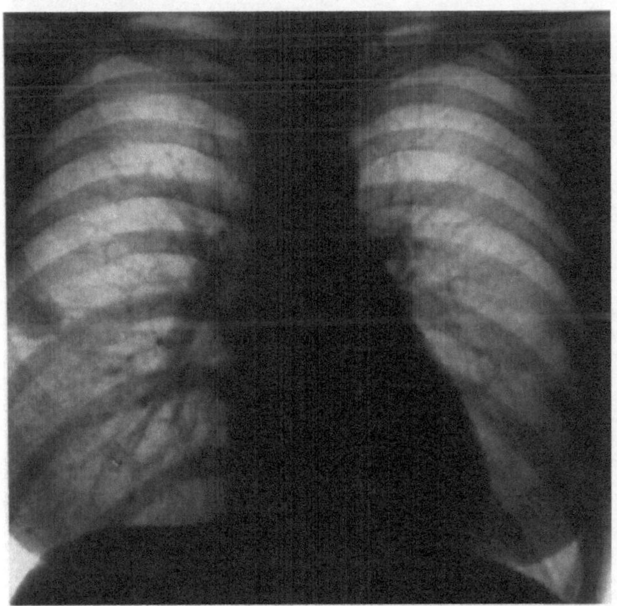

Abb. 78. (956/61) Chemotherapieresistenter Rundherd im apikalen UL-Segment rechts

Resistenz peripher im 6. Segment, die teils stumpf, teils scharf unter Versorgung der Gefäße enukleiert wurde (Abb. 79). Ein Bronchialanschluß fand sich nicht. Naht der Pleura visceralis über der Enukleationsstelle. Postoperativ (Abb. 80) läßt sich knapp drei Monate nach der Operation in der Gegend des 6. Segmentes eine geringe Narbenbildung erkennen, bei sonst normalem Befund.

Verhalten der ventilatorischen Lungenfunktion:

	präoperativ	3 Mon. postoperativ
VK:	2,9 l (+3%)	3,0 l
AGW:	57,1 l (−9%)	67,6 l
Atemstoßtest:	78% der Ist-VK	83% der Ist-VK
Residualvolumen:	29% der Ist-TK	21% der Ist-TK

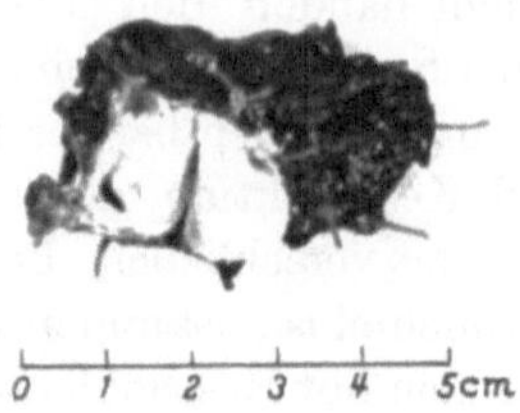

Abb. 79. (956/61) Enukleierter Herd aus dem 6. Segment rechts ohne Bronchialanschluß

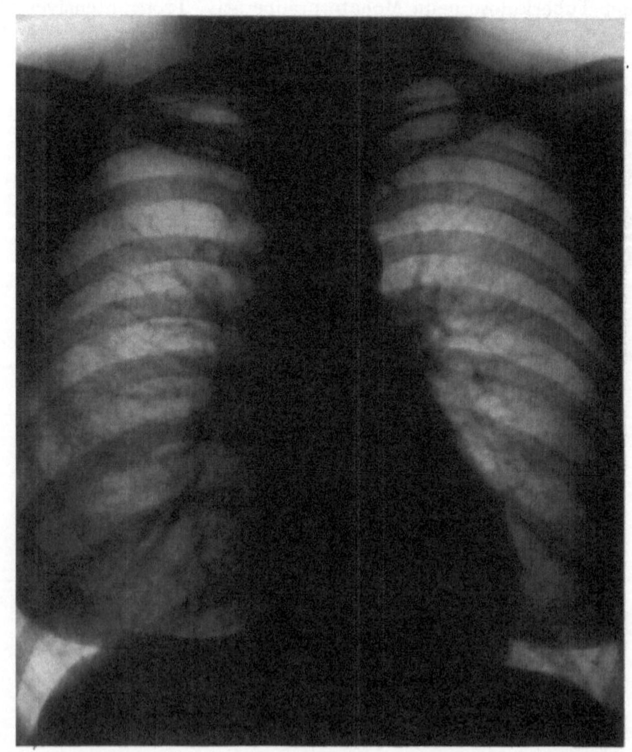

Abb. 80. (956/61) Fünfzehn Monate postoperativ, Lunge allseits ausgedehnt, geringe Narbenbildung rechtes Mittelfeld. Die Aufnahme entspricht dem drei Monate postoperativ erhobenen Befund

Postoperativ hatte die vorher untrainierte Patientin – wie alle Thoraxoperierten – an intensiven atemgymnastischen Übungen teilgenommen.

Berufliches Ergebnis:

Die Patientin ist präoperativ in ihrem eigenen Haushalt mit zwei Kindern tätig gewesen und übt ihre Hausfrauentätigkeit postoperativ ohne Einschränkung aus.

b) Segmentresektionen

Die Erkenntnisse der funktionellen Einheit eines Lappensegmentes mit einem Bronchus, einem Ast der Arteria pulmonalis und dem intersegmentalen Verlauf des venösen Abflusses war der Anlaß, auch die Resektion eines isolierten Lappensegmentes in die Lungenchirurgie einzuführen. Diese Methode hat sich jedoch nur dort bewährt, wo sich die Tuberkulose tatsächlich auf ein Segment beschränkt hat. Die Rezidivquote nach Segmentresektionen, die zwischen 4,3% (KRAAN u. EERLAND; WURMIG) und 6% (MATHEY) angegeben wird, ist dann besonders hoch, wenn die Durchtrennung des Lungenparenchyms in unmittelbarer Nachbarschaft verbleibender, auch indurierter Herde vollzogen wird.

Die Technik der Segmentresektion hat sich in letzter Zeit so vervollkommnet, daß die 1952 von DERRA und VOSSSCHULTE damals sicher berechtigten Reserven gegenüber der Segmentresektion bei der Tuberkulose heute nicht mehr zutreffen.

Die Indikationen sollten sich jedoch auf segmentär lokalisierte Prozesse beschränken (EERLAND; EERLAND u. SEGHERS; HERTZOG u. HOFFMANN; MONOD u. SCHIESSLE; P. G. SCHMIDT; ZENKER, HEBERER u. SCHOLTZE). Die Segmentresektion stellte bei kleinstem Gewebsverlust die geringste Operationsgefährdung dar. Sie kann auch ohne weiteres gleichzeitig als multiple Segmentresektion an verschiedenen Lappen der gleichen Seite durchgeführt werden, wie zu demonstrieren sein wird. Wichtig für das Endergebnis ist die vollständige Wiederausdehnung der Lunge ohne Hinterlassung einer Resthöhle. Dies wird erreicht durch einen Dauersog aus der Thoraxkuppel. Zusätzlich wird noch von einigen Autoren (KLEIN; RINK) ein Pneumoperitoneum postoperativ angelegt, das durch eine Volumenverkleinerung des Thorax das Anlegen der Restlunge beschleunigen soll. Diese Methode hat sich bei unseren Resektionen praktisch nicht als notwendig erwiesen, da die Resthöhlen zu den ausgesprochenen Seltenheiten gehören (unter 1%). Viel wichtiger erscheint uns, nach Segmentresektionen alle Bronchiolusinsuffizienzen der benachbarten Segmente zu verschließen und zwar mit einer Durchstichligatur und darüber hinaus die Naht der Pleura visceralis vorzunehmen (Abb. 81 u. 82). Hierdurch entsteht wieder ein nahezu vollständiger Pleuraüberzug der Lunge, so daß eine Verklebung des Lungenparenchyms mit der Thoraxwand, bevor die Lunge völlig ausgedehnt ist, kaum möglich wird. Bei inzwischen[1] über 250 Fällen haben wir mit dieser Methode zwei Resthöhlen beobachtet. Die primäre Ausdehnung in längstens 72 Stunden ist in 243 Fällen aufgetreten. Eine Ausdehnung durch Zusatzeingriffe wie ein- oder mehrfaches Absaugen mit dem Pneumothoraxapparat oder Dauerabsaugen mit der Drainage war insgesamt siebenmal notwendig. Eine Rethorakotomie und Verschluß eines Bronchiolus, dessen Naht sich gelöst hatte, war einmal erforderlich.

Bei allen weiter unten demonstrierten Fällen mit Segmentresektionen wurde die Naht der Pleura visceralis durchgeführt.

---

[1] (April 1965)

Bolt, Knipping u. Rink haben sich mit dem Verhalten der Blutgefäße und der Belüftung nach Segmentresektionen durch Angiographie und das Radiothorakogramm beschäftigt. Der Verlust eines Segmentes ist von respiratorischer Warte aus ohne Belang, da genügend Atemreserven vorhanden sind. Das Problem gewinnt erst dann Bedeutung, wenn es zu einem Verlust der Atem*motorik* kommt. Es dauert einige Wochen bis Monate, bis sich nach Segmentresektionen die Zirkulationsgeschwindigkeit in den benachbarten Gebieten wieder hergestellt hat.

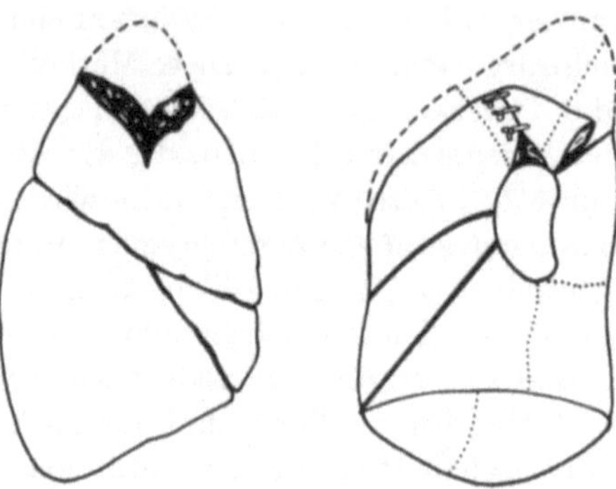

Abb. 81. Rechte Lunge nach Entfernung des 1. Segmentes von lateral her betrachtet und nach der Naht per Pleura visceralis von medial her betrachtet

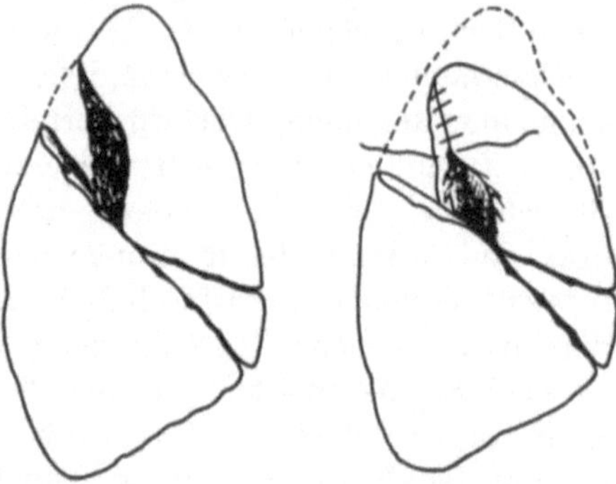

Abb. 82. Rechte Lunge nach Entfernung des 2. Segmentes von lateral her betrachtet. Vor und kurz vor Abschluß der Naht der Pleura visceralis

Exakte Funktionsaussagen können frühestens daher nach sechs Monaten und noch besser nach zwölf Monaten gemacht werden. Je mehr Lungengewebe erhalten bleibt, umso weniger kann es zu einer Überdehnung der Restlunge oder zu einer Verkleinerung des Hemithorax und damit zu einer Ventilationsminderung kommen. Die postoperative Überwachung nach Segmentresektion ist besonders heikel, weil das Anlegen der Lunge in der Thoraxkuppel in spätestens 72 Stunden erreicht sein muß. Verschiebung des Drainageschlauches, gezieltes Absaugen von Luft und Sekret, frühzeitiges endobronchiales Absaugen bei Atelektasen durch Verlegen der Bronchien, genügend langes Belassen der Drainageschläuche, usw., müssen sorgfältig abgewogen und eingesetzt werden.

Segmentresektionen aus dem Oberlappen

Die häufigste Lokalisation der Tuberkulose ist der Oberlappen. Hierbei sind vor allem die Segmente 1 und 2 entweder isoliert oder auch gemeinsam befallen.

Segmentresektion 1 links

957/60 Alter bei der Operation: 25 J. – ♂

Die Tuberkulose wurde sechs Monate präoperativ festgestellt. Intensive Behandlung mit INH und PAS, praktisch keine Änderung des Befundes. Im Operationspräparat fanden sich Tuberkelbakterien, die auch kulturell nachgewiesen wurden. Gegenüber INH, Streptomycin, PAS, Conteben, Viocin und Cycloserin lag eine volle Sensibilität vor, obgleich der Herd im

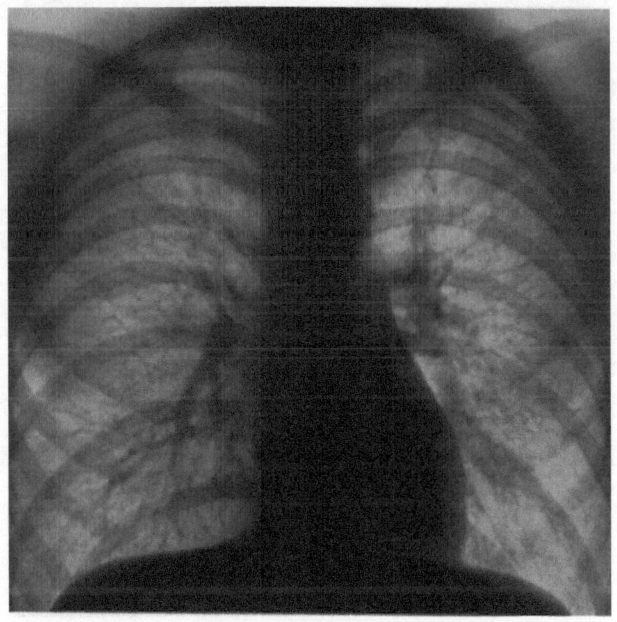

Abb.83. (957/60) Eingeschmolzenes Tuberkulom in der OL-Spitze links, das auf Chemotherapie keine Wirkung zeigte

linken Oberlappen während der präoperativen chemotherapeutischen Behandlung unbeeinflußt blieb (Abb. 83 u. 84). Die Resektion des 1. Segmentes (Abb. 85) ergab neben dem Tuberkulom einen mit zähflüssigem Eiter angefüllten Bronchus. Normaler postoperativer Verlauf. Röntgenologisch ließen sich postoperativ außer einer geringen Narbenbildung keine Veränderungen nachweisen (Abb. 86).

Verhalten der ventilatorischen Lungenfunktion:

	präoperativ	1 Jahr postoperativ
VK:	6,9 l (+35%)	6,0 l
AGW:	103 l (+3%)	97,6 l
Atemstoßtest:	68% der Ist-VK	57% der Ist-VK
Residualvolumen:	21% der Ist-TK	15% der Ist-TK

Berufliches Ergebnis:

Der Patient hat ein Jahr postoperativ seine Tätigkeit als Werkzeugmacher aufgenommen und diese ohne Einschränkung bisher ausgeübt.

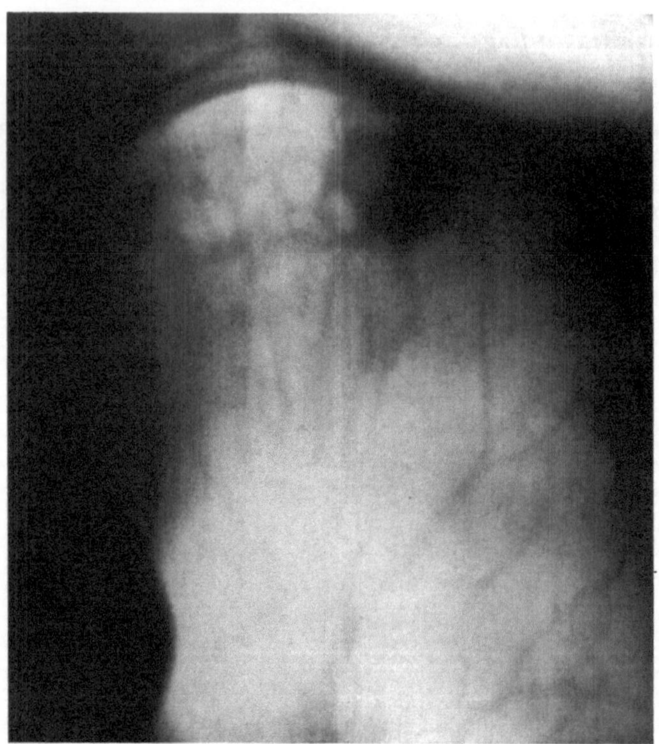

Abb. 84. (957/60) Das Tuberkulom liegt in der Peripherie des 1. Segmentes

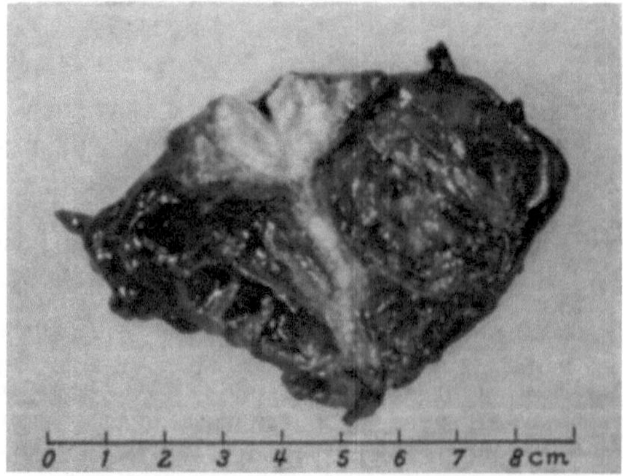

Abb. 85. (957/60) 1. Segment von zentral her im Bronchusverlauf eröffnet. Deutlicher Bronchialanschluß des Tuberkuloms erkennbar. Zähflüssiger Eiter auch im Segmentbronchus

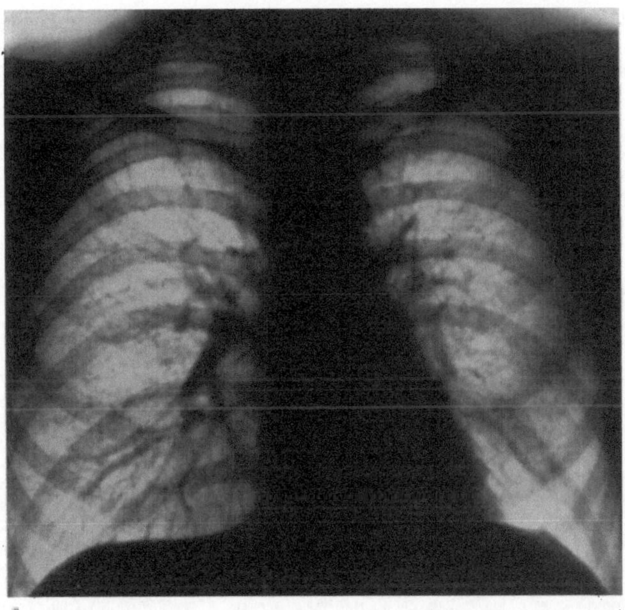

Abb. 86. (957/60) Fünfzehn Monate postoperativ völlige Wiederausdehnung der Lunge links

1019/60 Alter bei der Operation: 48 J. – ♂

Tuberkolose bereits 7 Jahre präoperativ festgestellt, erschien zunächst nicht behandlungsbedürftig. Exazerbation mit kavernösem Zerfall 3 Monate präoperativ festgestellt. Intensive

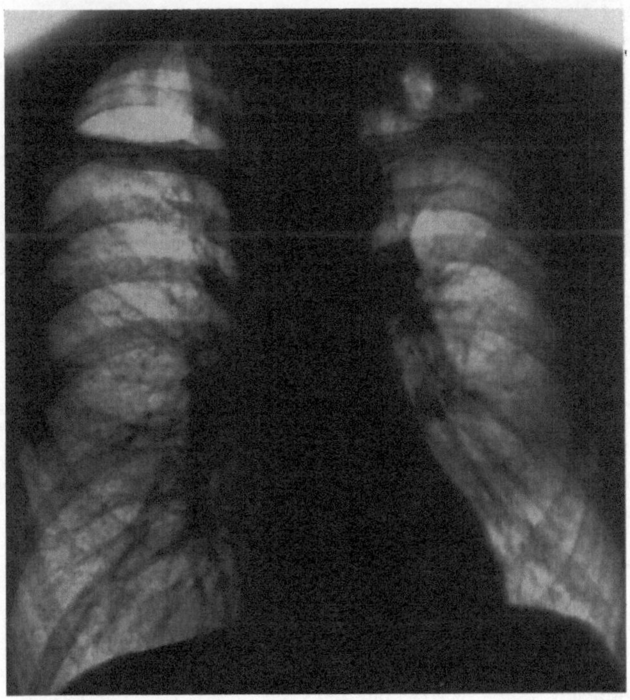

Abb. 87. (1019/60) 4 × 4 cm große chemotherapieresistente Kaverne in der Spitze des linken OL

Behandlung mit INH, PAS, Streptomycin zeigte keine wesentliche Änderung des Befundes (Abb. 87 u. 88). Im Operationspräparat konnten kulturell Tuberkelbakterien nachgewiesen werden, die eine volle Sensibilität gegenüber INH, Streptomycin, PAS, Conteben, Viocin und Cycloserin zeigten. Bei der Thorakotomie ergab sich eine Beschränkung des Befundes auf das 1. und 2. Segment, wobei die im 1. Segment gelegene Kaverne nach dorsal bis zum 2. Segment durchgebrochen war und im 2. Segment einzelne Streuherde verursacht hatte. Das Operationspräparat, bei dem der Bronchus von zentral her aufgeschnitten wurde, läßt an dem Bronchus in der Peripherie ebenfalls krankhafte Veränderungen erkennen, jedoch die Absetzungsstelle

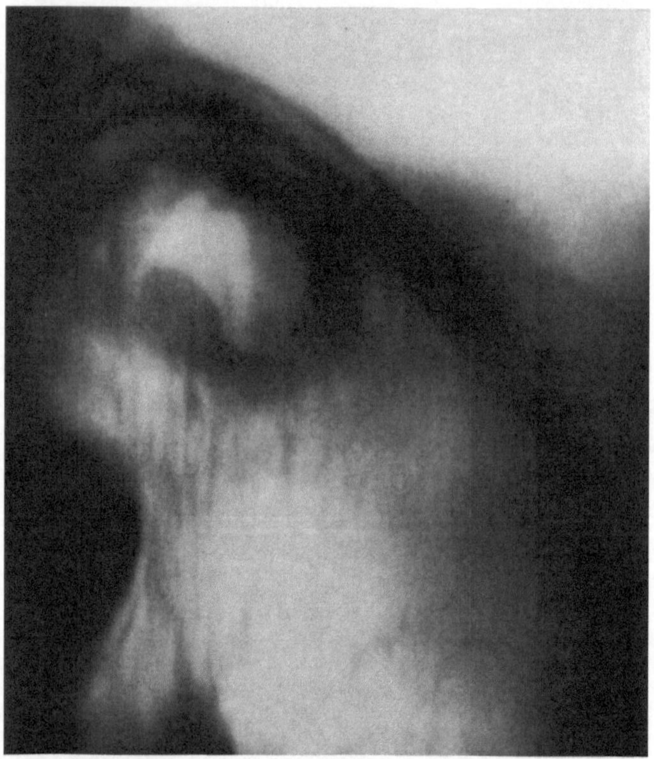

Abb. 88. (1019/60) Die Schichtaufnahme läßt eine massive Kaverne mit kaseösen Massen im 1. und 2. Segment erkennen

war auch histologisch frei von tuberkulösen Veränderungen (Abb. 89). Die parenchymatöse Wundfläche des 3. und 4. Segmentes wurde mit einer Naht der Pleura visceralis aneinandergesteppt. Postoperativ (Abb. 90) läßt sich lediglich ein Höhertreten des Zwerchfelles bei geringer Narbenbildung im Bereich der pulomonalen Nahtstellen erkennen. Die Entfernung des gesamten linken Oberlappens hätte das gesunde 3., 4. und 5. Segment opfern müssen.

Verhalten der ventilatorischen Lungenfunktion:

	präoperativ	1 Jahr postoperativ
VK:	3,6 l (± 0%)	3,1 l
AGW:	66,3 l (— 16%)	48,7 l
Atemstoßtest:	67% der Ist-VK	51% der Ist-VK
Residualvolumen:	30% der Ist-TK	37% der Ist-TK

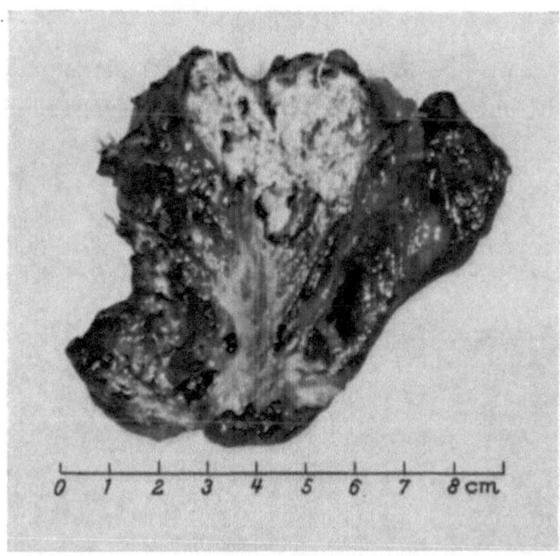

Abb. 89. (1019/60) 1. und 2. Segment von zentral her im Bronchusverlauf aufgeschnitten. Kaverne ist im 1. Segment gelegen und in das 2. Segment durchgebrochen. Eitriger detritus. Spezifische Bronchitis peripher der Absetzungsstelle

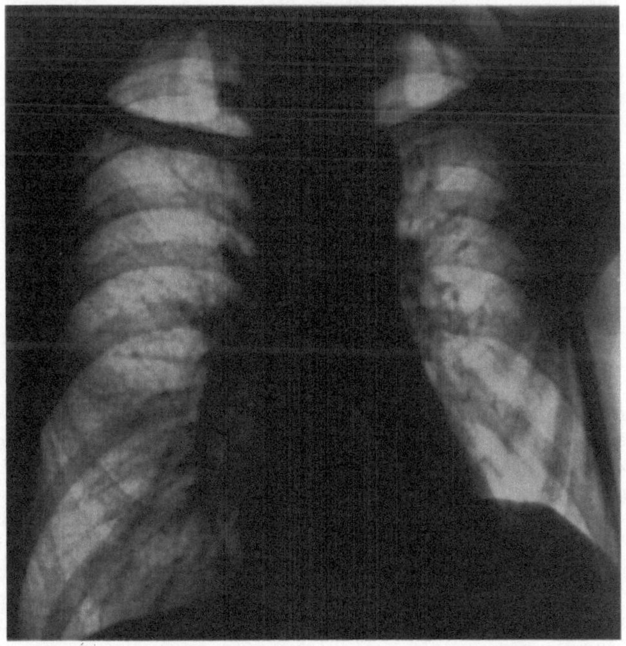

Abb. 90. (1019/60) Ein Jahr postoperativ. Lunge allseits wieder ausgedehnt. Linkes Zwerchfell steht zwei Querfinger höher als rechts, synchrone Atembeweglichkeit

Berufliches Ergebnis:

Der Patient hatte ein Jahr postoperativ eine Tätigkeit als Revisor aufgenommen und diese bisher ohne Einschränkung durchgeführt.

Segmentresektion aus dem rechten Oberlappen

Die Entfernung einzelner Segmente, auch aus dem rechten Oberlappen, ist möglich. Sie ist dann angezeigt, wenn sich die Veränderungen auf ein Segment beschränken und die Restsegmente genügend belüftet sind.

814/60 Alter bei der Operation: 25 J. – ♂

Feststellung der Tuberkulose bereits sechs Jahre präoperativ. Intensive Chemotherapie mit INH und PAS, Streptomycin, jedoch nur vorübergehend, teils ambulant, teils stationär. Die sich zeitweise rückbildende Tuberkulose exazerbierte immer wieder (Abb. 91 u. 92). Im

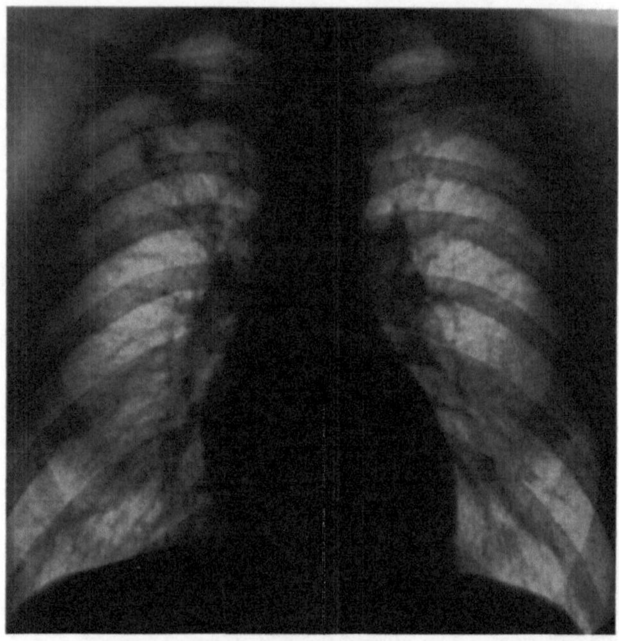

Abb. 91. (814/60) Konglomeratähnliche Tbk im rechten OL, die unter Chemotherapie nach mehreren Remissionen immer wieder exazerbierte

Operationspräparat wurden kulturell Tuberkelbakterien nachgewiesen, die eine normale Sensibilität gegenüber INH, Streptomycin, PAS, Conteben und Viocin zeigten. Gegenüber Cycloserin waren die Bakterien bei einem Wachstum von 100 γ/ml nur mäßig sensibel. Die Thorakotomie ergab die grobknotigen Herdbildungen auf das 2. Segment des Oberlappens beschränkt. Der Lappenspalt zwischen Oberlappen und Mittellappen war bis zum Hilus frei. Nach einer Entfernung des 2. Segmentes (Abb. 93) wurde die Naht der Pleura visceralis mit Aneinandersteppen der parenchymatösen Wundflächen des 1. und 3. Segmentes vorgenommen. Hierdurch konnte praktisch ein vollständiger Pleuraüberzug des Restoberlappens wieder hergestellt werden. Die postoperative Aufnahme – 2½ Jahre nach der Operation – (Abb. 94) zeigt keine pathologischen Veränderungen.

Verhalten der ventilatorischen Lungenfunktion:

	präoperativ	1 Jahr postoperativ
VK:	5,4 l (+29%)	4,9 l
AGW:	110,7 l (+20%)	99,6 l
Atemstoßtest:	76% der Ist-VK	76% der Ist-VK
Residualvolumen:	18,6% der Ist-TK	19% der Ist-TK

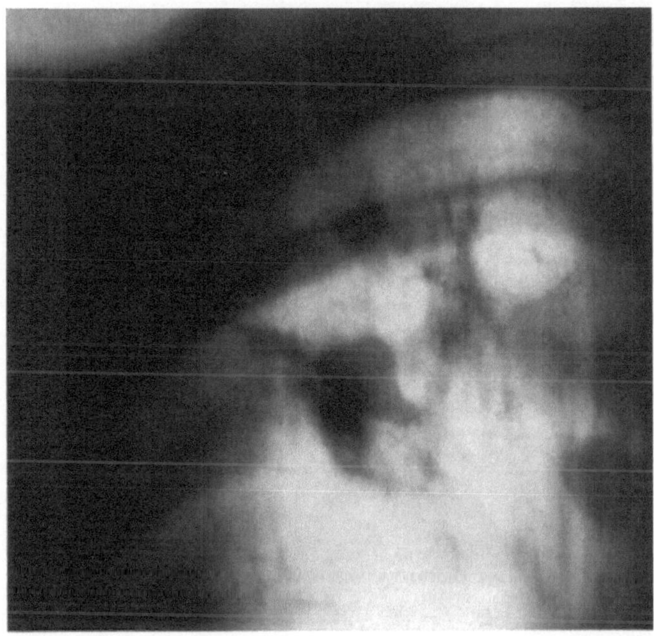

Abb. 92. (814/60) Die Schichtaufn. läßt mehrere massive Herde im 2. Segment erkennen

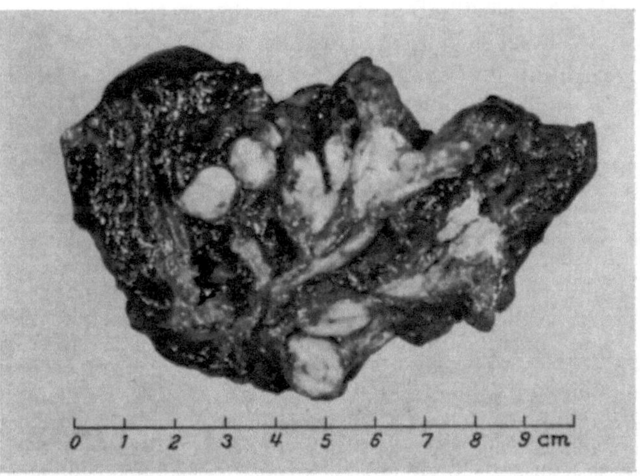

Abb. 93. (814/60) In dem von zentral aufgeschnittenen 2. Segment sind die teilweise eingeschmolzenen Herde mit Bronchialanschluß sichtbar. Der Prozeß beschränkte sich nur auf das 2. Segment

Berufliches Ergebnis:

Der Patient hat bereits sieben Monate postoperativ seine vorher ausgeübte Tätigkeit als Prüfer in der Herstellung von Bauelementen aufgenommen und sie bisher ohne Einschränkungen fortgesetzt.

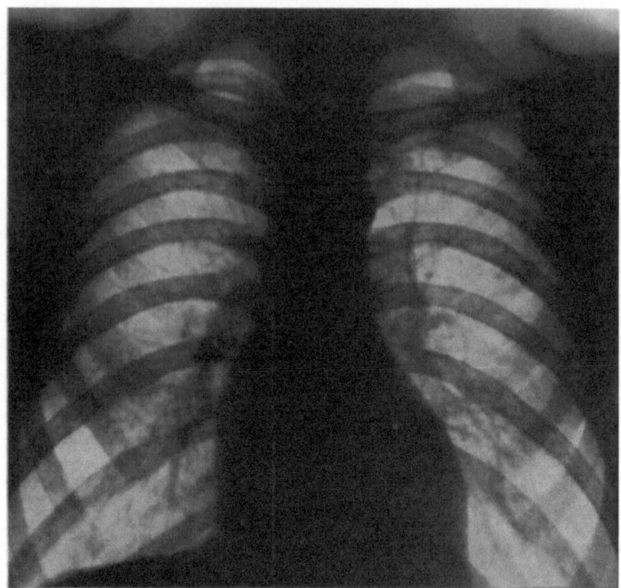

Abb. 94. (814/60) Der Befund zweieinhalb Jahre postoperativ läßt ein völlig normales Lungenbild erkennen

Segmentresektion 1–3 links

Die Entfernung von den oberen drei Segmenten aus der linken Lunge hat sich in vielen Fällen als sehr vorteilhaft erwiesen. Hierbei ist es jedoch durchaus möglich, vom dritten, nach ventral zu gelegenen Segment, auch nur einen Teil zu entfernen, wenn der übrige Anteil des Segmentes frei von krankhaften Veränderungen ist, wie das nächste Beispiel demonstrieren soll.

605/60 Alter bei der Operation: 24 J. – ♀

Feststellung der Tuberkulose vier Monate präoperativ. Intensive Behandlung mit INH, PAS und Streptomycin zeigte keine wesentliche Beeinflussung des im linken Oberlappen gelegenen kavernisierten frischen Befundes. Die im Auswurf und im Operationspräparat nachgewiesenen Tuberkelbakterien waren sensibel gegen Streptomycin, PAS, Conteben, Viocin und Cycloserin, zeigten jedoch gegenüber INH eine herabgesetzte Empfindlichkeit bei Wachstum von 1 γ/ml. Die Patientin hatte Streptomycin, INH und PAS erhalten. Trotzdem war es zu einer deutlichen Progredienz gekommen (Abb. 95 u. 96). Das Operationspräparat zeigt die Herde, die auf die Segmente 1–3 lokalisiert waren. Die Kaverne fand sich im apikalen Subsegment des Segmentes 3 (Abb. 97). Es wurde nur das 1. und 2. Segment und das Subsegment 3 entfernt und mit einer Naht der Pleura visceralis der Rest des 3. Segmentes gedeckt. Die Lunge dehnte sich allseits mit Hinterlassung einer Narbe ohne Resthöhle aus (Abb. 98), wie das postoperative Bild erkennen läßt.

Verhalten der ventilatorischen Lungenfunktion:

	präoperativ	1 Jahr postoperativ
VK:	3,5 l (+23%)	3,4 l
AGW:	79,5 l (+28%)	74,4 l
Atemstoßtest:	90,5% der Ist-VK	86% der Ist-VK
Residualvolumen:	18,9% der Ist-TK	18% der Ist-TK

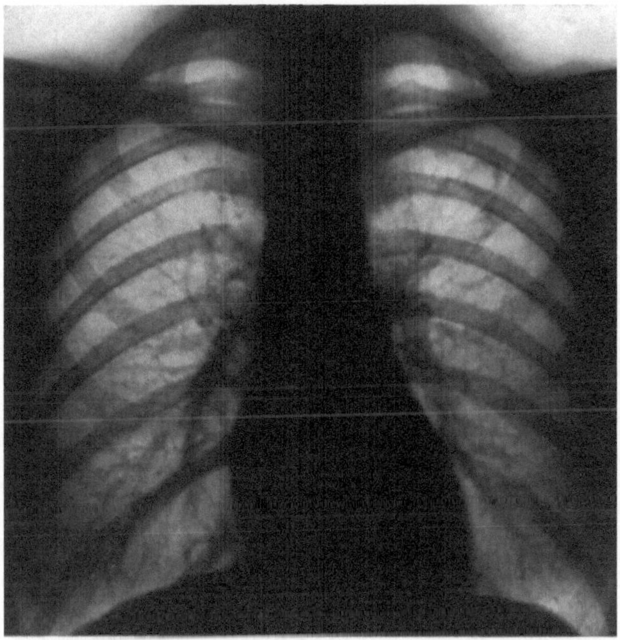

Abb. 95. (605/60) Seit zwei Monaten bekannte und chemotherapeutisch vorbehandelte kavernöse Tbk im linken OL

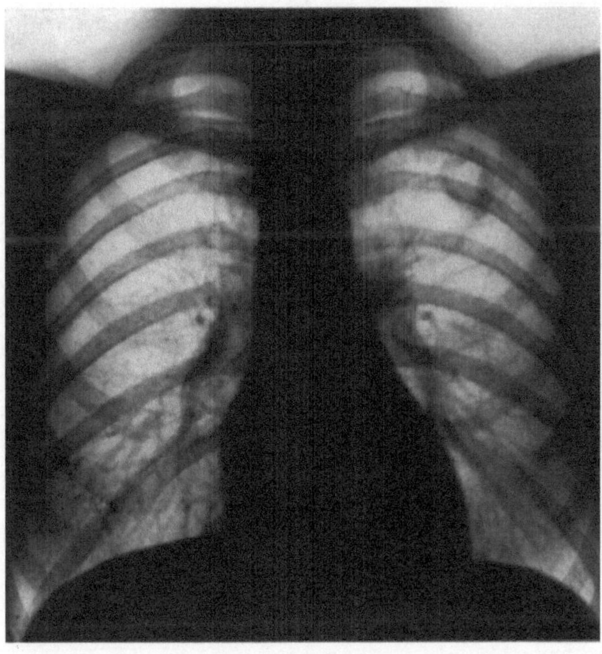

Abb. 96. (605/60) Trotz Fortsetzung der intensiven Chemotherapie innerhalb von weiteren zwei Monaten deutliche Kavernenvergrößerung

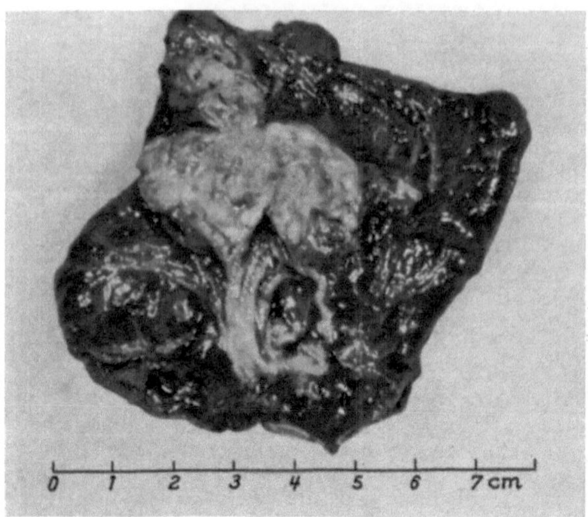

Abb. 97. (605/60) Das von zentral her aufgeschnittene Operationspräparat nach Resektion des Segmentes 1 und 2 und des Subsegmentes 3 läßt die Kaverne im Subsegment 3 erkennen. Streuherde im 1. und 2. Segment

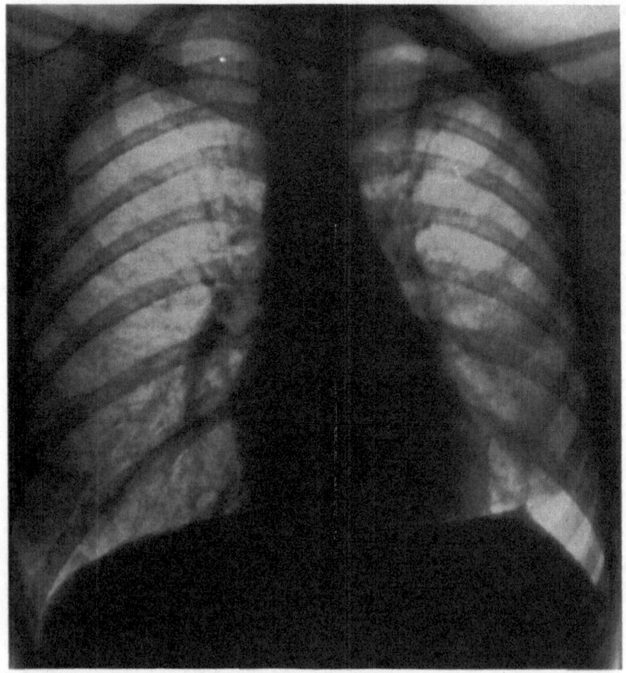

Abb. 98. (605/60) Der Röntgenbefund bei der Entlassung zeigt eine Narbe im Bereich der parenchymatösen Wundfläche. Er entspricht dem vier Jahre später erhobenen Befund

Berufliches Ergebnis:

Die Patientin hat ein Jahr postoperativ eine Tätigkeit als Wäscheschneiderin aufgenommen und diese bisher ohne Einschränkung ausgeübt.

Gleichzeitige Segmentresektionen aus dem Ober- und Unterlappen.

Isolierte Segmentresektionen sind auch aus zwei verschiedenen Lappen ohne Schwierigkeiten möglich.

1021/61 Alter bei der Operation: 52 J. – ♂

Die Tuberkulose wurde neun Jahre präoperativ festgestellt. Intensive Behandlung mit INH, PAS und Streptomycin. Mehrere Heilverfahren, keine große Befundänderung. Im Auswurf und im Operationspräparat wurden kulturell Tuberkelbakterien nachgewiesen, die eine

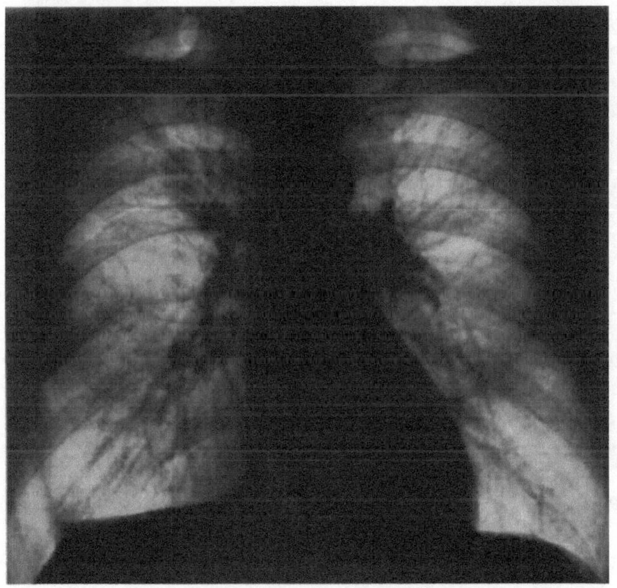

Abb. 99. (1021/61) Wechselnd aktive zeitweise mit Chemotherapie behandelte, immer wieder recidivierende Tbk im rechten dorsalen Mittelfeld

normale Empfindlichkeit gegen Streptomycin, PAS und Conteben aufwiesen, jedoch gegen INH nur mäßig empfindlich waren (Wachstum bei 0,2 γ). Röntgenologisch hatte sich in den vergangenen neun Jahren der Befund unter der Chemotherapie vorübergehend gebessert, war jedoch immer wieder frisch entzündet, so daß sich praktisch keine Veränderung zeigte (Abb. 99 u. 100). Die Thorakotomie ergab eine Beschränkung der tuberkulösen Veränderungen auf das 2. und 6. Segment, die sehr innige Verwachsungen aufwiesen und zusammen entfernt wurden (Abb. 101). Die Deckung der parenchymatösen Wundflächen mit einer Naht der Pleura visceralis geschah isoliert zwischen den Segmenten 1 und 3 im Oberlappen und im Bereich der Unterlappenspitze. Die Lunge dehnte sich postoperativ allseits gut aus, die postoperative Aufnahme (Abb. 102) zeigte außer Narbenbildungen im Bereich der Naht der Pleura visceralis im Oberlappen und Unterlappenbereich keine krankhaften Veränderungen.

Verhalten der ventilatorischen Lungenfunktion:

	präoperativ	1 Jahr postoperativ
VK:	4,4 l (+26%)	3,8 l
AGW:	91,7 l (+20%)	86 l
Atemstoßtest:	73% der Ist-VK	67% der Ist-VK
Residualvolumen:	33% der Ist-TK	29% der Ist-TK

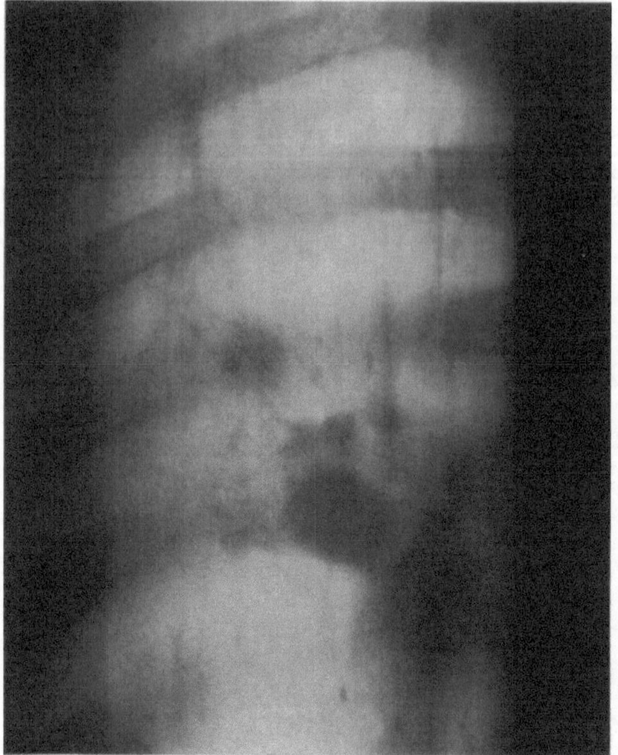

Abb. 100. (1021/61) Massive Herde im 6. und 2. Segment

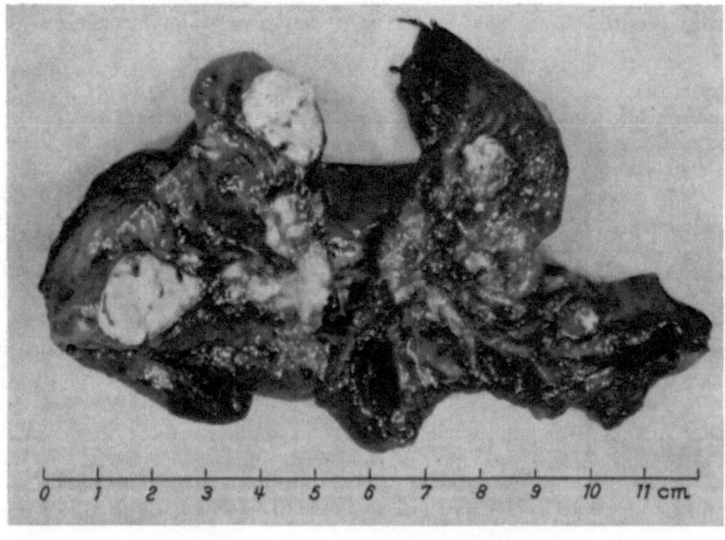

Abb. 101. (1021/61) Das Operationspräparat zeigt das Segment 2 (rechts im Bild) und das Segment 6 (links im Bild) mit den von zentral eröffneten Herden und Bronchien

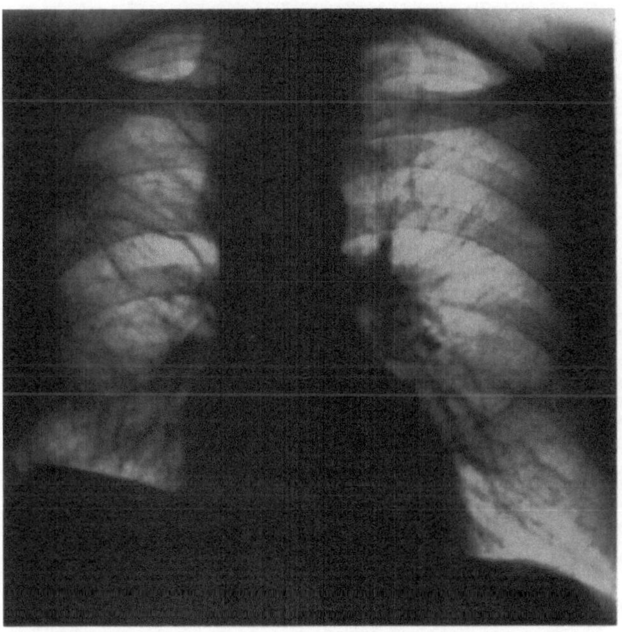

Abb. 102. (1021/61) Ein Jahr postoperativ an der Nahtstelle der Pleura visceralis deutliche Narbenbildung. Das höherstehende rechte Zwerchfell ist synchron beweglich

Berufliches Ergebnis:

Der Patient hatte ein Jahr postoperativ eine Tätigkeit als Dreher aufgenommen, die er bisher ohne Einschränkung ausgeübt hat.

Isolierte Segmentresektionen aus dem Unterlappen.

Die häufigste Lokalisation für den Befall des Unterlappens ist die Unterlappenspitze. Die Behandlung dieser Kavernen stellte früher eine Crux der Kollapstherapie dar. Man versprach sich lediglich von der Phrenikusparese (s. d.) einen gewissen Effekt. Mit Hilfe der Segmentresektion gelingt es jedoch, ohne Schwierigkeiten diese Befunde zu beherrschen.

243/61 Alter bei der Operation: 41 J. – ♀

Die Tuberkulose war zwölf Jahre vor der Operation bekannt und zunächst konservativ mit Conteben erfolgreich behandelt worden. Nach einer siebenjährigen Pause bei stabilem Befund Exazerbation mit Rekavernisierung rechts (Abb. 103 u. 104). Die aus dem Sputum und dem Operationsmaterial gewonnenen Erreger zeigten eine normale Empfindlichkeit gegenüber INH, Streptomycin, PAS, Conteben, Viocin, Cycloserin. Trotzdem war es zu keiner Änderung des rekavernisierten Befundes gekommen. Bei der Thorakotomie zeigte sich, daß die Kaverne, die als starre Tertiärkaverne aufzufassen war, sich nur auf die Ausdehnung des 6. Segmentes beschränkte (Abb. 105). Mit einer Segmentresektion konnte praktisch eine Sanierung der Patientin erreicht werden. Präoperativ vorhandene Spitzenherde der linken Seite haben sich nach Entfernung des Hauptherdes gut zurückgebildet. Drei Jahre postoperativ (Abb. 106) zeigt sich rechts eine längs verlaufende Pleuranarbe, die nach der Naht der Pleura visceralis entstanden ist. Die Herde links sind weiterhin induriert geblieben. Das etwas höher stehende Zwerchfell rechts ist synchron beweglich.

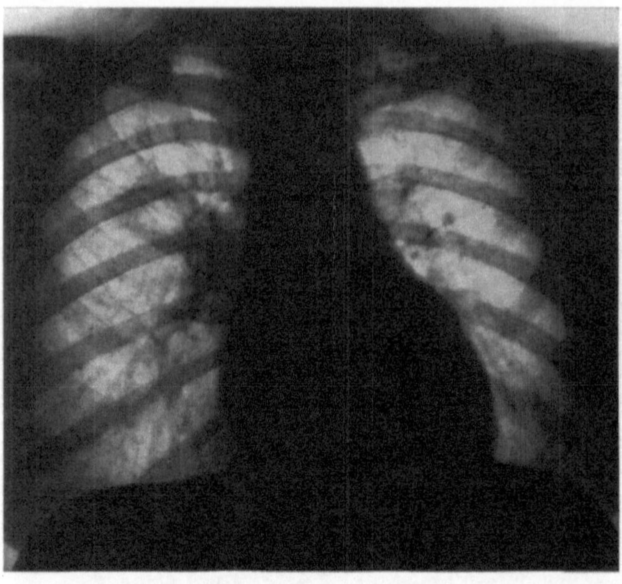

Abb. 103. (243/61) Massive Tertiärkaverne im rechten Mittelfeld mit indurierten Streuherden im linken Oberfeld

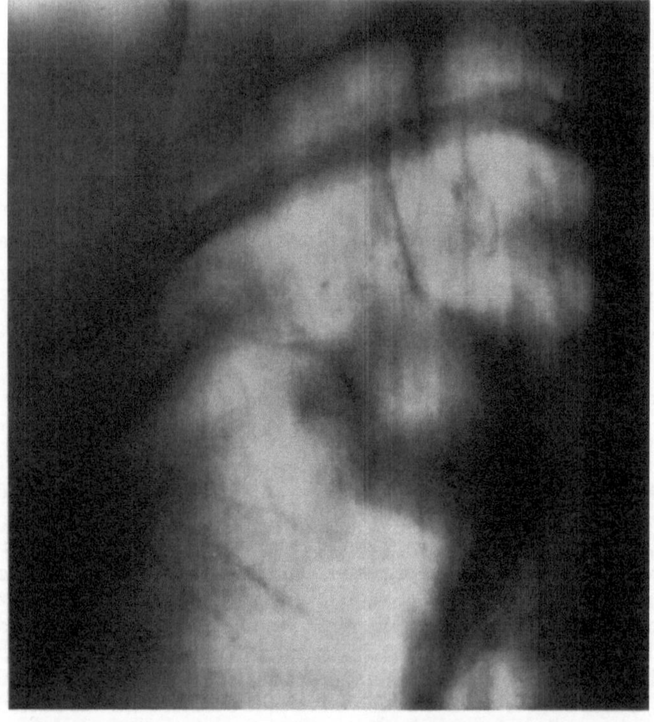

Abb. 104. (243/61) 4 × 4 cm große Kaverne in der Spitze des rechten UL mit interlobären Schwielen

Verhalten der ventilatorischen Lungenfunktion:

	präoperativ	3 Jahre postoperativ
VK:	2,9 l (±0%)	2,7 l
AGW:	70,5 l (+10%)	56, 0 l
Atemstoßtest:	76% der Ist-VK	76% der Ist-VK
Residualvolumen:	29,2% der Ist-TK	36% der Ist-TK

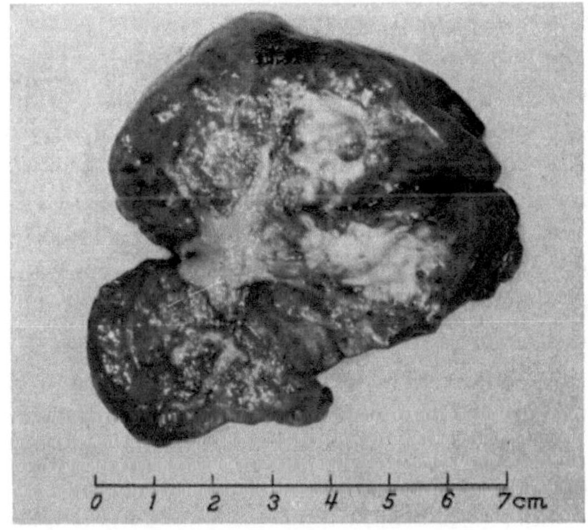

Abb. 105. (243/61) Das von zentral aufgeschnittene Operationspräparat läßt die Tertiärkaverne mit unmittelbaren Umgebungsstreuungen erkennen

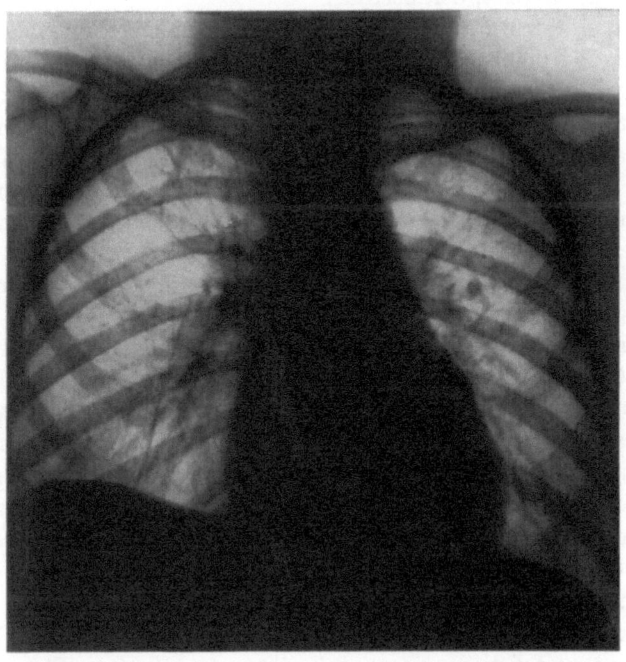

Abb. 106. (243/61) Drei Jahre postoperativ noch Narbenbildung sichtbar, Zwerchfell rechts synchron beweglich

Berufliches Ergebnis:

Die Patientin war in der Lage, ein Jahr postoperativ ihre bisherige Tätigkeit als Küchenhilfe ohne Einschränkungen aufzunehmen. Die Rekonvaleszenz wurde durch eine Hepatitis verzögert.

c) Lobektomien

Bevor sich die Technik der Segmentresektionen bis zu einer gewissen Perfektion entwickelt hatte, war die Lobektomie für die Teilresektion der Lunge die Methode der Wahl. Es konnten hierbei die natürlichen Grenzen der Lappenspalten – die allerdings nicht immer so vollkommen entwickelt waren und bei denen es doch zahlreiche parenchymatöse Brücken zwischen den einzelnen Lappen zu durchtrennen galt – als Grenze der zu entfernenden Lungenteile betrachtet werden. Die Scheu, aus einem präformierten Lappen nur das tatsächlich erkrankte Segment zu entfernen, weil man die Komplikationen der schlechten Ausdehnung, der Bronchiolusinsuffizienzen und auch der Nachexsudation fürchtete, mußte mit dem Opfer von teilweise recht viel gesundem Lungengewebe bezahlt werden.

Die Lappenresektion ist dann erforderlich, wenn die Herde den gesamten oder nahezu den gesamten Lappen befallen haben. Auch muß man beim rechten Oberlappen mit nur 3 Segmenten bei Befall von nur 2 Segmenten von Fall zu Fall entscheiden, ob es sinnvoller ist, ein gesundes Segment zu belassen oder den ganzen Lappen zu entfernen.

Man wird sich zu einer Lobektomie eher dann entschließen können, wenn Ober- und Mittellappen gut getrennt sind und wird die Belassung z. B. des gesunden, gut belüfteten 3. Segmentes bevorzugen, wenn ohnehin innige parenchymatöse Verbindungen zum Mittellappen bestehen.

Anacker hat durch Blockade einzelner Lappen in Lokalanästhesie versucht, den funktionellen Wert einzelner Lappen zu ermitteln. Diese indirekte Meßmethode weist viel Fehlermöglichkeiten auf. Die Ergebnisse, welche durch Abzug vom Gesamtwert ermittelt werden, stellen nur Annäherungswerte dar. Immerhin wird auch hierbei die Bestätigung erbracht, daß die Unterlappen besser als die Oberlappen belüftet sind. Der präoperativ geschätzte, vermutliche funktionelle Verlust nach Entfernung eines erkrankten Lappens erweist sich jedoch insofern problematisch, als die Minderung der Funktion nicht von dem Verlust des ventilierten Lungenvolumens allein abhängig ist, sondern von den postoperativ entstandenen Schwarten, Resthöhlen, usw.

Eine Restlunge nach Lobektomie muß sich zwangsläufig mehr ausdehnen, wenn sie den gegenüber dem Zustand vor der Operation unveränderten Hemithorax wieder ausfüllen muß, als wenn der Hemithorax durch eine Thorakoplastik eingeengt wird. Man könnte erwarten, daß eine weniger ausgedehnte postoperative Lunge nach Thorakoplastik auch bessere funktionelle Ergebnisse bieten müsse. Dies entspricht jedoch nicht den praktischen Erfahrungen. Nach einer Thorakoplastik entstehen durch die Thoraxdeformität und die teilweise Zerstörung der Atemhilfmuskulatur Ventilationsstörungen, die sich ungünstiger als eine Überdehnung mit guter Ventilation auf die Atemökonomie auswirken.

Eine Thorakoplastik wird im Anschluß an eine Lobektomie von den meisten Autoren nur dann ausgeführt, wenn sich in der postoperativen Phase eine innere Fistel, ein Empyem oder eine Parenchyminsuffizienz mit Resthöhlenbildung zeigt. Die Erfahrungen SALZERS, wonach sich Patienten viel eher zu einer Resektionsbehandlung entschließen, wenn eine Thorakoplastik nicht von vornherein obligatorisch ist, können wir auch aus unserem Krankengut bestätigen.

Die von KRAAN und EERLAND mit 8,7% und von MATHEY mit 10% (zitiert bei WURMIG) ermittelten Rezidivquoten nach Lobektomien liegen etwas höher als bei den Segmentresektionen. Unsere eigenen Zahlen liegen bei einer Nachbeobachtungszeit von zwei bis sechs Jahren bei den Lobektomien um 2%.

Resektion des linken Oberlappens

724/62 Alter bei der Operation: 25 J. – ♀

Die Tuberkulose war sechs Monate präoperativ bekannt und intensiv mit INH, PAS und Conteben behandelt worden. Der mehrfach kavernisierte Befund im linken Oberlappen war praktisch unverändert (Abb. 107 u. 108). Die im Auswurf und im Operationspräparat

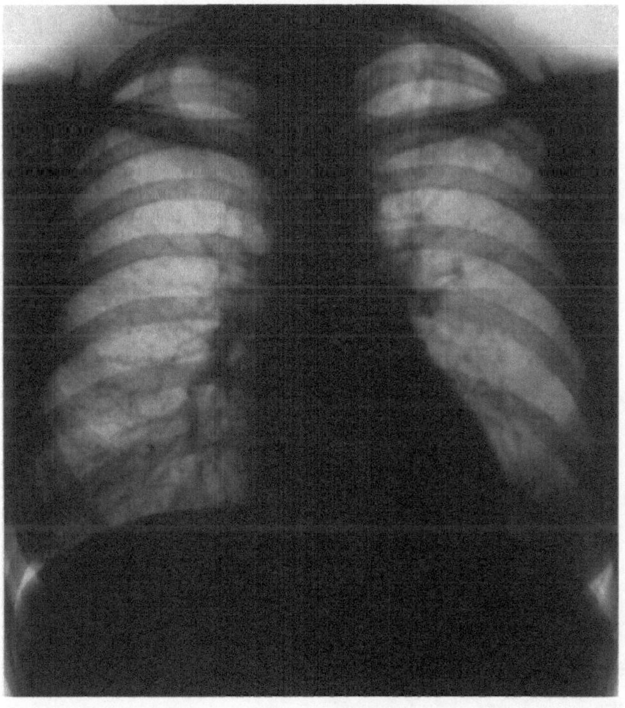

Abb. 107. (724/62) Chemotherapieresistente Tuberkulose im linken OL mit kleineren Kavernen

kulturell gezüchteten Bakterien zeigten eine normale Empfindlichkeit gegenüber INH, Streptomycin, PAS und Conteben, obgleich sich der Röntgenbefund nur unwesentlich geändert hatte. Bei der Operation fand sich der linke Oberlappen durchsetzt mit zahlreichen Herden (Abb. 109), die bis in die Lingula hineinreichten. Einige Herde in der Oberlappenspitze neben der 1,5×2 cm großen Kaverne waren mit dünnflüssigem Eiter gefüllt. Der Unterlappen war frei von palpablen Veränderungen. Die Lunge hatte sich postoperativ wieder völlig ausgedehnt (Abb. 110), wie die postoperative Aufnahme – 14 Monate nach der Operation – zeigt.

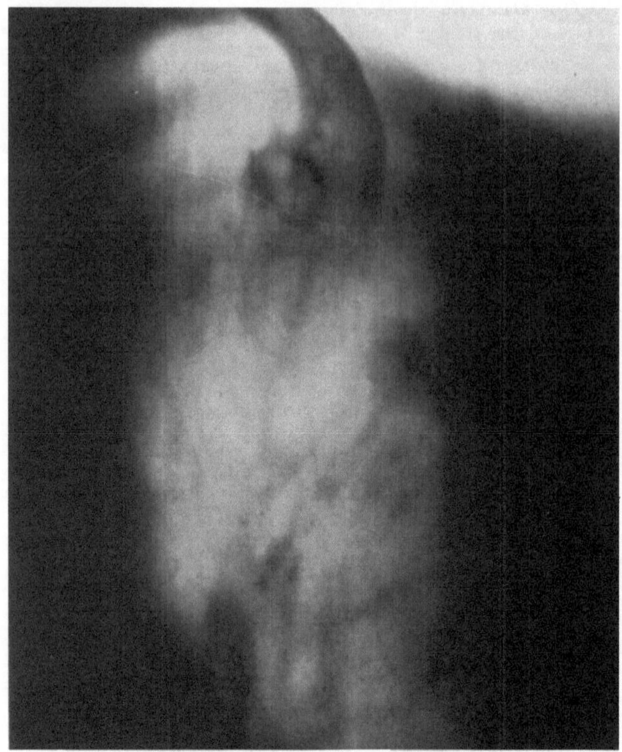

Abb. 108. (724/62) Die Schichtaufn. läßt eine 1,05 × 2 cm große Kaverne im 1. Segment und zahlreiche weichere Herde im restlichen OL einschließlich der Lingula erkennen

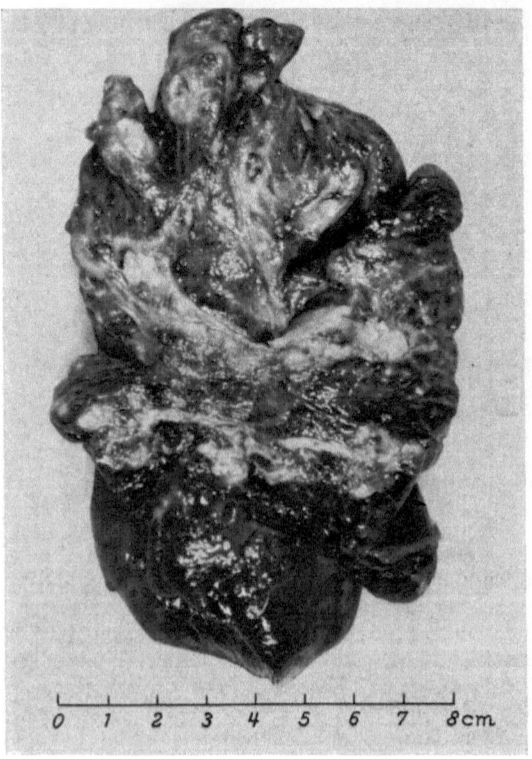

Abb. 109. (724/62) Das von zentral her aufgeschnittene Operationspräparat stellt die teils weicheren, teils härteren Herde und die Kaverne deutlich dar

Verhalten der ventilatorischen Lungenfunktion:

	präoperativ	bei der Entlassung
VK:	3,9 l (+26%)	3,3 l
AGW:	81,6 l (+20%)	61,7 l
Atemstoßtest:	81% der Ist-VK	70% der Ist-VK
Residualvolumen:	18% der Ist-TK	25% der Ist-TK

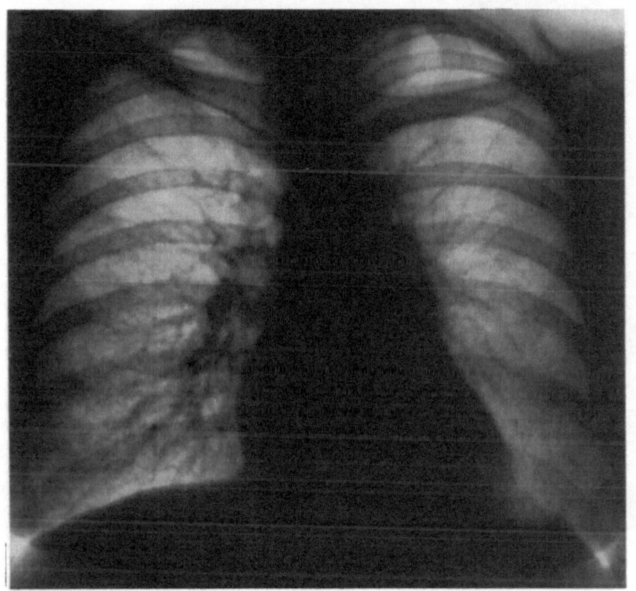

Abb. 110. (724/62) Vierzehn Monate postoperativ ist die linke Lungenhöhle durch die größere Transparenz des überdehnten UL aufgehellt. Keine Resthöhle

Berufliches Ergebnis:

Die Patientin war in der Lage, ein Jahr postoperativ die früher ausgeübte Tätigkeit als Presserin ohne Beschränkungen wieder auszuführen.

Resektion des rechten Oberlappens

648/60 Alter bei der Operation: 47 J. – ♀

Die Tuberkulose bestand bereits zehn Jahre präoperativ. Ein Pneumothorax rechts, der trotz zweimaliger Thorakokaustik nicht wirksam gestaltet werden konnte und mehrere medikamentöse Behandlungen teils ambulant, teils stationär mit INH, Streptomycin, Conteben gingen dem Eingriff voraus. Nach vorübergehender Besserung war es drei Jahre präoperativ zu einer Exazerbation mit einer 4×3 cm großen Kaverne rechts gekommen (Abb. 111 u. 112). Die im Auswurf und im Operationspräparat kulturell nachgewiesenen Tuberkelbakterien zeigten gegen INH und Streptomycin eine Resistenz, waren jedoch gegen PAS, Conteben, Viocin und Cycloserin sensibel. Die Patientin litt an einem Hypocortizismus bei einer Größe von 163 cm und einem Körpergewicht von 44,4 kg. Außer der 3×4 cm großen Kaverne im rechten Oberlappen mit zahlreichen Streuherden im restlichen Oberlappen (Abb. 113) waren im Mittel- und Unterlappen zahlreiche hirse- bis reiskorngroße indurierte Herde palpabel. Diese mußten jedoch bis auf einen kirschgroßen Herd im Mittellappen belassen werden, da auch in der linken Lunge einzelne Herde röntgenologisch nachweisbar waren und die Gesamtfunktion nicht ausreichte, um eine Pneumonektomie durchzuführen. Die Restlunge hatte sich

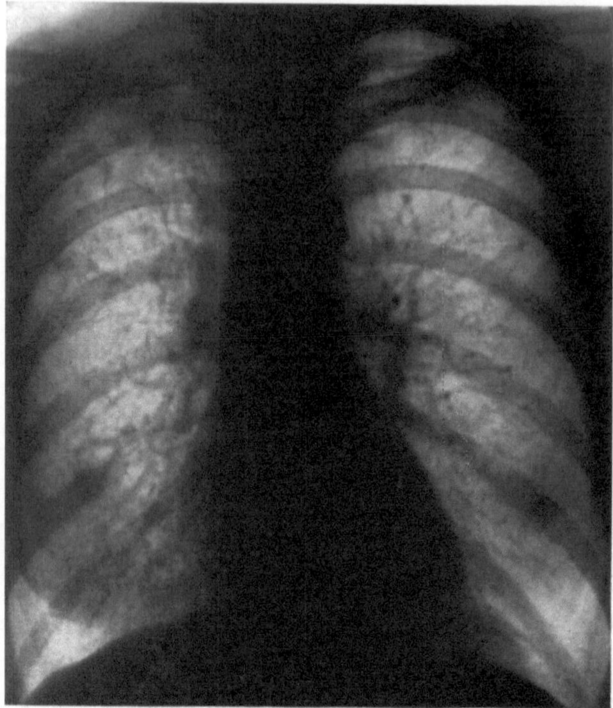

Abb. 111. (648/60) Tertiärkaverne im rechten OL mit ausgedehnten Streuungen im Bereich der übrigen Lunge. Kirschgroßer Herd im rechten ML

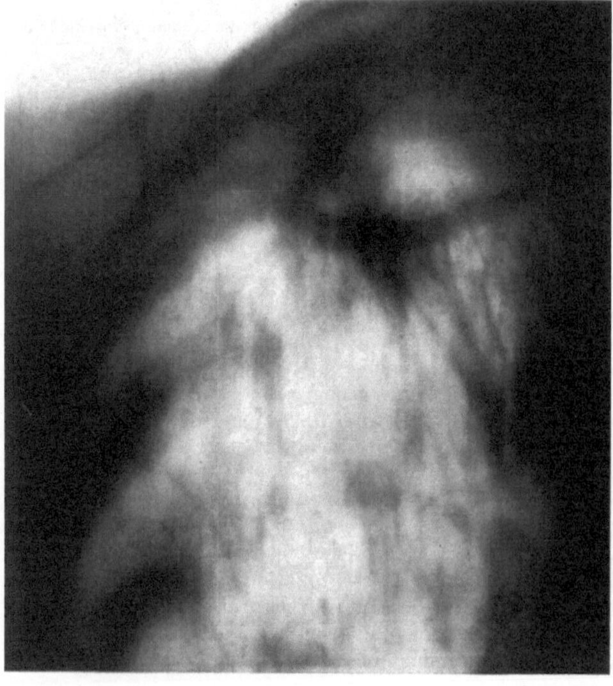

Abb. 112. (648/60) 3 × 4 cm große Kaverne im rechten OL mit zahlreichen Umgebungsstreuungen. In der Schichtaufn. kleiner Flüssigkeitsspiegel nachweisbar

jedoch – wie die $4^1/_2$ Jahre postoperativ angefertigte Aufnahme zeigt (Abb. 114) – wieder völlig ausgedehnt. Die Restherde beiderseits waren stabil geblieben.

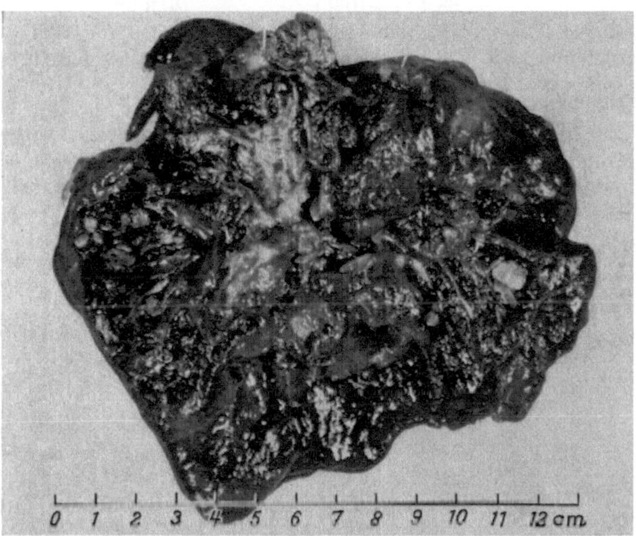

Abb. 113. (648/60) Das von zentral her aufgeschnittene Operationspräparat läßt die 3 × 4 cm große Kaverne und die zahlreichen Streuherde im rechten OL erkennen

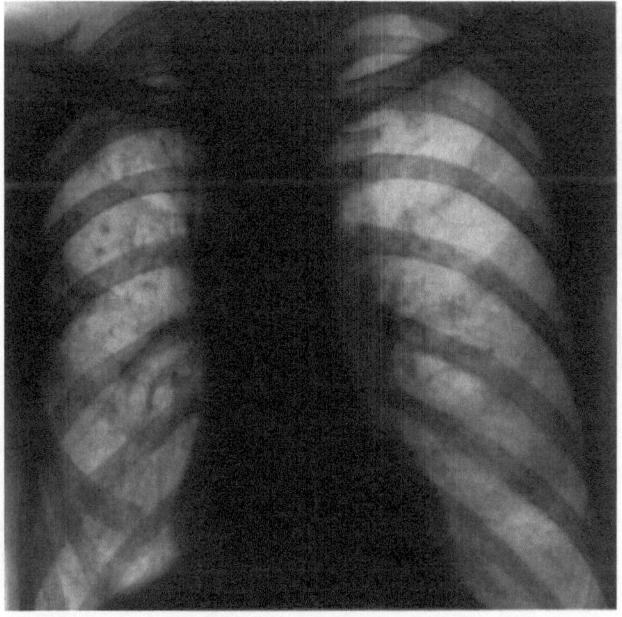

Abb. 114. (648/60) Der Befund zeigt viereinhalb Jahre postoperativ die Restherde des M- und UL stabil. Keine Resthöhle

Verhalten der ventilatorischen Lungenfunktion:

	präoperativ	14 Mon. postoperativ
VK:	3,8 l (+3,8%)	2,0 l
AGW:	68,4 l (+10%)	20,3 l *
Atemstoßtest:	58% der Ist-VK	56% der Ist-VK
Residualvolumen:	33,4% der Ist-TK	44% der Ist-TK

Berufliches Ergebnis:

Die vor ihrer Erkrankung als Verkäuferin und Arbeiterin einer Textilfabrik tätig gewesene Patientin hat wegen ihrer Nebennierenunterfunktion bisher noch keine regelmäßige Tätigkeit wieder aufgenommen. Sie ist jedoch in der Lage, ihren eigenen Haushalt selbst zu versorgen.

Resektion des linken Unterlappens

358/61 (421/62) Alter bei der Operation: 25 J. – ♂

Die Tuberkulose bestand bereits acht Jahre präoperativ. Mehrfache stationäre Behandlungen mit einer intensiven Chemotherapie mit Streptomycin, INH und PAS waren voraus-

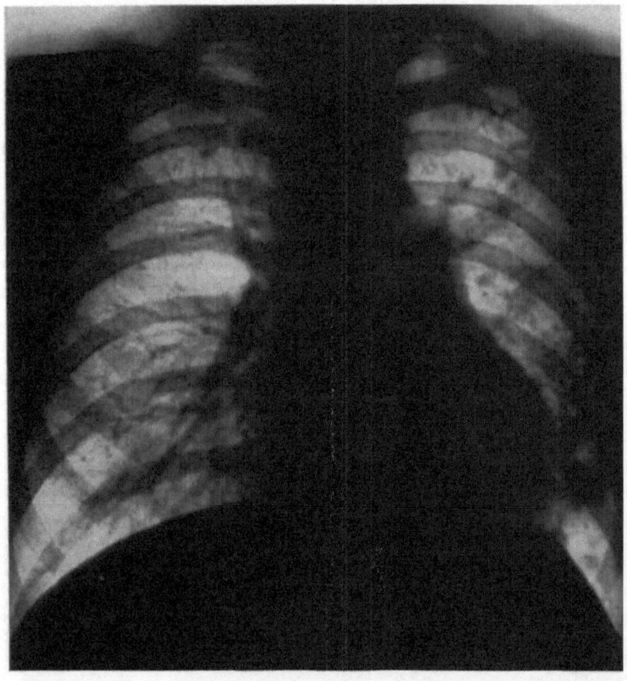

Abb. 115. (421/62) 3 × 4 cm große Kaverne im linken UL, ausgedehnte zerstreutherdige Tbk in den übrigen Lungenabschnitten mit indurierten Herden

gegangen. Ebenfalls hatte der Patient vier Monate lang ein Pneumoperitoneum getragen, welches die Unterlappenkaverne links nicht beeinflussen konnte. Die aus dem *Sputum* gezüchteten Bakterien erwiesen sich gegen INH mäßig sensibel und resistent gegen Streptomycin

* Der erheblich reduzierte AGW und die VK sind auf eine mangelnde Mitarbeit der Patientin zurückzuführen.

und PAS. Sensibel waren sie noch gegen Conteben, Cycloserin und Viocin. Aus der Kaverne des Operationspräparates zeigte sich eine hohe Resistenz gegenüber INH und Streptomycin und eine erhaltene bzw. wieder gewonnene Sensibilität gegen PAS, Conteben, Viocin und Cycloserin. Die Tuberkulose war zerstreutherdig angelegt (Abb. 115). Im Sinne einer Kavernenchirurgie wurde zunächst versucht, durch Resektion der Segmente 8 und 9, in denen die 3×4 cm große Kaverne lag (Abb. 116), den Hauptherd zu entfernen. Im Unterlappen und im Oberlappen waren zahlreiche, jedoch indurierte Streuherde festzustellen. Die Operation hatte zunächst nicht den gewünschten Erfolg, da die parenchymatösen Wundflächen des Subsegmentes 8 und 10, die aneinandergesteppt worden sind, nicht verheilten. Es entwickelte sich eine neue Hohlraumbildung mit Bronchialanschluß und Absiedlung von Tuberkelbakterien (Abb. 117). Erst nach Entfernung des restlichen linken Unterlappens – zehn Monate nach

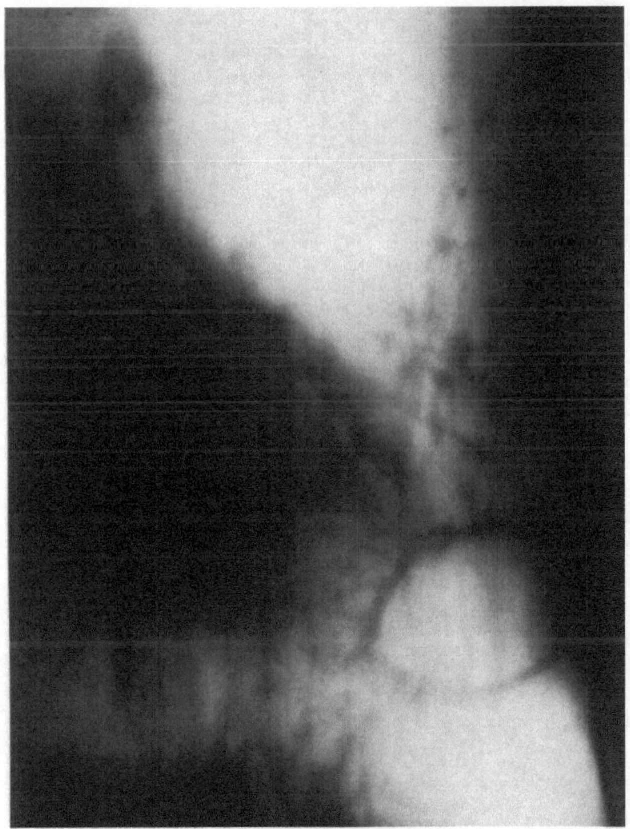

Abb. 116. (421/62) Die Schichtaufn. zeigt die Kaverne im 8. und 9. Segment gelegen mit zahlreichen indurierten Streuherden in der Umgebung

der Segmentresektion – konnte der gewünschte Operationserfolg erzielt werden. Hierbei wurden zur Einengung des basalen Hohlraumes aus der 6. Rippe 4,5 cm, aus der 7. 10 cm, aus der 8. 13 cm und aus der 9. 12 cm entfernt. Theoretisch wäre zur Einengung des basalen Hohlraumes auch eine Phrenikusparese möglich gewesen. Die hieraus zu erwartenden funktionellen Einbußen, auch für den verbleibenden Oberlappen und für die gesamte Atemmechanik, haben uns diesen Weg jedoch nicht beschreiten lassen. Die Tuberkulose ist zur Ruhe gekommen, wie die Aufnahme über ein Jahr nach der Lobektomie zeigt (Abb. 118).

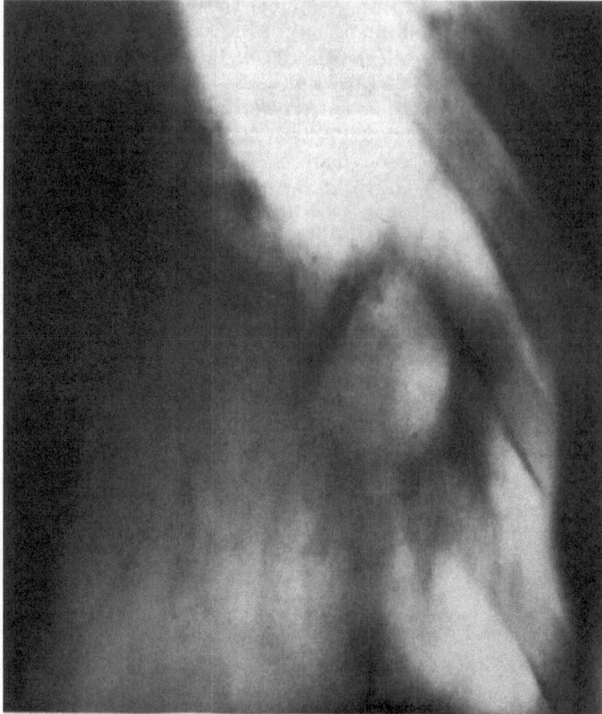

Abb. 117. (421/62) Die Schichtaufn. Zehn Monate postoperativ läßt eine Rekavernisierung im Bette der resezierten Segmente 8 und 9 mit massiver Umgebungsinfiltrierung erkennen

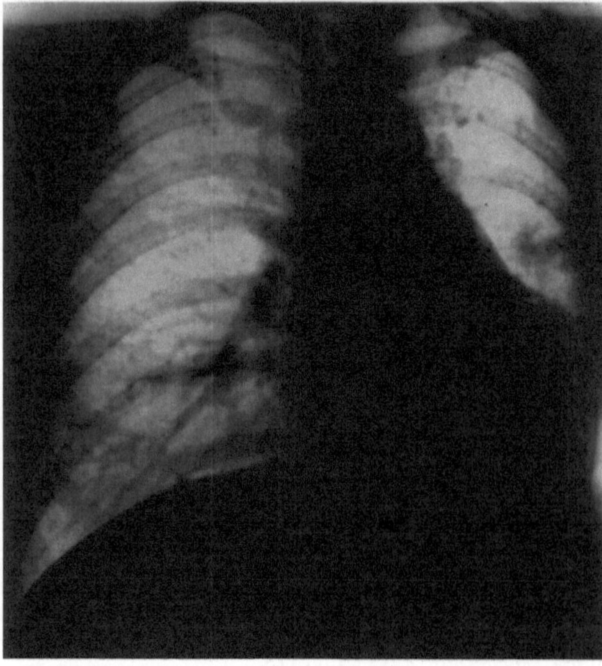

Abb. 118. (421/62) Fünfzehn Monate nach Resektion des restlichen UL links und Einengung der unteren Thoraxapertur durch Resektion der Rippen 6—9. Keine Resthöhle. Übrige Herde induriert

Verhalten der ventilatorischen Lungenfunktion:

	präoperativ	postoperativ (nach Lobektomie)
VK:	4,0 l (−7%)	3,0 l
AGW:	33,2 l (−2%)	65,9 l
Atemstoßtest:	78% der Ist-VK	79% der Ist-VK
Residualvolumen:	27% der Ist-TK	28% der Ist-TK

Berufliches Ergebnis:

Nachdem durch die Operation eine Entseuchung erzielt worden ist und bei ausreichender Lungenfunktion eine körperliche Leistungsfähigkeit für eine leichte Arbeit besteht, hat der Patient eine entsprechende Tätigkeit in der Metallindustrie aufgenommen. Er hat diese, beginnend ein Jahr nach der letzten Operation, bisher ohne Einschränkungen durchgeführt.

d) Resektionen von mehr als einem Lappen

Die Resektionen von mehr als einem Lappen sind mit der höchsten Rezidivquote belastet. Wurmig zitiert Mathey, der 25% und Hirdes, der 23% Rezidive angibt. Unsere eigenen Erfahrungen liegen erheblich niedriger.

724/61 Alter bei der Operation: 42 J. – ♂

Die Tuberkulose wurde 2½ Jahre präoperativ festgestellt. Intensive Chemotherapie mit INH, PAS, Streptomycin konnten den doppelseitigen Befund, bei dem die kavernöse Tuberkulose des rechten Oberlappens im Vordergrund stand, nicht beeinflussen (Abb. 119 u. 120). Die aus dem Sputum und dem Operationspräparat gezüchteten Tuberkelbakterien zeigten

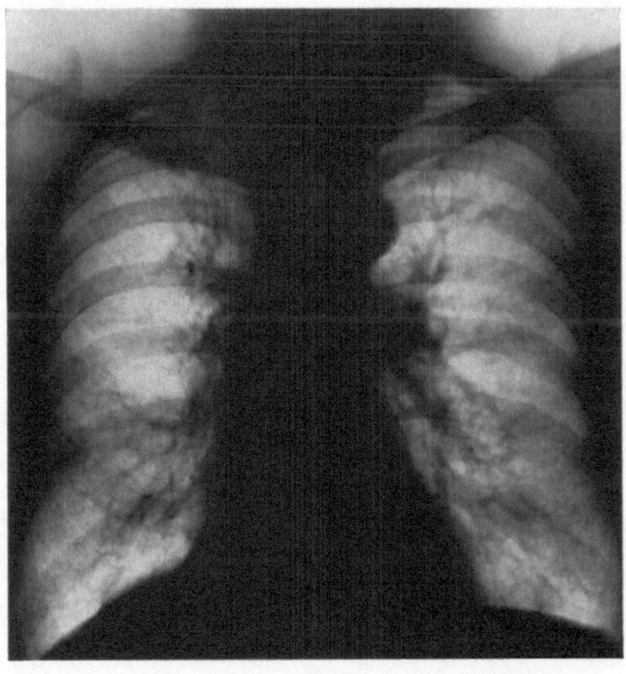

Abb. 119. (724/61) Doppelseitige zerstreutherdige Tuberkulose in beiden Oberfeldern mit 3 × 4 cm großer Kaverne in der rechten Lungenspitze

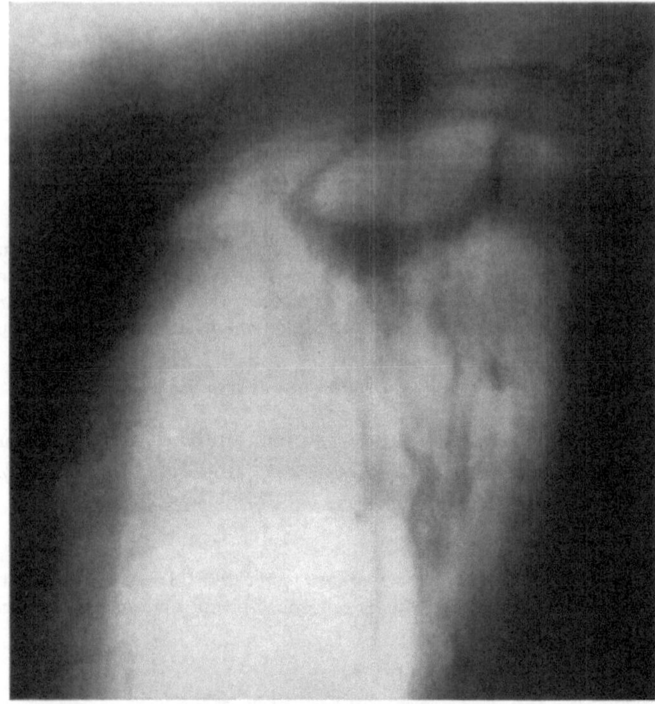

Abb. 120. (724/61) Die Schichtaufn. läßt im OL eine 3 × 4 cm große Kaverne und indurierte Herde in der Umgebung erkennen

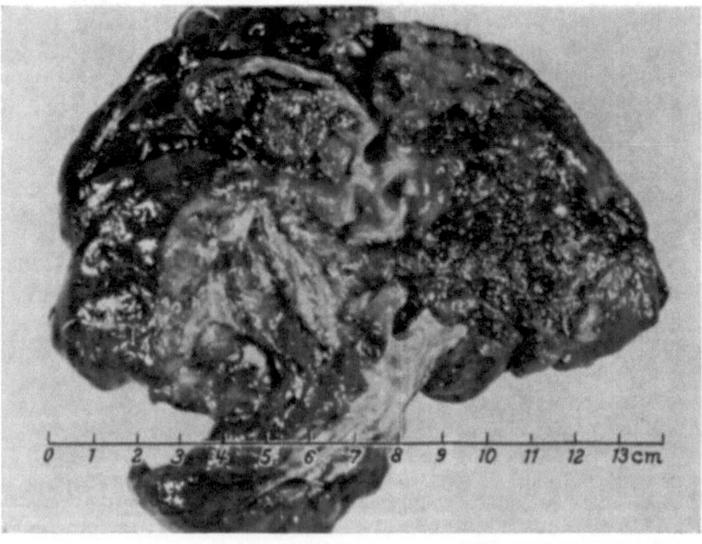

Abb. 121. (724/61) Das Operationspräparat stellt den rechten OL von zentral her eröffnet dar. Deutliche Kaverne 3 × 4 cm. Am unteren Rand des Bildes sieht man den kleinen atelektatischen ML mit peripherer Bronchiektasie bei zentraler Stenose

eine hohe Resistenz gegenüber INH und eine normale Empfindlichkeit gegenüber Streptomycin, PAS, Conteben, Viocin und Cycloserin. Der Operationsbefund ergab eine massiv mit der Thoraxwand verbackene Kaverne im Oberlappen und zeigte außerdem als Nebenbefund einen völlig atelektatischen Mittellappen. Diese Atelektase war infolge narbiger Veränderungen des Mittellappenbronchus entstanden. Bei der Operation wurden neben dem Oberlappen auch der Mittellappen mit entfernt (Abb. 121). Die Restlunge hatte sich allerdings unter Entwicklung einer mäßigen Kuppenschwiele, die mit der scharfen Lösung aus der Pleurakuppel in ursächlichem Zusammenhang steht, wieder völlig ausgedehnt (Abb. 122).

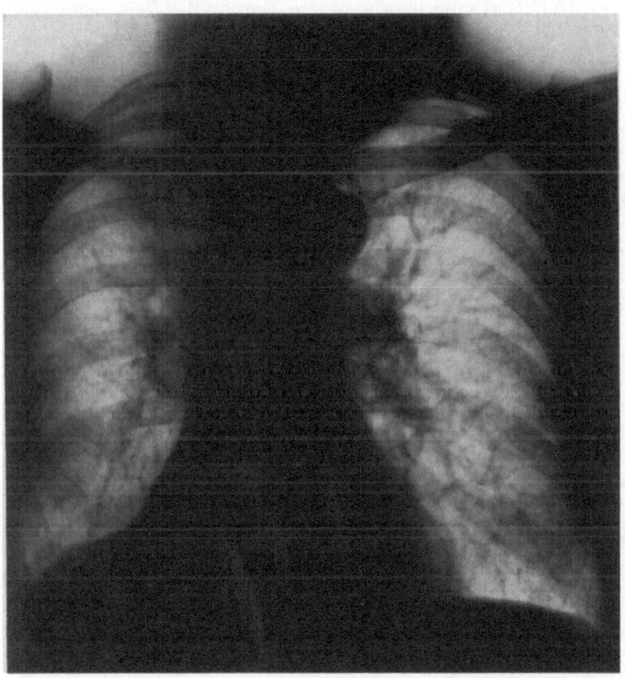

Abb. 122. (724/61) Zehn Monate postoperativ. Deutliche Kuppenschwiele rechts. Das um zwei Querfinger höhergetretene rechte Zwf. ist synchron beweglich

Verhalten der ventilatorischen Lungenfunktion:

	präoperativ	1 Jahr postoperativ
VK:	4,1 l (+2%)	3,4 l
AGW:	88,4 l (±0%)	65,2 l
Atemstoßtest:	59% der Ist-VK	60% der Ist-VK
Residualvolumen:	31% der Ist-TK	30% der Ist-TK

Berufliches Ergebnis:

Von seiten der Lunge bestanden keine Bedenken, daß der Patient ein Jahr postoperativ eine leichte bis mittelschwere Tätigkeit aufgenommen hatte.

337/63 Alter bei der Operation: 18 J. – ♀

Die Tuberkulose war bereits sechs Jahre vor der Operation bekannt. Mehrere intensive chemotherapeutische Behandlungen mit INH und Streptomycin konnten eine 3×3 cm große Kaverne im linken Oberlappen nicht beeinflussen. In einer auswärtigen Klinik wurde die

Oberlappenresektion links durchgeführt, obgleich – wie aus dem Operationsbericht hervorging – die Tuberkulose sich auf das apikale Segment des Oberlappens beschränkt hatte. In der Unterlappenspitze haben sich aber offenbar noch indurierte Herde befunden. Dies ging zwar aus dem Operationsbericht der auswärtigen Klinik nicht eindeutig hervor. Auf Grund der Verlaufsbeobachtung muß ein derartiger Befund jedoch vorgelegen haben. Bereits neun Monate nach der Lobektomie kam es zu einer Exazerbation der Herde in der Unterlappenspitze mit einer deutlichen Kavernisierung (Abb. 123 u. 124). Die aus dem Auswurf gezüchteten und auch im Operationspräparat vorhandenen Tuberkelbakterien zeigten eine starke Resistenz gegenüber INH und eine herabgesetzte Empfindlichkeit gegenüber Streptomycin,

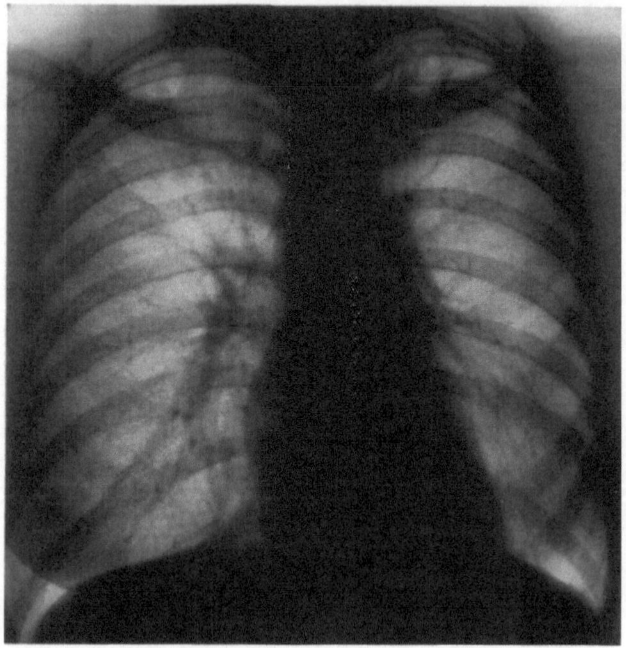

Abb. 123. (337/63) Exazerbationstuberkulose in der UL-Spitze links neun Monate nach OL-Resektion links wegen 3 × 4 cm großer isolierter Kaverne

gegenüber PAS und Conteben bestand Sensibilität. Da nach der Lobektomie nur relativ wenig Verwachsungen zu erwarten waren, wurde das 6. Segment operativ entfernt (Abb. 125). Es fand sich eine gut kirschgroße Kaverne mit einer Vielzahl kleinerer bis erbsgroßer unmittelbarer Streuherde. Die Lunge hat sich wieder allseits ausgedehnt und zeigt – 20 Monate postoperativ – keine Restherde mehr (Abb. 126). Die Überdehnung der restlichen Unterlappensegmente hatte keine wesentliche Erhöhung des Residualvolumens zur Folge.

Verhalten der ventilatorischen Lungenfunktion:

	präoperativ	bei Entlassung 3 Mon. postoperativ
VK:	3,1 l (−12%)	2,8 l
AGW:	82 l (+6%)	63,3 l
Atemstoßtest:	96% der Ist-VK	89% der Ist-VK
Residualvolumen:	25% der Ist-TK	32% der Ist-TK

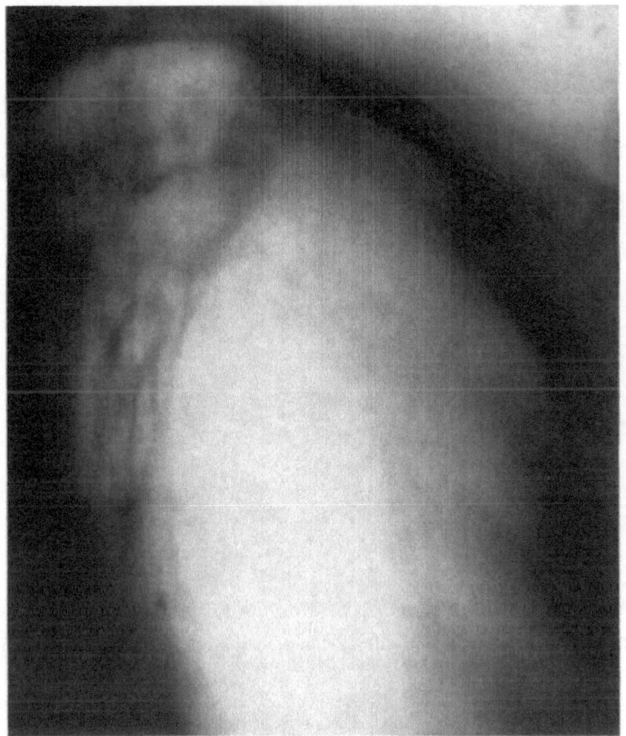

Abb. 124. (337/63) Die Schichtaufn. läßt im 6. Segment neben einer 2×2 cm großen Kaverne zahlreiche bis erbsgroße Herde in der Nachbarschaft erkennen

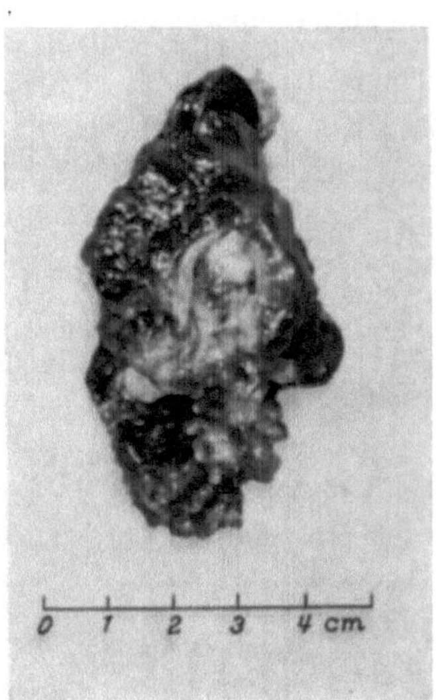

Abb. 125. (337/63) Das von zentral her eröffnete Operationspräparat stellt die gut kirschgroße Kaverne im 6. Segment dar Restliche Segmentanteile mit zahlreichen Streuherden durchsetzt

Berufliches Ergebnis:

Die jugendliche Kranke hat ein Jahr postoperativ eine Ausbildung als Arzthelferin begonnen und erfolgreich abgeschlossen.

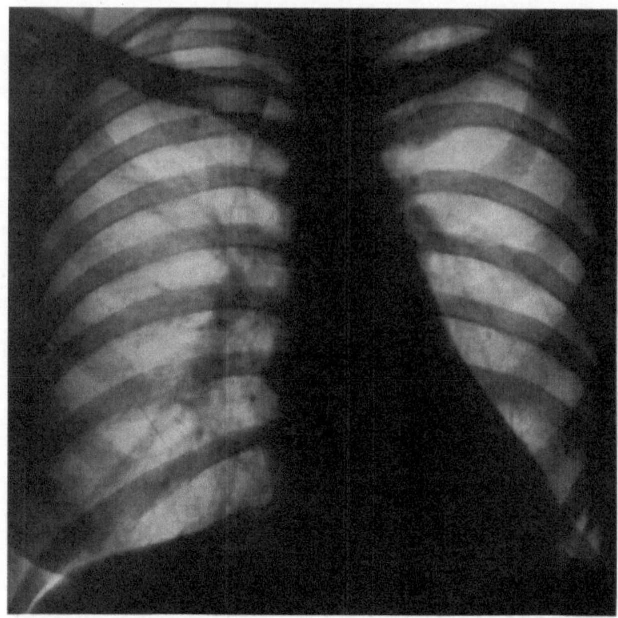

Abb. 126. (337/63) Zwanzig Monate postoperativ Überhellung der linken Lungenseite durch vermehrte Transparenz der verbliebenen Restsegmente

e) *Pneumonektomien*

Die klassische Indikation für die Pneumonektomie ist die destroyed lung. Eine solche kann sich auch im Laufe einer Reihe von unvollkommenen aktiven Behandlungsmaßnahmen allmählich entwickeln.

993/60 Alter bei der Operation: 53 J. – ♀

Entdeckung der Tuberkulose elf Jahre vor der Operation mit kavernisiertem Befund im rechten Oberlappen. Ausgedehnte Chemotherapie mit Streptomycin, PAS, INH, Eprazin. Pneumothorax rechts wegen Unwirksamkeit aufgelassen. Pneumolyse rechts unwirksam. Neun Jahre vor der Entfernung der Restlunge, Oberlappenresektion rechts. Nach sieben Jahren Auftreten einer Kavernisierung im Bereich der Unterlappenspitze. Temporäre Phrenikusparese und Pneumoperitoneum ohne Erfolg. Massive homolaterale Streuungen (Abb. 127 u. 128). Die entfernte Restlunge ließ im 6. Segment eine hühnereigroße Kaverne mit massiven Streuungen im Bereich des übrigen Unterlappens und des Mittellappens erkennen. Die Abb. 129 zeigt den Zustand 27 Monate postoperativ. Die Resthöhle wurde durch eine Thorakoplastik beseitigt.

Verhalten der ventilatorischen Lungenfunktion:

	präoperativ	1 Jahr postoperativ
VK:	2,4 l (±0 %)	1,4 l
AGW:	51,5 l (±0%)	36,5 l
Atemstoßtest:	73% der Ist-VK	80% der Ist-VK
Residualvolumen:	30% der Ist-TK	34% der Ist-TK

Größe: 155 cm; Gewicht: 66,6 kg.

Berufliches Ergebnis:

Die Patientin versorgt ihren eigenen Haushalt und arbeitet, ihrem ganz persönlichen Wunsch und innerem Bedürfnis entsprechend, halbtags in einem Krankenhaus als Stationshilfe.

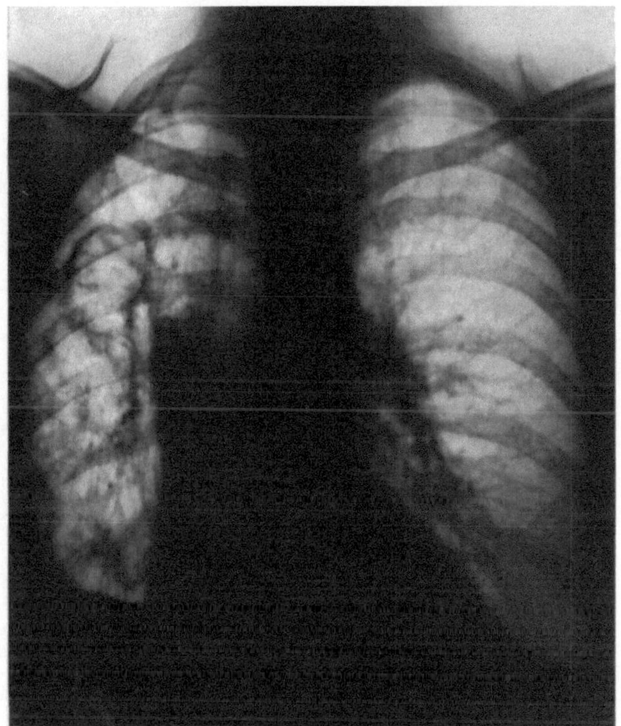

Abb. 127. (993/60) 4 × 6 cm große Kaverne im rechten Mittelfeld mit zahlreichen Streuherden in der Restlunge rechts. Zustand nach Pnth und Pneumolyse rechts, Phrenicusparese, Pneumoperitoneum und OL-Resektion rechts

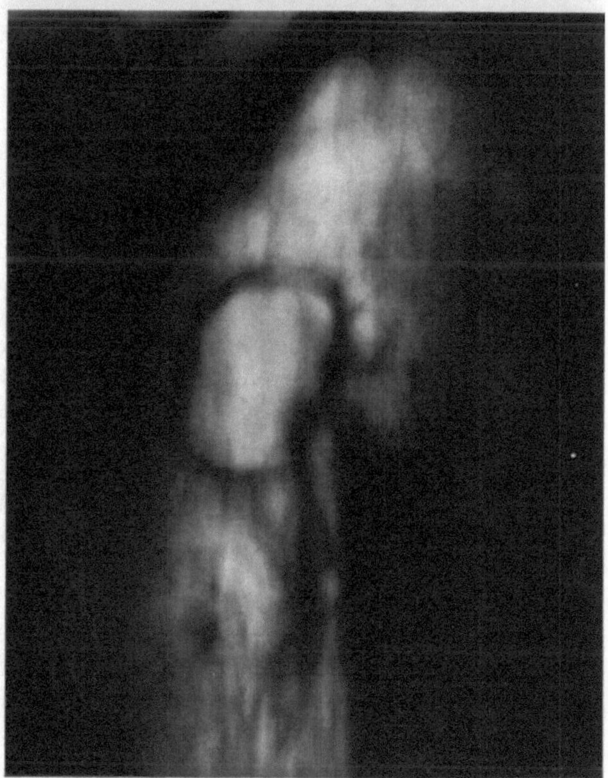

Abb. 128. (993/60) Die Schichtaufn. läßt die 4 × 6 cm große Kaverne im 6. Segment mit massiver Verschwielung und ausgedehnten Streuherden erkennen

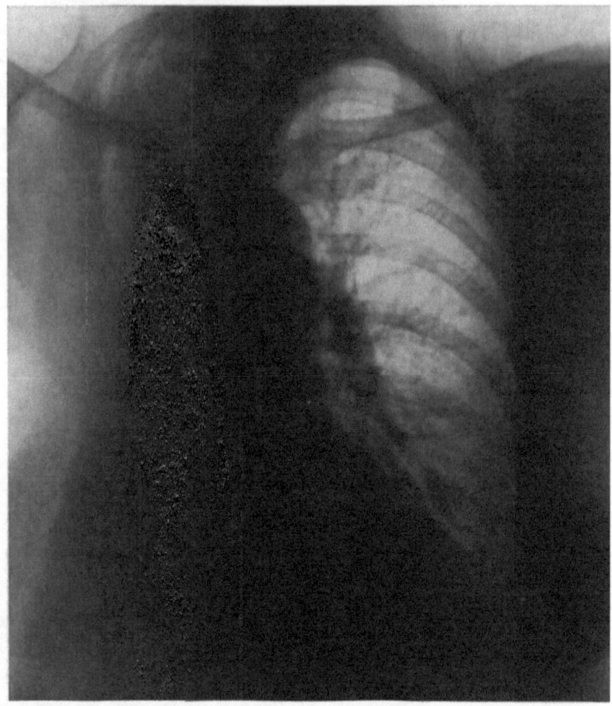

Abb. 129. (993/60) Fünfzehn Monate nach der Pneumonektomie und einer Thorakoplastik. Reizlose Lunge links, keine Resthöhle rechts

Pneumonektomie im Kindesalter. Bei *Kindern* gelten die gleichen Standardindikationen wie bei Erwachsenen. Die Pneumonektomie wird im Kindesalter im allgemeinen gut vertragen (BRÜGGER, DOESEL u. KÖNIG; GÖRGENYI u. SZÖTS). GÖRGENYI und SZÖTS haben über die Nachbeobachtung bei 27 pneumonektomierten Kindern und Jugendlichen berichtet. Drei hatten ein Alter von sechs bis zehn Jahren, 13 ein Alter von 11–14 Jahren und elf ein Alter von 15–18 Jahren zum Zeitpunkt der Operation. Die Nachbeobachtungszeit betrug vier bis neun Jahre. Es entstehen nach den beiden Autoren keine größeren Thoraxdeformitäten, auch würde kardio-respiratorisch eine sehr gute Anpassungsfähigkeit vorliegen. Die Indikation ist trotz dieser guten Erfahrung jedoch sehr streng zu stellen.

So einhellig wie die Auffassung zur Indikation der Pneumonektomie ist, so unterschiedlich sind die Auffassungen über die therapeutischen Wege, die man beschreiten soll, um sich mit der Resthöhle nach Pneumonektomie auseinanderzusetzen.

Im einzelnen kennen wir folgende Möglichkeiten:

1. Die Höhle einfach sich selbst überlassen und einen sog. Fibrothorax durch Organisation des in die Höhle eindringenden Serums zu erreichen versuchen (VOSSSCHULTE). Die nachteiligen Wirkungen des auftretenden Unterdruckes kann man durch Seruminstillationen noch zu vermindern versuchen und das statische Gleichgewicht am verlagerten Mediastinum wiederherstellen.

2. kann man auch versuchen, zunächst mit Luftnachfüllungen einen konstanten Druck in der Resthöhle zu erhalten (GRIESBACH; KLEIN; RINK). Bei Exsudat innerhalb des Pneumothorax kann versucht werden, eine Umwandlung in einen Fibrothorax zu erreichen (RINK u. KLEIN).

3. Einlegen eines Füllkörpers, z. B. Polystan, in den verbliebenen Hohlraum (von ROSEN-LUND; DENK; UNHOLTZ).

4. Auffüllung des Hohlraumes mit Paraffinöl (FREISE u. SCHÜLER).

5. Einengung des Hohlraumes durch Thorakoplastik.

Alle Maßnahmen haben zum Ziel, das Mediastinum möglichst in Mittellage zu halten. Kommt es bei Aufschrumpfen der Höhle beim Fibrothorax zu einer erheblichen Verlagerung der Mediastinalorgane nach der kranken Seite, so können hieraus nicht unerhebliche Zirkulationsstörungen in der kontralateralen oberen Extremität resultieren (SCHULZE-BRÜGGEMANN). Durch eine Ausziehung der Arteria subclavia kann ihr Lumen erheblich eingeengt werden. Die Luftnachfüllungen bedeuten für den Kranken ein lebenslanges Aufsuchen des Arztes in regelmäßigen Abständen von drei bis sechs Wochen mit einer jeweiligen intrathorakalen Lufteinfüllung. Die *Polystanplombe* heilt nach eigenen Erfahrungen in 84% reizlos ein, wenn sie richtig indiziert angewendet worden ist. Gelingt es nicht, alle tuberkulösen Eiterherde, z. B. bei einem partiellen Empyem oder sehr randnahen Lungenherden, aus der Thoraxwand zu entfernen, dann läßt sich eine tuberkulöse Infektion des Plombenbettes sicher nicht vermeiden und die Plombe müßte sekundär entfernt werden. Nur bei völlig einwandfreier Pleura parietalis kommt es zu einem guten Einwachsen der Plombe, wie an einem praktischen Beispiel demonstriert werden soll.

4845/53 Alter bei der Operation: 24 J. – ♀

Mit 17 Jahren Kniegelenkstuberkulose links festgestellt, Kniegelenksversteifung. Lunge seinerzeit o. B. Ein Jahr vor der Operation Feststellung eines Lungenbefundes. Trotz Chemotherapie (Streptomycin, Conteben und INH) keine Änderung. Bakterienempfindlichkeit gegen Streptomycin, INH und PAS normal, gegen Conteben mäßig empfindlich. Entwicklung einer destroyed lung links (Abb. 130). Nach der Pneumonektomie wurde sofort in einer Sitzung eine Polystanplombe eingelegt, die sich auch zwölf Jahre postoperativ völlig reizlos gehalten hat. Eine röntgenologisch sichtbare vordere Mediastinalhernie macht keine Beschwerden (Abb. 131).

Verhalten der ventilatorischen Lungenfunktion:

	präoperativ	1 Jahr postoperativ
VK:	2,8 l	2,5 l
AGW:	36 l	27,7 l
	12 Jahre nach der Operation	
VK:	2,7 l	
AGW:	34,7 l	
Atemstoßtest:	48,2% der Ist-VK	

Das Residualvolumen ist mit 28,3% der Ist-TK 12 Jahre postoperativ nicht erhöht.

Bei der Patientin haben sich die Lungenfunktionswerte zwölf Jahre postoperativ nach Entfernung des linken Lungenflügels und Eingabe einer Polystanplombe gegenüber den ersten postoperativ ermittelten Werten (ein Jahr nach Operation) deutlich verbessert.

Berufliches Ergebnis:

Die Patientin hat postoperativ geheiratet, hat zwei Schwangerschaften ohne Beschwerden ausgetragen und geht ihrem Beruf als Zuschneiderin ohne Einschränkung nach.

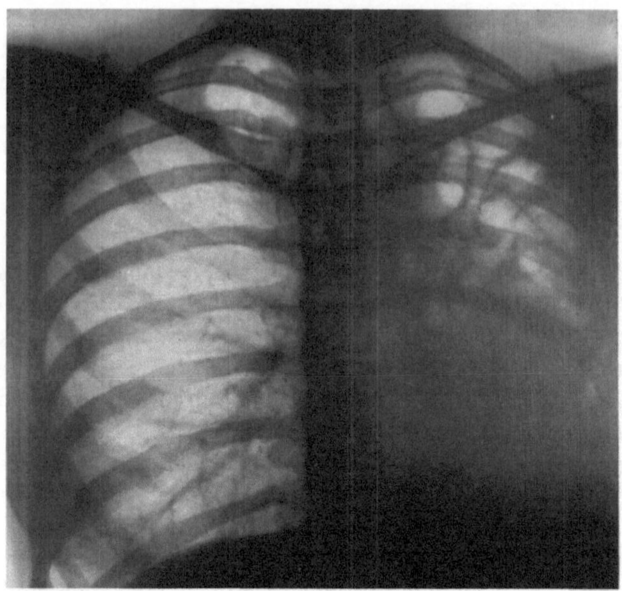

Abb. 130. (4845/53) Destroyed lung links, die ein Jahr vor dieser Röntgenaufnahme zufällig festgestellt wurde

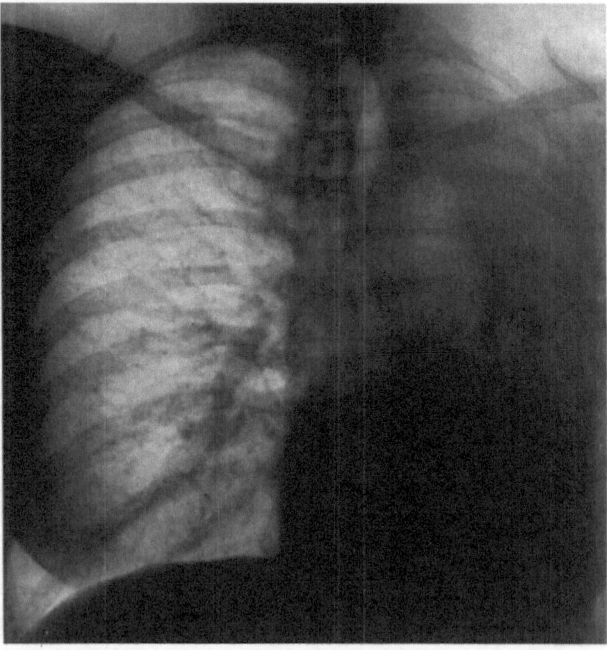

Abb. 131. (4845/53) Derselbe Fall fast zwölf Jahre nach Pneumonektomie mit Einlage einer Polystanplombe, die reizlos eingeheilt ist. Mediastinalhernie, Herz nur gering verlagert, keine funktionellen Störungen

Auf Grund der vorhandenen Unterlagen ist die Kranke lediglich zwei Jahre postoperativ noch in ärztlicher Behandlung gewesen und hat in den letzten zehn Jahren wegen ihrer Lunge keinen Arzt mehr benötigt.

Bei einem spezifischen Infekt in der Pneumonektomiehöhle läßt sich im allgemeinen eine Thorakoplastik nicht umgehen. Es gelingt jedoch auch gelegentlich, bei einem intakten Bronchusverschluß durch intensive Spülbehandlung die Empyemhöhle steril zu bekommen und dann mit einer sekundären Ölfüllung den Hohlraum aufzufüllen.

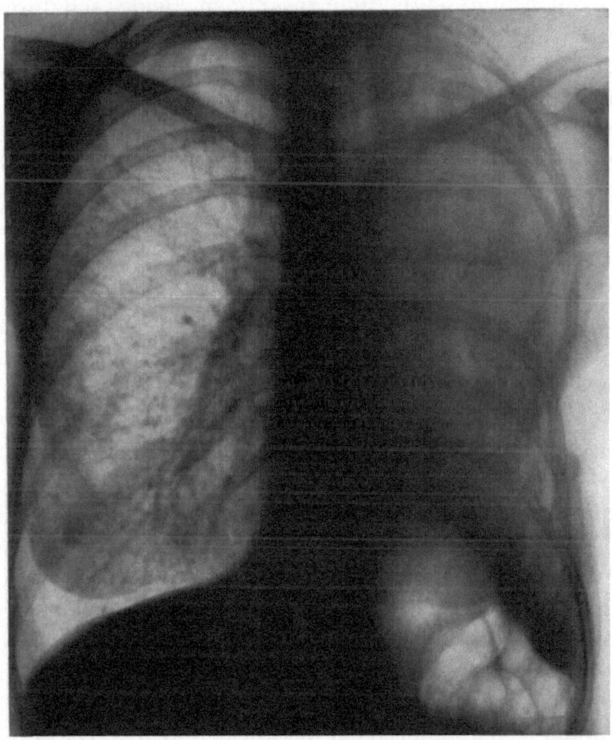

Abb. 132. (660/63) Auffüllung einer ehemals mischinfizierten Resthöhle nach Pneumonektomie ohne innere Fistel mit Paraff. liqu. drei Jahre vor Anfertigung der Röntgenaufnahme. Herz nahezu mittelständig

Nach einer Pneumonektomie zeigte sich bei einer damals 45jährigen Patientin ein mischinfiziertes Pleuraempyem. Eine intensive Spülbehandlung konnte den Infekt beseitigen. Die Höhle wurde anschließend mit Paraff. liqu. aufgefüllt. 3 Jahre danach kam die Patientin zu einer Sicherungskur in stationäre Behandlung. Die Patientin hatte keinerlei lokale Beschwerden. Der Röntgenbefund (Abb. 132) ließ keine Verdrängung oder Verziehung des Mediastinums erkennen[1].

Die Plastik primär bereits unmittelbar im Anschluß an die Pneumonektomie durchzuführen, stellt eine ganz erhebliche Erhöhung des Operationstraumas dar, obgleich das Mediastinum bei Tuberkulose im allgemeinen fester als z. B. beim Karzinom ist (BRÜCKNER), weil es bei den Tumoren im allgemeinen nicht zu Entzündungen an der mediastinalen Pleura kommt.

[1] Die Pneumonektomie und die Anlage des Oleothorax wurde von Herrn Dr. FREISE, Leitender Arzt der Chir. Abt. der Klinik für Lungenkranke Heckeshorn-Berlin, ausgeführt.

Bolt, Knipping und Rink schlagen nach einer Pneumonektomie eine sekundäre Plastik auch dann vor, wenn durch wiederholte funktionelle Untersuchungen augenscheinlich wird, daß der Atemgrenzwert die Tendenz hat, kleiner zu werden, während das Residualvolumen zunehmende Werte aufweist. Die Verkleinerung des Atemgrenzwertes und die Vergrößerung des Residualvolumens hängen mit einem „labilen Mediastinum" und einer Erweiterung der verbleibenden kontralateralen Lunge mit Emphysembildung zusammen. Beides soll durch die Thorakoplastik verhindert werden.

Die Entwicklung von Mediastinalhernien kann auch durch Unterdruck auf der operierten Seite provoziert werden (Semisch). Bei der Einlage von Plomben oder der Durchführung einer Thorakoplastik wird diese Gefahr weitgehend verhindert. Selbst wenn es, wie in dem demonstrierten Fall mit der zwölfjährigen Polystanplombe, zu einer Mediastinalhernie gekommen ist, so hat sie durch das feste Plombenbett ihr natürliches Widerlager und kann sich nicht wie bei einem Pneumothorax nach Pneumonektomie in einen freien Raum hinein ausdehnen.

Rezidive nach Pneumonektomie sind relativ selten, sie können, wie Rezidive überhaupt nach Resektionsbehandlung, nur dann auftreten, wenn sich in der verbleibenden Restlunge noch tuberkulöse Herde befunden haben. Sie werden zwischen 3 und 4% angegeben (Kraan u. Eerland; Wurmig).

Vergleichende Untersuchungen prä- und postoperativ gewonnener Ventilationsgrößen nach Pneumonektomie sind u. a. von Maurath; Bloedner u. Voigt vorgenommen worden. Wie auch bei den Lungenteilresektionen kommt es nach einer Pneumonektomie erst ein Jahr postoperativ zum Abschluß der Erholungsphase auch der Ventilationsgrößen. Die zu diesem Zeitpunkt ermittelten Werte differieren je nach Ausgangsbefund von den präoperativen. Liegt als Indikation zur Pneumonektomie eine *völlig zerstörte Lunge* vor, so kann sich das Residualvolumen nur in günstiger Weise vermindern, da der Totraum der zwar belüfteten, aber nicht funktionsfähigen Lunge durch die Thoraxbewegungen noch eine gewisse Ventilation – die jedoch keinen effektiven funktionellen Wert besitzt – möglich machte. Erstaunlich wenig ändern sich die übrigen Werte. Die von Maurath und Rueger ermittelten Werte einer durchschnittlichen VK-Minderung um 7,3% und einer Minderung des Atemgrenzwertes um 3,8% ein Jahr postoperativ gegenüber den präoperativen Werten entsprechen auch unseren Erfahrungen. Diese Werte können sich 12 Jahre postoperativ – wie demonstriert werden konnte – noch verbessern.

Keyssler berichtet über Tierexperimente an Hunden, mit denen er die Durchblutungsänderung im großen und kleinen Kreislauf nach experimentellen Pneumonektomien untersucht hat. Er kommt zu dem Ergebnis, daß 1. die Abklemmung der Arteria pulmonalis zu einer mechanischen Einengung der Lungenstrombahn und damit zu einer Druckerhöhung in der Arteria pulmonalis der anderen Seite mit passiver Erweiterung der Gefäße der Restlunge, durch deren Querschnitt ein gesteigertes Blutvolumen fließt, führt, 2. das Absinken der alveolaren Sauerstoffspannung einen konstriktorischen Einfluß ausübt und dadurch zusätzlich eine Herzbelastung bedeutet. Die Entfernung jedoch eines funktionsuntüchtigen Lungenlappens bessert die Sauerstoffaufladung und trägt damit zur Entlastung des Kreislaufs bei. 3. Der Sauerstoffmangel bewirkt im großen Kreislauf einen Anstieg des Herzminutenvolumens, der infolge des verstärkten venösen Rückflusses vor allem zu Lasten des rechten Herzens geht. Ein gesundes Herz ist diesen Mehrbelastungen in der Regel gewachsen, ein geschädigtes nicht immer. 4. Der Anstieg oder Abfall des Arteriendruckes in den einzelnen Lungenabschnitten führt zu entgegengesetzten Refleximpulsen, die Entlastungs- oder Belastungsreaktionen im großen Kreislauf auslösen. Aus diesen experimentellen Untersuchungen ergibt sich für die Praxis die Forderung, während und vor allen Dingen nach Pneumonektomien die Sauerstoffsättigung über längere Zeit zu beobachten, vor allem dann, wenn noch funktionstüchtige Lungenteile mit entfernt werden mußten.

Das Verhalten des Elektrokardiogrammes nach Pneumonektomien wurde von KILLING u. BECKER; MERTENS u. LECHER beschrieben. Das Verhalten der Herzstromkurve ist wegen Verlagerung der elektrischen Herzachse oft von mechanischen Momenten bestimmt. Während MERTENS und LECHER bei linksseitiger Pneumonektomie erhebliche Achsenveränderungen beobachtet hatten, stellten sie bei rechtsseitigen Pneumonektomien kaum solche Lageveränderungen fest. Auf Grund ihrer Erfahrungen kommt es in zeitlicher Folge nach einer Pneumonektomie in ca. 20% zu einer als Myokardschädigung zu interpretierenden Erregungsrückbildung, meist links ventrikulär. Diese wird jedoch im wesentlichen kompensiert und ist von geringem Krankheitwert. Die Registrierung eines P-dextro-cardiale war äußerst selten, häufiger jedoch eine Verlängerung der Anpassungs- und Umformungszeit. Ähnliche Erfahrungen haben KILLING und BECKER gesammelt. Die Veränderungen treten sofort oder auch Jahre und Monate post operationem auf. Die vielgestaltigen, als Mangeldurchblutung aufzufassenden Abweichungen der Herzstromkurve seien jedoch praktisch immer kompensiert und mit günstiger Prognose. Rückbildungen wären noch Monate und Jahre postoperativ zu beobachten gewesen. Auch KILLING und BECKER haben gesehen, daß präoperativ pathologische Erregungsabläufe postoperativ sich gebessert oder völlig rückgebildet haben. Auch die linksseitigen Pneumonektomien haben nach ihrer Erfahrung hinsichtlich der Beeinflussung des Elektrokardiogramms eine schlechtere Prognose als die rechtsseitigen.

Die beruflichen Aussichten der Pneumonektomierten sind durchaus nicht ungünstig. FREOUR hat das Schicksal von 70 Pneumonektomierten postoperativ verfolgt und dabei 35 wieder voll arbeitsfähig gefunden. Davon waren von 20 Arbeitern, die einen „schweren Beruf" ausübten, 7 wieder in gleicher Tätigkeit eingesetzt. Die meisten fanden jedoch eine sitzende Beschäftigung.

f) Doppelseitige Teilresektionen

Auch eine doppelseitige Teilresektion der Lunge ist ohne Schwierigkeiten möglich.

515/63 Alter bei der Operation: 36 J. – ♂

Die Tuberkulose wurde zwei Jahre präoperativ festgestellt. Intensive Chemotherapie mit INH, Streptomycin, Eprazin, PAS und Hostacortin. Vergrößerung besonders des rechtsseitigen kavernisierten Prozesses (Abb. 133 u. 134). Die aus dem Operationspräparat der zuerst operierten rechten Seite gezüchteten Tuberkelbakterien waren gegen PAS und Conteben voll sensibel, bei INH und Streptomycin war ein Wachstum bei je 10 γ vorhanden. Bei der acht Wochen später durchgeführten Resektion der linken Spitzensegmente zeigte sich die Sensibilität gegenüber PAS und Conteben unverändert, gegenüber Streptomycin bestand jetzt eine

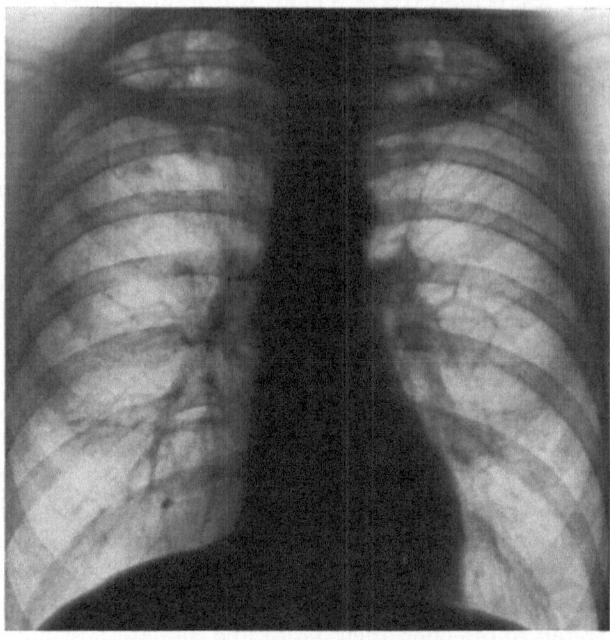

Abb. 133. (515/63) Doppelseitige, in beiden OL kavernisierte Tuberkulose bei der Feststellung

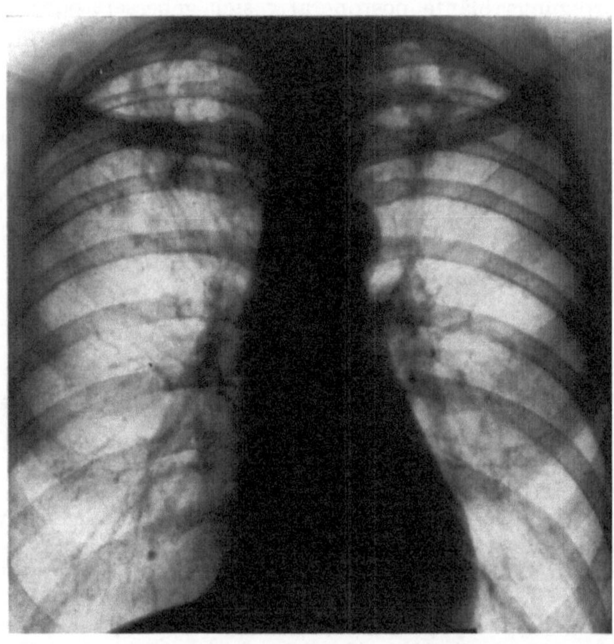

Abb. 134. (515/63) Derselbe Fall nach achtzehn Monaten Chemotherapie mit deutlich vergrößerter Kaverne rechts

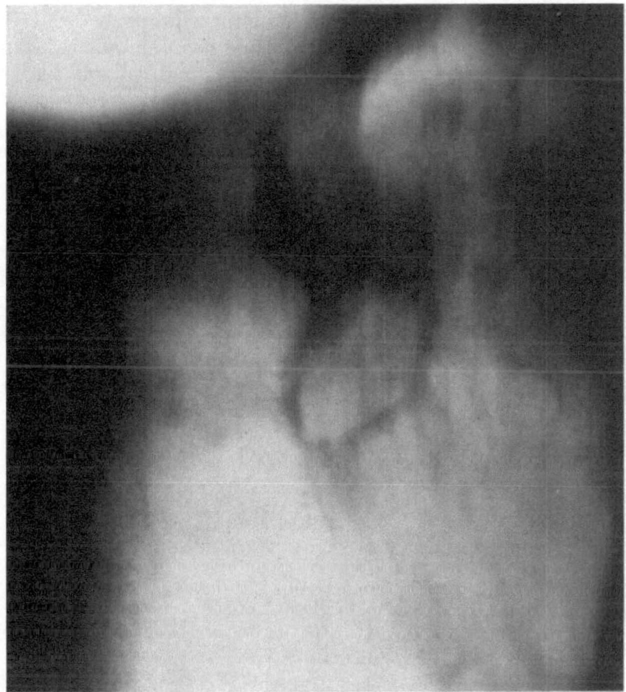

Abb. 135. (515/63) Die Schichtaufn. des rechten OL läßt eine 2 × 3 cm große Kaverne und einzelne Streuherde im 6. Segment erkennen

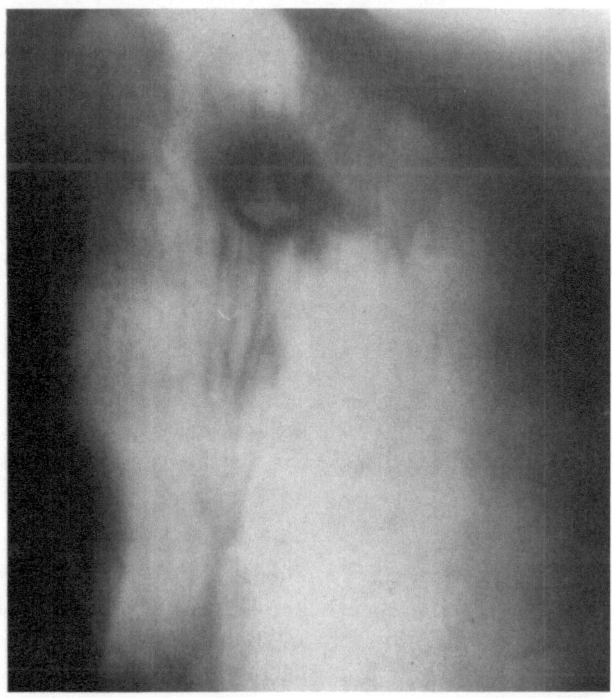

Abb. 136. (515/63) Die Schichtaufn. des linken OL zeigt eine 2 × 2 cm große Kaverne mit massiven Konglomeratherd im 1. und 2. Segment

ebenfalls hohe Resistenz mit einem Wachstum bei 50 γ. Bei INH war die Hemmung bei 10 γ unverändert wie bei dem rechtsseitigen Präparat vorhanden.

Rechts war der Oberlappen und das 6. Segment befallen, die übrige Lunge frei von palpablen Veränderungen. Es wurde eine Resektion des Oberlappens und des 6. Segmentes durchgeführt (Abb. 135). Der Befall links erstreckte sich nur auf die Spitzensegmente und machte auch nur eine Resektion des 1. und 2. Segmentes erforderlich (Abb. 136). Die Lunge hatte sich postoperativ allseits wieder ausgedehnt, ohne Hinterlassung größerer Narbenbildungen (Abb. 137).

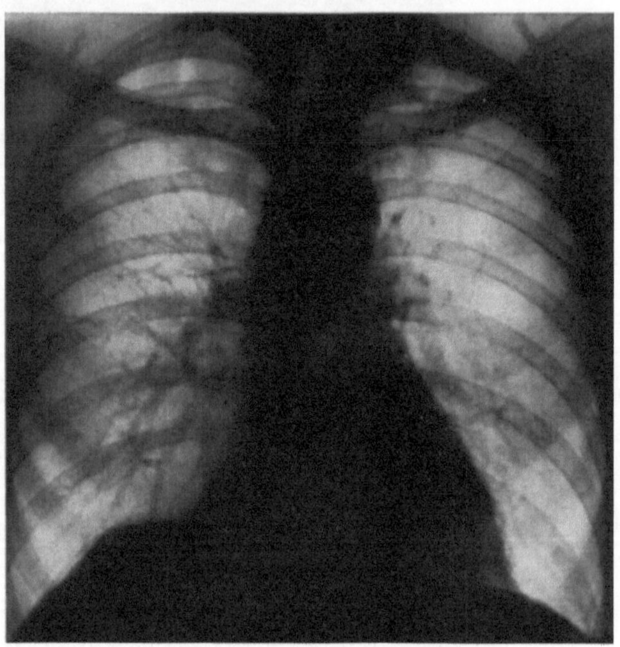

Abb. 137. (515/63) Dreizehn Monate nach der letzten Operation gute Ausdehnung beider Lungenhälften. Keine wesentlichen Narbenbildungen

Verhalten der ventilatorischen Lungenfunktion:

	präoperativ	1 Jahr nach der letzten Operation
VK:	5,9 l (+37%)	4,9 l
AGW:	81,2 l (—5%)	74,5 l
Atemstoßtest:	70% der Ist-VK	71% der Ist-VK
Residualvolumen:	30% der Ist-TK	36% der Ist-TK

Berufliches Ergebnis:

Der Pat. hat 1 Jahr postoperativ begonnen, seine bisherige Tätigkeit als Bohrer wieder aufzunehmen und übt sie ohne Einschränkungen und Beschwerden aus.

Resektionen unter Kollapstherapie

Restkavernen unter einer Kollapsbehandlung stellten eine ernste Komplikation dar, die den therapeutischen Erfolg der operativen Bemühungen zunichte machte. Zwar brachte die „lokale" Behandlung dieser Restkavernen auch schließlich in vielen Fällen eine Entseuchung, jedoch war dieser Weg hierzu ein recht mühevoller, schmerzreicher und langer, der an die Geduld von Patient und Arzt recht große Anforderungen stellte.

Mit dem Ausbau der Resektionsbehandlung gelingt es heute auch, einen wesentlichen Teil dieser Mißerfolge der Kollapstherapie erfolgreich zu behandeln, wofür die beiden folgenden Fälle ein Beispiel geben sollen.

Resektion unter Thorakoplastik

1014/62, Alter bei der Operation 48 J. – ♂

Mit 36 Jahren Feststellung einer Lungentuberkulose im rechten Oberlappen. Im gleichen Jahr Thorakoplastik rechts C 1–5. Restkaverne mit Bakteriennachweis. Trotz intensiver Chemotherapie praktisch gleicher Befund 11 Jahre lang (Abb. 138). Resektion der Segmente 1 und 2 und des Subsegmentes 3 bei Vorliegen einer Pulmo bilobata. Die Restkaverne und ein bohnengroßer Käseherd konnten in toto entfernt werden. Sehr gutes postoperatives Ergebnis (Abb. 139).

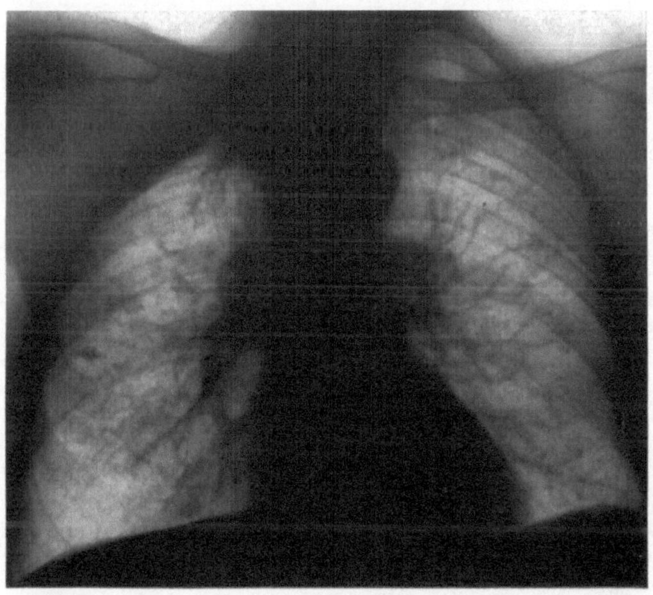

Abb. 138. (1014/62) Restkaverne unter 11 Jahre alter Thorakoplastik 1.—5. Rippe. Erfolglose intensive Chemotherapie

Verhalten der ventilatorischen Lungenfunktion:

	präoperativ	postoperativ
VK:	1,7 l (−27%)	1,7 l
AGW:	30,7 l (−34%)	31,2 l
Atemstoßtest:	58% der Ist-VK	54,4% der Ist-VK
Residualvolumen:	42% der Ist-TK	38% der Ist-TK

Berufliches Ergebnis:

Die bereits präoperativ eingeschränkte Lungenfunktion hat sich praktisch gleich gehalten. Der Pat. konnte – ohne Bakterienausscheidung und damit ohne Gefahr für seine Umgebung – eine von ihm angestrebte Pförtnertätigkeit ohne Einschränkung ausüben.

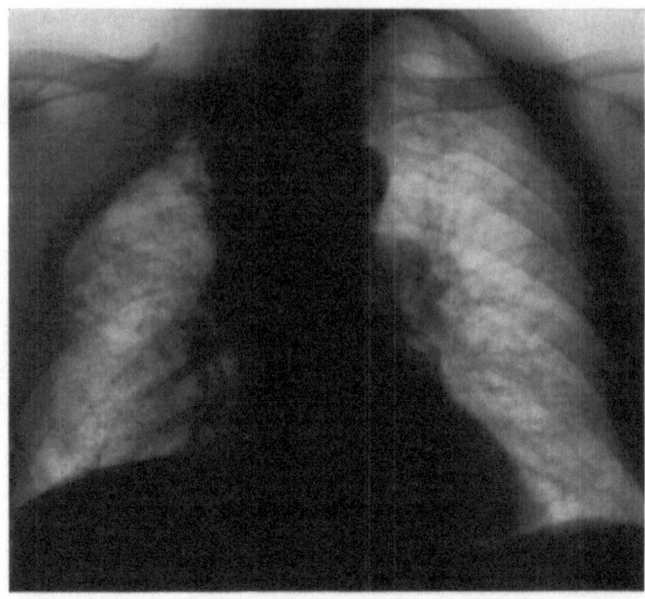

Abb. 139. (1014/62) 1 Jahr nach Resektion der 2 × 4 cm großen Restkaverne mit Entfernung der Segmente 1 u. 2 und des Subsegmentes 3, bei Vorliegen einer pulmo bilobata

Resektion unter Pneumolyse

1003/62, Alter bei der Operation 39 J. – ♂

Mit 36 Jahren Feststellung einer rechtsseitigen kavernösen Lungentuberkulose. Nach intensiver Chemotherapie mit INH, PAS und SM nach 7 Monaten Pneumolyse rechts. Zu-

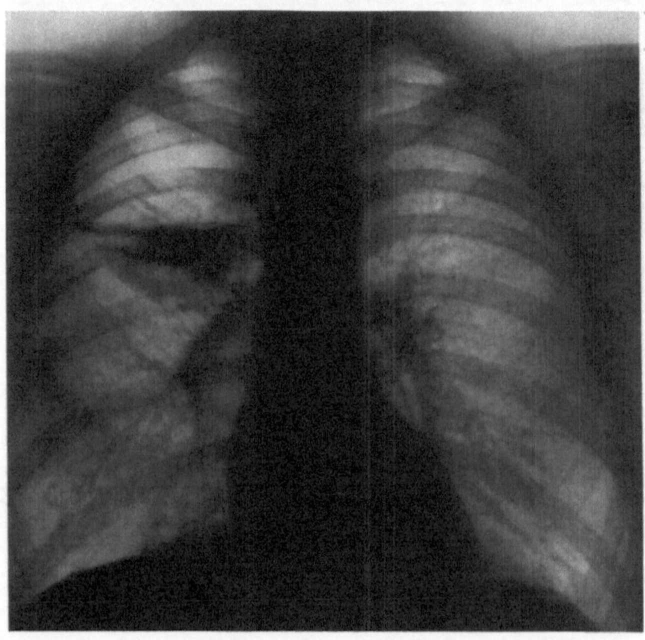

Abb. 140. (1003/62) Rekavernisierung unter 3 Jahre alter Pneumolyse rechts

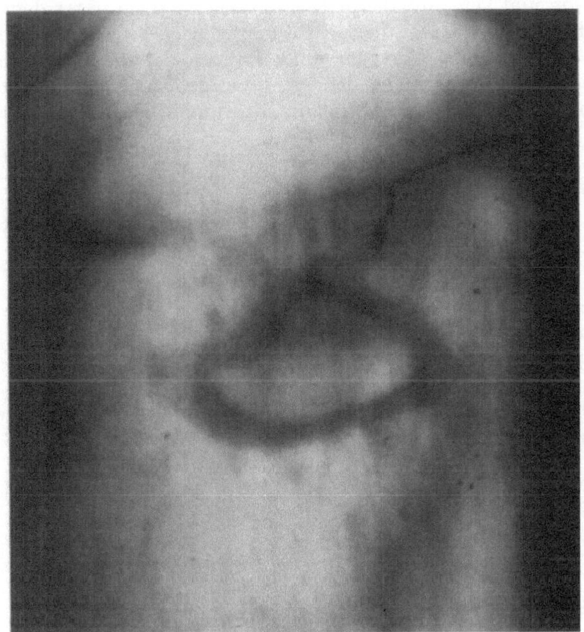

Abb. 141. (1003/62) Die Schichtaufnahme läßt die 3 × 5 cm große Kaverne mit massivem entzündlichen Wall und Umgebungsstreuungen erkennen

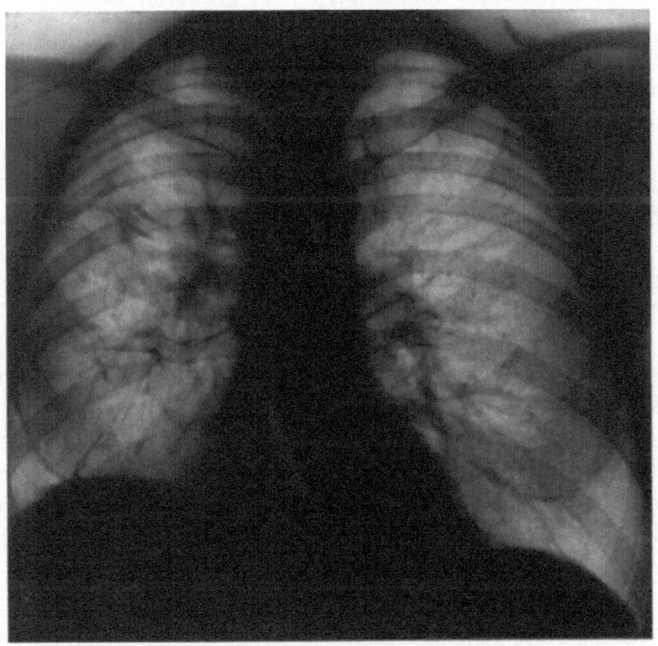

Abb. 142. (1003/62) 15 Monate nach Entfernung der Segmente 1, 2 u. 6 mit allen Herden. Resektion des Pneumolysenbodens, völlige Wiederausdehnung der Lunge

nächst Sputumkonversion und kein Anhalt für Restkaverne. Jedoch unter dem Kollaps der Pneumolyse stellte sich nach 6 Monaten die alte Kaverne wieder dar (Abb. 140 und 141). Resektion von Segm. 1, 2 und 6 bei Vorliegen einer Pulmo bilobata mit der Kaverne und mehreren, dem Ausgangsbefund entsprechenden, bis kirschgroßen Konglomeratherden. Der Pneumolysenboden wurde in toto entfernt und die Restlunge wieder voll zur Entfaltung gebracht (Abb. 142).

Verhalten der ventilatorischen Lungenfunktion:

	präoperativ	1 Jahr postoperativ
VK:	4,4 l (+23%)	4,6 l
AGW:	76,8 l (−3%)	66,2 l
Atemstoßtest:	67% der Ist-VK	54% der Ist-VK
Residualvolumen:	29% der Ist-TK	23% der Ist-TK

Berufliches Ergebnis:

Der Pat. konnte 1 Jahr postoperativ seine Tätigkeit als Werkzeugmacher ohne Einschränkungen wieder ausüben.

5. Ergebnisse

a) Lungenphysiologische Ergebnisse

Bei einer völligen Wiederauffüllung des Hemithorax durch die Restlunge können die ventilatorischen Atemgrößen, also die Vitalkapazität, der Atemgrenzwert und auch der Atemstoßtest postoperativ wieder völlig normale Ergebnisse aufweisen. Die Einschränkung der Atemgrößen postoperativ hängt nicht – wie Maurath irrtümlich angenommen hat – prozentual mit dem Volumenverlust der Lunge zusammen. Bloedner konnte an einem größeren Krankengut an Hand von 366 Lungenresektionen (217 Segmentresektionen, 117 Lobektomien, 32 Resektionen von mehr als einem Lappen), die präoperativ, sechs und zwölf Monate postoperativ spirographisch untersucht wurden, feststellen, daß der Verlust des Lungenvolumens allein keinen Einfluß auf das Verhalten der ventilatorischen Atemgrößen hatte, wenn sich die Restlunge wieder völlig ausdehnte. Nur bei Resthöhlen, postoperativen Schwarten, vor allem am Zwerchfell, kam es zu deutlichen Einschränkungen der ventilatorischen Atemgrößen. Hierbei wurde ein signifikanter Zusammenhang zwischen Zwerchfellverschwartungen und Herabminderung des Atemgrenzwertes festgestellt.

Die Erholungsfähigkeit der ventilatorischen Atemgrößen erstreckt sich auf eine Zeit von sechs bis zwölf Monaten postoperativ, wobei etwa ein Jahr postoperativ der Höchstwert erreicht werden kann (Bloedner; Mockenhaupt; Valentin u. a.). Mertens und Lecher haben auch noch zwei bis drei Jahre post operationem Verbesserungen der ventilatorischen Atemgrößen beobachtet. Hierbei hat Mertens die interessante Feststellung gemacht, daß eine postoperativ durchgeführte Thorakoplastik zur Einengung des Hohlraumes im Vergleich zu den Fällen, die ohne diesen Eingriff bleiben, eine Emphysembildung nicht verhindern konnte.

Di Maria ist der Ansicht, daß noch zwei Jahre nach der Operation ein schädigender Einfluß auf Atmung, Herz- und Kreislauffunktion eintreten kann. Er glaubt, daß bei 30% der Lobektomierten und bei 40% der Pneumonektomierten nach zwei Jahren eine Verschlechterung der Atemfunktion eintrete. Ein Vergleich einzelner Lappen zeige am deutlichsten, daß die Atemfunktion am stärksten durch die Entfernung eines Unterlappens beeinträchtigt würde. Gestört seien die Ventilation und die Diffusion. Die Ventilationsstörungen wären hervorgerufen durch die Verminderung der Zwerchfellbeweglichkeit unklarer Genese. Die Diffusionsstörungen wären durch Ventilationsstörungen und hämodynamische Faktoren verursacht. Je jünger die Operierten, umso geringer seien die Störungen. Auch bei der Plastik zur Verhinderung einer Überdehnung würden keine anderen Werte als ohne Plastik festgestellt. Die Ventilation sei durch die Irritation des knöchernen Thorax dann eher noch mehr gestört.

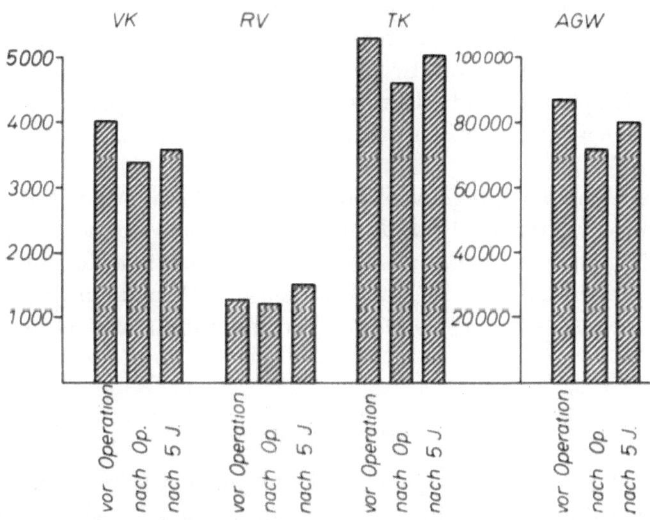

Abb. 143. Durchschnittliches Verhalten der Vitalkapazität (VK), des Residualvolumens (RV), der Totalkapazität (TK) und des Atemgrenzwertes (AGW) präoperativ, 1 und 5 Jahre postoperativ

Wir haben an einem eigenen Krankengut, das wir präoperativ, ein Jahr postoperativ und fünf Jahre postoperativ nachuntersucht haben, andere – günstigere – Ergebnisse erhalten. Bei diesen bisher insgesamt 65 Fällen, über die mein Mitarbeiter Mockenhaupt noch ausführlich berichten wird, hatten wir bei der Beurteilung der ventilatorischen Atemgrößen folgende Ergebnisse: (Abb. 143)

Das durchschnittliche Verhalten der Vitalkapazität (VK) und des Atemgrenzwertes (AGW) zeigt einen deutlichen Anstieg von dem postoperativen Wert zu dem Ergebnis 5 Jahre später. Alle 65 Untersuchten standen in Arbeit. Es ist daher anzunehmen, daß die körperliche Arbeit zu einer Vergrößerung der Ventilationsgrößen geführt hat. Für geringfügiges Ansteigen des Residualluftvolumens kommt in Frage: a. eine gewisse Überdehnung der Restlunge nach dem Volumenverlust b. das Intervall von 5 Jahren, das zwischen beiden Untersuchungsterminen liegt. Deutliche klinische Zeichen eines Emphysems fanden sich jedenfalls nicht.

Hoppe hat das Verhalten des *Elektrokardiogrammes* postoperativ beobachtet. Bei Lobektomien und Segmentresektionen fand er auffällig meist ein passageres P pulmonale, besonders deutlich in den ersten Tagen nach der Operation. Neben diesen vorübergehenden Zeichen der Überbelastung des rechten Vorhofes können zum gleichen Zeitpunkt die ST-Strecken gesenkt und die Finalzacken abgeflacht sein. Der Nachweis einer Erregungsverspätung der rechten Herzkammer sei sehr selten, wäre jedoch als Ausdruck einer eingetretenen Dekompensation zu werten. PETRLE und MYDLIL haben sich an einem größeren Krankengut von 104 Fällen mit dem Verhalten des Elektrokardiogramms postoperativ beschäftigt. Sie unterscheiden vier Gruppen: 1. Kranke mit normalem Ekg vor und nach der Operation. 2. Normales Ekg präoperativ und postoperativ nur angedeutete Lageveränderung. 3. Indirekte Zeichen einer Hypertrophie der rechten Kammer präoperativ, die postoperativ manchmal weniger deutlich in Erscheinung tritt. 4. Deutliche Verschlechterung des Ekg-Befundes postoperativ im Sinne der Entwicklung eines Cor pulmonale. Unter Hinweis auf zahlreiche Autoren kommen sie zu folgenden Ergebnissen: 1. Es bestehen keine signifikanten Beziehungen zwischen dem Ausmaß der Operation und den Ekg-Veränderungen. 2. Die Entwicklung der Ekg-Veränderungen des Cor pulmonale steht in direkter Beziehung zu den postoperativen Komplikationen und zwar Bronchialfisteln, Fortschreiten des spezifischen Restprozesses, Emphysem und Pleuraschwarte. Die verzögerte Ausdehnung der Lunge erweist sich als prognostisch weniger schwere Komplikation hinsichtlich des Ekg-Befundes.

Zur Verbesserung der Lungenventilation postoperativ und vor allem zur Verhinderung von Schwarten wird auf die Bedeutung der Atemgymnastik prä- und postoperativ hingewiesen (WEBER; PAROW). SCHLEUSS hat bei der Anwendung von Irgapyrin fünf Tage täglich 5 cm^3 i. m. bei pleuralen Exsudaten nach Entfernung der Drainage eine rasche Resorption unter Verhinderung stärkerer Verschwartung beobachtet.

b) Klinische Ergebnisse

Die Spätergebnisse nach Lungenresektionen hängen sehr oft mit den Frühkomplikationen zusammen. Kommt es zu einer völligen Wiederausdehnung der Restlunge nach Teilresektionen, verheilt die Bronchusnaht primär, und gelingt es, durch einen ausreichend wirksamen chemotherapeutischen Schutz etwa verbliebene Restherde vor einer Aktivierung zu bewahren, so sind die Spätergebnisse nach Lungenresektionen ausgezeichnet.

Die Resthöhlenbildung und die Bronchusinsuffizienz stellen jedoch Frühkomplikationen dar, die eine „Heilung“ sehr verzögern, ja sogar verhindern können.

Alle technischen Besonderheiten, die die einzelnen Autoren sowohl für den operativen Eingriff als solchen als auch für die Nachbehandlung angeben, dienen daher dem Zweck, die Lunge möglichst rasch zur Ausdehnung zu bringen und den Bronchus möglichst sicher zu verschließen. Zur Vermeidung von Resthöhlen ist allgemein eine Drainage in der oberen Thoraxapertur eingeführt. Besondere Methoden zur Fixierung der Restlunge in der Pleurakuppel werden von HUTH, RUHLAND und SCHOBER angegeben. Oder es wird nach Segmentresektionen eine Naht der Pleura visceralis vorgeschlagen, wobei unter Belassung eines hilusnahen Abflußspaltes die Pleura visceralis über der parenchymatösen Wundfläche zusammengesteppt wird. Hierdurch entsteht ein fast allseitiger Pleuraüberzug, der eine Verklebung parenchymatöser pulmonaler Wundflächen mit der Thoraxwand vor einer endgültigen Ausdehnung der Lunge verhindert (BLOEDNER). Die Ergebnisse mit der letztgenannten Methode haben sich bei uns im Hause sehr gut bewährt. Es wurden mit dieser Methode über 250 Segmentresektionen durchgeführt.

Für die Bronchusinsuffizienz sind in erster Linie tuberkulöse Veränderungen der Bronchialschleimhaut an der Absetzungsstelle verantwortlich zu machen (RAUCH; SCHNITZLER u. BERENCZI; MONOD u. WEYL u. a.).

Wenn auch die verschiedenen Methoden des Bronchusverschlusses (FRANKE; STURZENEGGER) sicher alle ihre besonderen Vorteile zu haben scheinen, so hat es sich jedoch auf Grund eigener Erfahrungen gezeigt, daß, je einfacher eine Bronchusnaht durchgeführt wird, umso geringer die Komplikationen sind. Wir verwenden im Hause grundsätzlich Einzelknopfnähte und beachten dabei besonders, daß der verbleibende Bronchusstumpf nicht vorher mit einer Klemme gequetscht wird. Der zu verschließende Bronchus wird also grundsätzlich nicht, wie z. B. bei der KLINKENBERG-Naht, für kürzere oder längere Zeit abgeklemmt und damit einer Gewebsschädigung ausgesetzt. Inwieweit die von HEISS im Tierexperiment erprobte „nahtlose Bronchusstumpfversorgung“ durch Verklebung sich durchsetzen wird, muß noch offen bleiben.

Wichtig ist jedenfalls für die unmittelbar postoperative Nachbehandlung, rasche Entscheidungen zu treffen und entstandene Resthöhlen bald mit einem Dauersog zu behandeln, oder bei einer aufgetretenen Stumpfinsuffizienz nicht zu spät eine Rethorakotomie anzuschließen. Diese Entscheidungen können nicht unwesentlich für den Erfolg einer Resektionsbehandlung sein (SCHERER).

Es ist bei einer Lungenresektion weder in jedem Falle möglich noch notwendig, alle nur sichtbaren oder tastbaren Herde zu entfernen. Wir haben 109 Fälle mit sicher vorhandenen homo- oder kontralateralen Restherden eineinhalb bis sechs Jahre postoperativ verfolgt. In dieser Beobachtungszeit haben sich nur 5 von 109 Fällen reaktiviert = 4,6%. Die Möglichkeit der Rezidivierung wird sehr gering, wenn genügend lange und zweckmäßig chemotherapeutisch vorbehandelt worden ist, sie wird noch geringer, wenn auch postoperativ ausreichend – sechs bis zwölf Monate – tuberkulostatisch behandelt wird (ADELBERGER; HAUSSER; KRAAN; PREBOROVSKY; ZORZOLI).

Im gleichen Zeitraum wie die Technik sich verbessert hat und auch die Indikation zu einer Lungenresektion sich fester umrissen hatte, sind die prozentualen Anteile der Komplikationen zurückgegangen und die prozentuale Erfolgsquote angestiegen.

Die von ADELBERGER 1954 veröffentlichte Zusammenstellung über jeweils 100 Lungenresektionen zeigte bei seinen ersten hundert 26% Empyeme, bei den zweiten hundert 14% und bei der letzten Gruppe, die den Fall 201–286 umfaßte, 8,1%. In gleicher Weise ging die Anzahl der inneren Fisteln von 15% bei den ersten hundert bis auf 1,1% bei der letzten Gruppe zurück. Die Mortalität sank ebenfalls von 17% auf 8,1% im gleichen Abschnitt. Als saniert waren aus der ersten Gruppe 71, aus der zweiten Gruppe 78 und aus der dritten Gruppe 81,4% zu bezeichnen. Diese 1954 veröffentliche Statistik hat in den letzten 10 Jahren auch in anderen Kliniken eine Fortsetzung dieser angedeuteten Verlaufsrichtung erfahren. GOOD, der eine Literaturzusammenstellung von über 3000 Fällen bei 278 eigenen Fällen bringt, publiziert gute Erfolge bei 75–90% 1955; KLIMA 78,7% 1960; VOSSSCHULTE 86,6% 1958; KRAAN u. EERLAND 95% 1959; WERBER u. LUKAS 78,5% 1957; GIERHAKE 85,3% 1959; BLOEDNER 90,7% 1964. Unter „vollem Erfolg“ wird eine Entseuchung verstanden *und* die Ausübung einer regelmäßigen körperlichen Tätigkeit.

c) Berufliche Ergebnisse

Neben diesen nüchternen Zahlen spielt die Wiedereingliederung in den Arbeitsprozeß eine besondere Rolle. Durch die Resektionsbehandlung kann die alte Forderung, den Genesenden wieder im alten Beruf, wenn möglich auch am alten Arbeitsplatz einzusetzen, in den meisten Fällen verwirklicht werden (GÖTTSCHING). Obgleich nach einer Lungenresektion wegen Tuberkulose die Patienten das Gefühl haben, ihre Tuberkulose los zu sein, müssen sie einerseits hinsichtlich der Eingliederung in den Arbeitsprozeß noch als Tuberkulöse bezeichnet werden (ANSTETT), andererseits soll man ihnen aber nicht suggerieren, daß körperliche Arbeit ein tuberkulosefördernder Faktor sei (GÖTTSCHING). Für die tatsächliche Leistungsfähigkeit des Patienten spielt auch der Persönlichkeitsfaktor eine besondere Rolle (WASSNER). Arbeitspsychologie hilft hier oft sehr viel weiter, wenn bei Bestehen gewisser funktioneller Einschränkungen zwar subjektiv geringe Beschwerden vorhanden sind, die jedoch objektiv zu keiner Einschränkung der körperlichen Leistungsfähigkeit führen müssen. Wir haben immer wieder die Beobachtung gemacht, daß, wenn Patienten erst einmal mit ihrer Arbeit wieder begonnen haben und diese ihnen auch Freude macht, Narbenschmerzen oder auch eine gewisse Kurzatmigkeit nach Treppensteigen, usw. bald verschwinden. Hier ist noch zu bemerken, daß Pleuraschwarten, vor allem am Zwerchfell, sich auch mit zunehmender Bewegung und Inanspruchnahme der Atemhilsmuskulatur zurückbilden können.

Aus einem eigenen Krankengut von 291 wegen Tuberkulose Operierten, die zwischen eineinhalb und sechs Jahren nachbeobachtet worden sind, konnten exakte Recherchen nach der beruflichen Tätigkeit der Patienten angestellt werden, da alle Operierten beim gleichen Kostenträger versichert waren und alle in einer Großstadt lebten. Nachuntersuchungen und Aktendurchsichten bei dem Versicherungsträger ergaben, daß von diesen 291 Operierten insgesamt sechs verstorben waren – drei Früh- und drei Spättodesfälle –, und nur zwei unbekannt verzogen waren. Von den 283 Nachuntersuchten waren immerhin 264 = 90,7% aller Operierten und 93,3% aller Nachuntersuchten in der Lage, einer regelmäßigen beruflichen Tätigkeit nachzugehen, 217 davon sogar im alten Beruf. Hiervon 74 Metallerzeuger und -verarbeiter, 28 im Bauberuf Tätige und 26 im gewerblichen Hilfsberuf Beschäftigte.

Die Resektionsbehandlung hat sich in ihrem Indikationsbereich einen festen Platz in der Tuberkulosebekämpfung erworben. Es gelingt mit ihr, eine beträchtliche Anzahl von Kranken wieder ihrem früheren Beruf zuzuführen und einem weiteren großen Teil eine regelmäßige körperliche Tätigkeit zu ermöglichen. Tatsachen, die man bei gleichem Ausgangsbefund noch vor 15 Jahren vor Einführung der Chemotherapie und vor den technischen Fortschritten auf dem Operationssektor für unmöglich gehalten hätte.

D. Die örtliche Kavernenbehandlung

Die direkte Kavernenbehandlung ist 1938 erstmals von MONALDI beschrieben worden, der nach Tierversuchen einen Schlauch transthorakal in die Kaverne einführte und durch einen Dauersog die Kaverne zum Verschluß zu bringen versuchte. Dieses Verfahren, das in Deutschland während des Krieges etwas in Vergessenheit geraten war, erfuhr nach Entdeckung der tuberkulostatischen Substanzen in abgewandelter Form neuen Auftrieb. Der Grundgedanke war, die tuberkulostatischen Medikamente direkt in das Kavernenlumen zu bringen. Bei der Methode von MONALDI besteht jedoch das Hauptprinzip: Durch einen Dauersog eine Kavernenverkleinerung zu erreichen.

Für die direkte Kavernenbehandlung müssen wir drei grundsätzlich verschiedene Methoden unterscheiden:

1. Die transthorakale Injektions- und Drainagebehandlung.
2. Die offene Kavernenbehandlung.
3. Die endobronchiale Instillationsbehandlung.

Über die Indikation zur örtlichen Kavernenbehandlung besteht im deutschsprachigen Schrifttum Einigkeit. Diese Verfahren werden nur dort angewendet, wo Kollaps- oder Resektionsbehandlung keinen Erfolg versprechen, sei es bei sehr ausgedehnten Tuberkulosen mit doppelseitigen Befunden oder bei sehr funktionsgeschädigten Patienten (ADELBERGER u. OSTER; DIENEMANN; HOFMANN; RINK; H. SCHMIDT; TÜNNERHOFF, GEISSEN u. SCHWABE).

Durch eine Ableitung des Eiters nach außen wird das Toxinangebot an den Körper erheblich geringer.

Zu 1. Mit der *Injektionsbehandlung* hat sich vor allem SCHEUERLEN beschäftigt. Er überblickt 19000 Punktionen bei 237 Fällen innerhalb von zwölf Jahren. Als allgemeine Indikation dieser Kavernenpunktionsbehandlung werden praktisch die gleichen wie bei der Drainage- und offenen Kavernenbehandlung angegeben, jedoch sind bei der Instillationsbehandlung, wie auch allen anderen Methoden der örtlichen Kavernenbehandlung, als alleinige Methode Erfolge nur dann zu erwarten, wenn genügend gesundes Gewebe in der Umgebung der Kaverne vorhanden ist, das eine Schrumpfung möglich macht.

Ein wichtiger Faktor, wie bei allen lokalen Kavernenbehandlungen, ist die Frage des Bronchusverschlusses, auf die weiter unten noch im einzelnen eingegangen werden soll. Für die Injektionsbehandlung sind entweder als selbständige Therapie oder als vorbereitendes Verfahren die isolierten Kavernen, Riesenkavernen und Restkavernen nach Thorakoplastik (DÖLKER; FELLINGER, MLCZOCH u. VINAZZER; HIRSCH; LINGEMANN u. WACKERBAUER; D'OTTILIE; PICKROTH u. WIESNER; SCHEUERLEN) angezeigt. Die Injektionsbehandlung hat noch zahlreiche Variationen erfahren, z. B. Bepüsterung mit einem Tuberkulostatikum in Pulverform an Stelle von Eingeben einer in Flüssigkeit gelösten Substanz (u. a. HAENEL u. KREIBOHM; PATEL; SCHLANSTEIN). Von HAENEL und KREIBOHM wurde auch versucht, mit peribronchialer Talcuminjektion den Bronchus zum Verschluß zu bringen. Von 33 behandelten Fällen gaben sie 17mal Kavernenschwund an.

Die Komplikationen der Punktionsbehandlung bestehen in Streuungen (u. a. von ARNIM; EBERS; LEHMACHER; SCHEUERLEN). Auch wurden Luftembolien beobachtet, die jedoch nach SCHEUERLEN bei seinen 19000 Injektionen nur zehnmal aufgetreten seien. Er habe jedoch keine Todesfälle hierbei erlebt. Auch werden post injektionem Blutungen beobachtet. SCHEUERLEN gibt an, daß kleinere Blutungen gar nicht einmal so selten seien, größere jedoch sehr selten. Auch wurden von SCHEUERLEN Abszeßbildungen im Stichkanal beobachtet. Sehr gewagt scheinen die von SCHEUERLEN angegebenen Punktionen sogar durch einen Pneumothorax hindurch.

Als Erfolge gibt SCHEUERLEN von seinen 237 Fällen 59% Heilungen und 41% Versager an.

Ein Erfolg dieser Methode ist jedoch schon dann anzunehmen, wenn es gelingt, durch eine lokale Applikation des Tuberkulostatikums eine Entgiftung zu erreichen und u. U. einen Patienten dadurch für eine Operation, die bei einer Riesenkaverne mit schweren toxischen Erscheinungen nicht möglich wäre, operationsreif zu machen.

276/50 Alter bei der Punktionsbehandlung: 25 J. – ♂

Feststellung der Tuberkulose fünf Jahre vor der Punktionsbehandlung. Chemotherapie mit 1000 g PAS, temporäre Phrenikusparese rechts und Pneumoperitoneum für sechs Monate. Die Abb. 144 zeigt den Befund bei der Einweisung mit der 3×3 cm großen Kaverne im rechten

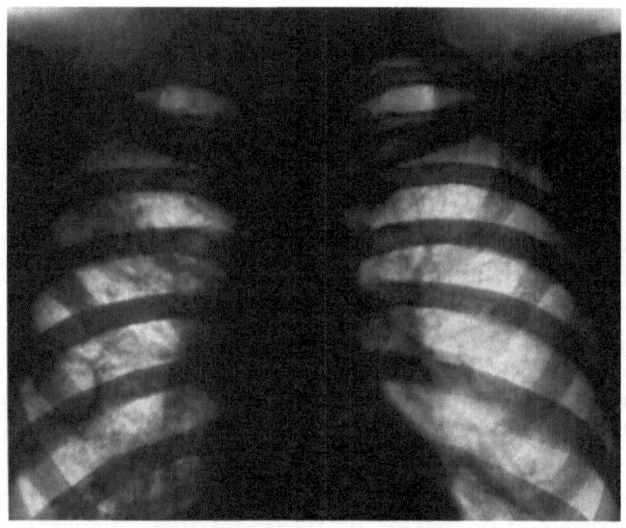

Abb. 144. (276/50) Chemotherapieresistente Kaverne im rechten UL (10. Segment)

Unterlappen. Nach 1000 g PAS und einem sechs Monate andauernden Pneumoperitoneum mit temporärer Phrenikusparese (Abb. 145) deutliche Kavernenvergrößerung auf 4×4 cm. Wöchentlich zweimalig – insgesamt 21 mal – Kavernenpunktionen von dorsal mit Instillation einer Contebenlösung. Zehn Wochen nach Beginn der Kavernenpunktionsbehandlung war die Kaverne nicht mehr nachweisbar (Abb. 146). Die Funktion des Zwerchfelles hatte sich bereits vier Monate postoperativ wieder eingestellt. Die Kaverne blieb auch nach einem Bericht des nachbehandelnden Arztes zwei Jahre nach Abschluß der Kavernenpunktionsbehandlung geschlossen, wenngleich sich der Befund im rechten Oberlappen rekavernisiert hatte. Nachbehandlung und Behandlung während der Punktionsbehandlung per oral mit Conteben. Sputumkonversion trat fünf Wochen nach Beginn der Punktionsbehandlung ein. Bakterien wurden jedoch bei Exazerbation des rechtsseitigen Oberlappenbefundes wieder nachgewiesen. VK vor der Anlage und nach Abschluß der Pneumoperitoneumbehandlung: 3000 ml.

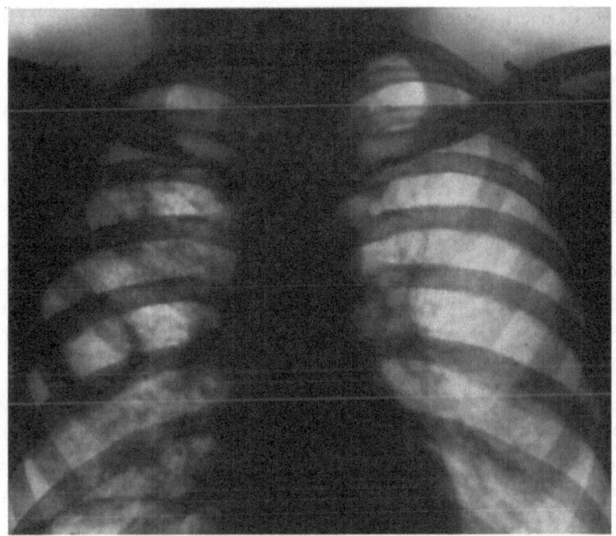

Abb. 145. (276/50) Kaverne nach temporärer Phrenikusparese und unter Pneumoperitoneum deutlich vergrößert

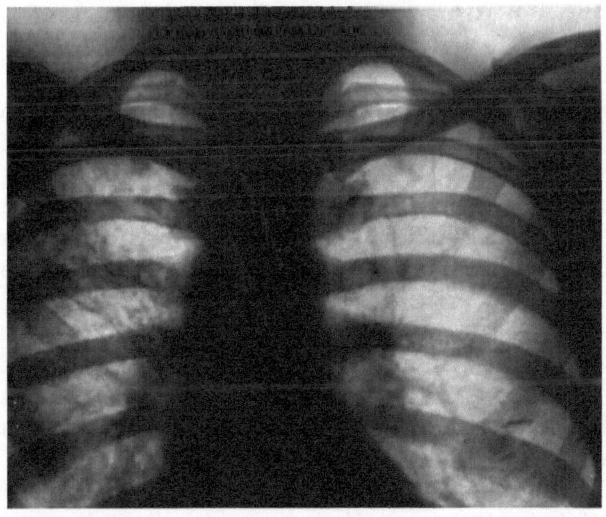

Abb. 146. (276/50) Kaverne nach abgeschlossener Injektionsbehandlung nicht mehr nachweisbar

Wir unterscheiden zwei verschiedene Methoden der *Drainagebehandlung:*
a) Die Monaldi-Drainage.
b) Die Maurer-Drainage.

a) Monaldi-Drainage

Hierbei wird die Kaverne mit einem maximal bleistiftstarken Drain von außen angegangen und mit einem mäßigen Unterdruck ständig abgesaugt. Die Methode nach Monaldi wird in Italien besonders gern angewendet. Die Erfolge Monaldis mit 87,9% liegen erheblich über denen deutscher Autoren. P. G. Schmidt gibt an, daß bei 30 Monaldi-Drainagen als alleiniger Methode 26 ohne Erfolg geblieben sind. P. G. Schmidt hat „Besserungen" bei Restkavernen nach Plastik durch Monaldi-Drainage allerdings in 75% gesehen. Die Monaldi-Drainage ist von allen örtlichen Kavernenbehandlungen die sauberste und hygienischste und sie kann in jedem Falle in jede andere Operationsart umgewandelt werden, wenn sie zu keinem Erfolg führt. P. G. Schmidt sieht jedoch ihre Indikation nur im Zusammenhang mit der Thorakoplastik entweder als Vorbereitung oder zur Beseitigung von Restkavernen; als alleinige Indikation nur dann, wenn sonst keine anderen aktiven Maßnahmen möglich sind. Die gleichen Erfahrungen wie P. G. Schmidt werden auch von Dissmann mitgeteilt. Er legt die Monaldi-Drainage zwischen zwei Plastiksitzungen an. Auch Rauch berichtet über günstige Erfolge bei Restkavernen nach Thorakoplastik. Variationen dieser Behandlung werden von Malluche angegeben, der zunächst die vorderen Rippenanteile reseziert und eine ölige Conteben-Lösung bei einem geringen Dauersog instilliert. Uhde nimmt eine „Berieselung" der Kavernenwand mit Tuberkulostatika vor. Die größten Erfahrungen mit dieser Methode hat zweifellos Monaldi selber. Er berichtet von über 3000 Fällen in Italien, die bis 1958 aus den erfaßten Sanatorien entlassen worden sind und nachbeobachtet wurden. Er formuliert seine Indikation wie folgt: a) Kavernöse Tuberkulose bei Diabetikern, b) Kavernöse Tuberkulose in vorgerücktem Alter mit eingeschränkter Lungenfunktion, c) Kavernöse Tuberkulose nach erfolgloser Behandlung mit anderen Mitteln und schlechtem Allgemeinzustand und schlechter Lungenfunktion, d) Multikavernöse Lungentuberkulose mit Kavernen in verschiedenen Sektoren beider Lungen, e) Kavernöse Läsionen in einer Lunge, während die andere wegen vorausgegangener Eingriffe funktionell praktisch ausgeschaltet ist. Die unterschiedlichen Ergebnisse einzelner Kliniken und auch anderer ausländischer Autoren werden von ihm durch verschiedenartige, oft nicht adäquate Indikation und Durchführung der Behandlung erklärt. Monaldi unterstützt seine Drainagebehandlung mit einer peroralen Chemotherapie. Wolfart hat über den PAS-Spiegel im Kavernensekret Untersuchungen vorgenommen. Er hat hierbei Blutspiegeluntersuchungen den Untersuchungen des Medikamentenspiegels im Kavernensekret gegenübergestellt. Wenn man den Blutspiegel mit 100% ansetzen wolle, so schwankt der Kavernensekretspiegel von 65–13%. Eine Durchwanderung der Kavernenwand tritt also zweifellos ein, wenn auch sicher nicht immer in einer adäquaten Konzentration.

Peschke gibt eine Modifikation zur Kavernen-Drainage an, indem er durch den Drainageschlauch – im Sinne von Monaldi – eine Bepüsterung vornimmt und verspricht sich hierbei eine Benetzung aller Kavernenwände und Buchten im Gegensatz zur Flüssigkeitsinstillation.

b) Maurer-Drainage

Bei der *Maurer-Drainage* wird in einen, zunächst dünnen, intercostal geschaffenen Drainagekanal in die Kaverne ein Laminaria-Stift eingelegt, welcher quillt und das Lumen erweitert. Dieser wird durch jeweils einen neuen, dickeren Stift ersetzt, so daß schließlich ein Lumen von etwa $1^1/_2$–2 cm Durchmesser entstehen kann. Diese Methode hat den Vorteil, daß man die Kaverne mit tuberkulostatikagetränkten Tamponaden auffüllen und diese täglich wechseln kann.

Für den Erfolg der Maurer-Drainage ist neben rein mechanischen Faktoren der Grundcharakter der Erkrankung sowie die Reaktionsfähigkeit des Organismus von besonderer Bedeutung. TÜNNERHOFF, GRAULICH und LÜCKERATH sehen als Kontraindikation: 1. Multikavernöse Prozesse, bei denen nicht genügend Lungenparenchym zum Schrumpfen vorhanden sei und 2. bilaterale große Kavernen, weil bei Schrumpfung der einen eine Ausziehung der anderen angenommen werden müsse. Diesen wohl mehr theoretischen Erwägungen stehen die praktischen Erfahrungen anderer Autoren entgegen. Als Modifikation der Maurer-Drainage gibt TÜNNERHOFF die Verwendung nur eines Laminaria-Stiftes an. An Stelle der weiteren Stifte gibt er größere Drains in kürzerer Folge. Dies habe sich subjektiv für den Patienten besser gezeigt. ARTMANN schränkt die Indikation zur Maurer-Drainage ein, indem er darauf verzichtet, wenn eine zusätzlich geplante Kavernentamponade mit größter Wahrscheinlichkeit eine Restkaverne erwarten ließe. Für den Patienten angenehmere Methoden würden dasselbe erreichen. Nach Bronchusresektionen hatte er in einigen Fällen zwar ein negatives Sputum, jedoch weiter floriden Kaverneneiter mit Tuberkelbakteriennachweis.

WINKELMANN sieht die Indikation zur Kavernen-Drainage nach MAURER gegeben: 1. Zur Vorbereitung auf eine notwendige Operation des tuberkulotoxisch geschädigten Kranken. 2. Zur präoperativen Verkleinerung großer Tertiärkavernen. Die Operation (Plastik) sollte nicht zu spät durchgeführt werden, denn wenn der Bronchus bereits von der Kaverne her epithelisiert sei, würde die Gefahr einer äußeren Fistel und einer Restkaverne bestehen. Nach MAURER sei allerdings der Bronchusverschluß nicht eine unbedingte Vorbedingung zur Kavernenheilung (WINKELMANN).

124/50 Alter bei der Operation: 43 J. – ♂

Tuberkulose zwei Jahre vor der Kavernendrainage festgestellt und bereits mit Pneumothorax und Conteben per oral vorbehandelt. Pneumothorax unwirksam. Zerstreutherdige

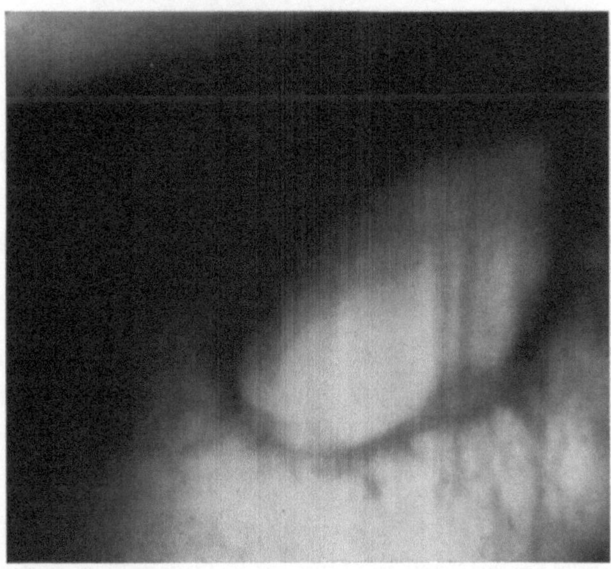

Abb. 147. (124/50) 9 × 5 cm große Kaverne im rechten OL (Schichtaufn.)

Tuberkulose auch im linken Mittel- und Unterfeld. Kavernendrainage rechts nach MAURER wegen der 9×5 cm großen Kaverne (Abb. 147). Sonstige perorale Medikation mit PAS und Conteben. Nach Erweiterung des äußeren Kavernenstomas auf 18 mm PAS- und Conteben-

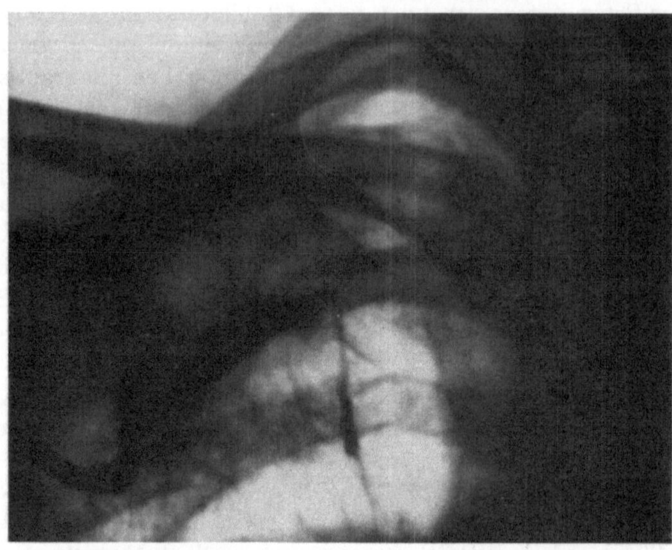

Abb. 148. (124/50) Teilaufn. des rechten Oberfeldes drei Monate nach Beginn der Maurer-Drainage. Äußerer Drainagekanal und Bronchialanschluß deutlich vorhanden und mit Kontrastmittel dargestellt

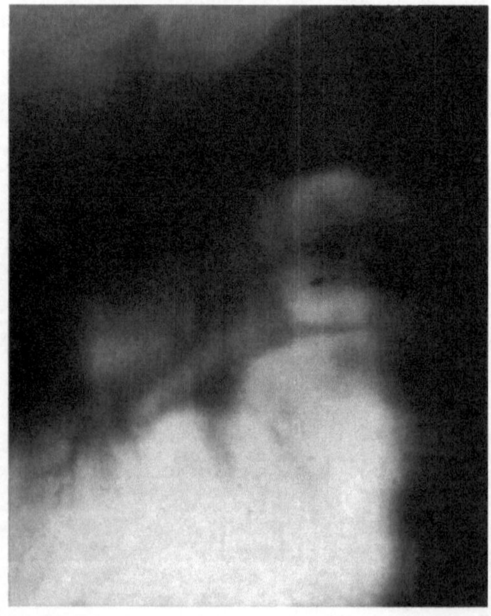

Abb. 149. (124/50) Derselbe Fall zwei Monate nach Entfernung der Drainage. Kleine, anscheinend epithelisierte Resthöhle, Bakt. neg.

tamponaden. Drei Monate nach der Kavernendrainage war nur mehr ein 0,5×3 cm breiter Spalt vorhanden, der noch einen deutlichen Bronchialanschluß hatte (Abb. 148), jedoch war Sputumkonversion vorhanden. Im Kavernensekret konnten auch keine Tuberkelbakterien mehr nachgewiesen werden. Zwei Monate nach Entfernung der Drainage mit promptem Fistelverschluß bei fortbestehender Sputumkonversion und praktisch keinem Auswurf, unverändert große Resthöhle (Abb. 149). Patient verstarb nach einer Thorakotomie wegen Verdachtes auf Echinococcus zwei Monate später. Eine Sektion fand nicht statt.

Zu 2. Offene Kavernenbehandlung. Ziel der sog. offenen Kavernenbehandlung ist es, durch einen Eingang von der Thoraxwand her die Kavernen zu einer äußeren Wunde zu machen und durch Abtragung der äußeren Wand der Kaverne und späterem Bronchusverschluß eine Ausheilung zu schaffen. Hierbei werden die Verfahren von Kleesattel; Bernou; Nagaishi; Bogus u. Habicht verwendet. Diese einzelnen Methoden unterscheiden sich nach der Art des Zuganges von dorsal, lateral oder ventral und einzelnen anderen Variationen, die mit der Kavernenfixierung und dem Bronchusverschluß zusammenhängen. Die offene Kavernenbehandlung findet auch ihre Anwendung bei Restkavernen nach Pneumolyse, wobei durch den Pneumolysenboden die Kaverne eröffnet wird (Gürich).

Dieses Verfahren ist sehr langwierig, denn die Tamponade wird über Monate hindurch fortgeführt.

Die Versuche, ein restierendes Kavernenlumen nach „offener Kavernenbehandlung" durch Perlonplombierungen zum Verschluß zu bringen (Hofman; Franzke u. Renz) haben sich nicht bewährt.

Die Beurteilung der Ergebnisse nach offener Kavernenbehandlung fällt sehr unterschiedlich aus. Nagaishi publizierte 1963 1379 Fälle, in denen es nur in 1,4% nicht gelang, die Kaverne zu schließen. Bogus, der im gleichen Jahr über 400 Fälle berichtete, sah Heilungen von insgesamt 89%. Von diesen kamen ohne Zusatzoperationen 11%, mit Thorakoplastik 13,7%, mit Myoplastik 59% und mit Bronchusunterbindung 6% zur Ausheilung. Er sah 6,75% bronchikavitäre Fisteln und erlebte bei seinen Patienten 4,5% Todesfälle.

Gürich hat bei 15 Fällen (1958) in einer Nachbeobachtungszeit von sechs Monaten bis vier Jahren, bei denen er durch den Pneumolysenboden hindurch eine offene Kavernenbehandlung eingeleitet hatte, nur einmal ein Rezidiv nach sechs Monaten erlebt.

Salzer dagegen hat bei 46 Fällen nur 15 Heilungen ohne Fisteln gesehen, jedoch bei seinen Patienten 9 Todesfälle erlebt. Trotz dieser Ergebnisse sieht er jedoch in der Kavernostomie noch einen segensreichen Eingriff für desolate Fälle.

Der operative Bronchusverschluß nach offener Kavernenbehandlung wird u. a. von Good, Tünnerhoff und Rink angegeben.

Ein operativer Bronchusverschluß, auch als selbständiges Verfahren, ist durch Lezius; Nissen; Good; Rink bekannt geworden. Hierbei wird transthorakal der Drainagebronchus der Kaverne aufgesucht, durchtrennt und das zentrale und periphere Ende isoliert verschlossen, mit dem Ziel, eine irreversible Atelektase mit einer atelektatischen Induration des peripheren kavernösen Bezirkes zu erreichen. Als Indikation gibt Rink disseminierte Phthisen mit therapieresistenten Kavernen an bei wenig geschädigter Lungenelastizität, außerdem die destroyed lung phthitischen Charakters und Bronchusfisteln nach lokaler Kavernenbehandlung.

Bei dieser Methode tritt das Problem des Zeitpunktes des Bronchusverschlusses auf. Wird er zu früh durchgeführt, so kann sich die Kaverne mit kaseösen

Massen auffüllen. GOOD sieht bei dieser Methode bessere Erfolge, wenn zugleich von der Kaverne ein Stoma nach außen offen ist, damit der Eiter aus der Kaverne sich gut entleeren kann.

Wenn die Gesamtfunktion es zuläßt, sieht HAUSSER zum Abschluß der Kavernensaugdrainage die Resektionsbehandlung für geeigneter an als einen Kollaps, da mit der Resektion die Kaverne und evtl. bestehende Restherde entfernt werden können, wogegen es unter einer Kollapstherapie eher zum Rezidiv und zu Verhaltungen kommen kann.

Zu 3. Die endobronchiale Instillationsbehandlung

Die endobronchialen Behandlungen der Kaverne sind nicht eigentlich chirurgische Behandlungsverfahren, müssen jedoch der örtlichen Kavernenbehandlung zugeordnet werden. Hierbei wird endobronchial mit einer von STRNAD 1936 angegebenen steuerbaren Bronchialsonde das Medikament unter Röntgenkontrolle direkt in die Kaverne gebracht (BERNHARD u. RADENBACH) und auf dem gleichen Wege eine Plombenmasse eingeführt, die aus einer Fettsubstanz, einem oder mehreren Tuberkulostatika besteht (FRIEDEL). Die Indikation hierfür sind größere, nicht zu pheripher gelegene Kavernen, die nicht anders operativ anzugehen sind. FRIEDEL berichtet bisher bei seiner Methode von 14 Erfolgen bei 25 Fällen.

Literaturverzeichnis

ADELBERGER, L.: Tbk.-Arzt **3**, 503 (1949); Tbk.-Arzt **6**, 511 (1952); Beitr. Klin. Tbk. **111**, 177 (1954); Tbk.-Arzt **10**, 64 (1956); Beitr. Klin. Tbk. **121**, 307 (1959); Rhein.-Westf. Tbk.-Vereinig., Düsseldorf 5. 11. 1960; Beitr. Klin. Tbk. **127**, 294 (1963).
—, u. H. OSTER: Thoraxchir. **11**, 681 (1963/64).
—, u. H. SERDARUSITZ: Thoraxchir. **1**, 101 (1953/54).
AMSCHLER, H.: Beitr. Klin. Tbk. **121**, 240 (1959/60).
ANACKER, H.: Thoraxchir. **1**, 254 (1953/54).
ANDRES, I.: Tbk.-Arzt **5**, 690 (1951).
ANSTETT, F.: Tbk.-Arzt **6**, 215 (1952); Beitr. Klin. Tbk. **108**, 29 (1953); Tbk.-Arzt **8**, 145 (1954); Wissenschaftl. Tagung in Hohwald u. Dresden 14.–16. 10. 1955.
v. ARNIM, H.: Tbk.-Arzt **3**, 285 (1949); Tbk.-Arzt **5**, 37 (1951); Beitr. Klin. Tbk. **104**, 414 (1951).
ARTMANN, E.: Beitr. Klin. Tbk. **107**, 209 (1952); Beitr. Klin. Tbk. **109**, 65 (1953).
AUERSBACH, K.: Beitr. Klin. Tbk. **121**, 338 (1959).
—, u. H. J. BRANDT: Thoraxchir. **3**, 39 (1955/56).
BALDAMUS, U., u. H. BERTHOLD: Tbk.-Arzt **8**, 413 (1954).
BAER, zit. bei HEIN-KREMER-SCHMIDT: Die Kollapstherapie der Lungentuberkulose, Georg Thieme Verlag, Leipzig 1938.
BANYAI: zit. bei H. STRIBNY: Tbk.-Arzt **3**, 211 (1949).
BARABAS, M., u. BÖSZÖRMENYI, M.: Beitr. Klin. Tbk. **123**, 176 (1961).
BEITZ: Tbk.-Arzt **3**, 43 (1949).
BERG, G.: Beitr. Klin. Tbk. **121**, 298 (1959).
—, u. G. STEDTFELD: Beitr. Klin. Tbk. **104**, 241 (1950).
—, u. H. BUKFORD: J. Thor. Surg. **20**, 418 (1950).
BERGMANN, L.: Thoraxchir. **4**, 278 (1956/57).
—, u. A. PALAMIDES: Beitr. Klin. Tbk. **115**, 46 (1955).
BERNHARD, P., u. K. L. RADENBACH: Tbk.-Arzt **5**, 125 (1951).
BERNOU, zit. bei H. RINK: Beitr. Klin. Tbk. **127**, 236 (1963).
BESTA u. BARGLOWSKI: Zbl. ges. Tbk.-Forsch. **49**, 1 (1938).

Beuers, B.: Beitr. Klin. Tbk. **104**, 74 (1950).
—, u. H. Stegers: Beitr. Klin. Tbk. **109**, 117 (1953).
Birecka, A., Drzewski, Z., Goralczyk, J., Kanwiszer, H., Nowakowska E., Rzepecki, W.: Thoraxchir. **12**, 328 (1963/64).
Blaha, H.: Tbk.-Arzt **10**, 2 (1956).
Bloedner, C. D.: Med. Klin. **45**, 1563 (1950); Ärztl. Wschr. **5**, 950 (1950); Beitr. Klin. Tbk. **116**, 77 (1956); Tbk.-Arzt **17**, 366 (1963); Thoraxchir. **11**, 293 (1964); Praxis d. Pneum. „Die berufliche Tätigkeit nach Lungenresektion wegen Tuberkulose" im Druck.
—, u. R. Voigt: Dtsch. Med. Journ. **8**, 174 (1957).
Blümm, A.: Tbk.-Arzt **10**, 198 (1956).
Bochalli, R.: Beitr. Klin. Tbk. **104**, 190 (1950).
Böhm, F.: Beitr. Klin. Tbk. **106**, 312 (1951); Tbk.-Arzt **6**, 351 (1952); Tbk.-Arzt **8**, 170 (1954).
Böhme, H.: Tbk.-Arzt **4**, 310 (1950); Tbk.-Arzt **6**, 3 (1952).
Bogus, L. K.: Beitr. Klin. Tbk. **127**, 271 (1963).
Bolt, W., H. W. Knipping u. H. Rink: Thoraxchir. **1**, 167 (1953/54).
Bopp, K.: Tbk.-Arzt **8**, 487 (1954).
Braening, H., u. Neisen: Tbk.-Bibl. Bd. **52**, Leipzig 1933.
Brieger, F.: Beitr. Klin. Tbk. **102**, 398 (1949/50), zit. b. G. Struve: Tbk.-Arzt **3**, 214 (1949).
Brinkmann, R.: Beitr. Klin. Tbk. **108**, 485 (1953).
Bronkhorst, W., u. C. Djikstra: Beitr. Klin. Tbk. **94**, 445 (1939).
Brossok, A., u. J. Mockenhaupt: Tbk.-Arzt **8**, 599 (1954).
Bruce, T.: Beitr. Klin. Tbk. **110**, 56 (1953).
Brückner, H.: Thoraxchir. **4**, 42 (1956/57).
Brügger, H.: Beitr. Klin. Tbk. **121**, 336 (1959); Tbk.-Arzt **13**, 247 (1959); Beitr. Klin. Tbk. **127**, 308 (1963).
—, H. Doesel u. P. König: Beitr. Klin. Tbk. **122**, 77 (1960).
—, u. B. Hantelmann: Tbk.-Arzt **7**, 74 (1953).
Brunner, A.: Z. Tbk. **94**, 129 (1950); Beitr. Klin. Tbk. **109**, 27 (1953); Beitr. Klin. Tbk. **111**, 161 (1954).
Bücherl, E. S., u. R. Bücherl: Thoraxchir. **5**, 519 (1957/58).
Büttgen, W.: Tbk.-Arzt **1**, 9 (1947).
Canetti, G.: Vortrag in Berlin (Heckeshorn) am 13. 3. 1965.
Capri, U.: Beitr. Klin. Tbk. **107**, 518 (1952).
Chretien, J.: Beitr. Klin. Tbk. **121**, 324 (1954).
Clarke, O.: Beitr. Klin. Tbk. **121**, 317 (1959).
Claus, H.: Beitr. Klin. Tbk. **114**, 289 (1955).
Crenshaw, G. L.: Tbk.-Arzt **8**, 545 (1954).
Danzer, W.: Tbk.-Arzt **15**, 485 (1961); Tbk.-Arzt **6**, 471 (1952).
Denk, W.: Thoraxchir. **1**, 33 (1953/54).
Derra, E.: Tbk. Arzt **6**, 637 (1952).
Dienemann, G.: Tbk.-Arzt **8**, 231 (1954); Tbk.-Arzt **9**, 95 (1955).
Dissmann, F.: Beitr. Klin. Tbk. **115**, 380 (1956).
Dölker, B.: Tbk.-Arzt **6**, 161 (1952).
Doerfel, G.: Beitr. Klin. Tbk. **126**, 271 (1963).
Domagk, G.: in „Unbesiegte Tuberkulose", herausgeg. vom Bundesausschuß für Volksbelehrung e.V. zum Weltgesundheitstag 1964 (S. 31).
Ebers, U.: Tbk.-Arzt **4**, 319 (1950).
Eerland, L. D.: Beitr. Klin. Tbk. **111**, 191 (1954); Thoraxchir. **1**, 291 (1953/54).
—, u. K. Seghers: Beitr. Klin. Tbk. **111**, 586 (1954).
Effenberger, H.: Beitr. Klin. Tbk. **106**, 292 (1951); Tbk.-Arzt **5**, 626 (1951); Tbk.-Arzt **6**, 656 (1952); Tbk.-Arzt **15**, 456 (1961).
—, u. N. Wolf: Beitr. Klin. Tbk. **124**, 439 (1961).
Ehrle, E.: Tbk.-Arzt **10**, 729 (1956).
—, u. H. Hofmann: Tbk.-Arzt **5**, 512 (1951).
Emmler, A.: Tbk.-Arzt **4**, 324 (1950).
Engel, S.: Tbk.-Arzt **15**, 305 (1961).
Entz, A., u. A. Papp: Beitr. Klin. Tbk. **119**, 218 (1958).

ERDMANN, H.: Tbk.-Arzt **3**, 136 (1949).
EULE, H.: Tbk.-Arzt **10**, 99 (1956).
FECHNER, H.: Z. Tbk. **96**, 223 (1951).
FELDMANN, F.: zit. b. DOMAGK.
FELLINGER, K., F. MLCZOCH u. H. VINAZZER: Tbk.-Arzt **6**, 658 (1952).
FRANKE, H.: Thoraxchir. **8**, 621 (1960/61).
—, u. P. G. SCHMIDT: Thoraxchir. **5**, 29 (1957/58).
FRANZKE, H., u. E. RENZ: Tbk.-Arzt **10**, 285 (1956).
FREERKSEN, E.: Beitr. Klin. Tbk. **105**, 184 (1951); Dtsch. Tbk.-Tagung Düsseldorf 1962.
FREISE, G., u. W. SCHÜLER: Tbk.-Arzt **18**, 299 (1964).
FREOUR, P.: Rev. tbc. (Paris) **25**, 399 (1961).
FREY, E.: Beitr. Klin. Tbk. **102**, 246 (1949/50); Beitr. Klin. Tbk. **104**, 54 (1950).
FRIEDEL, H.: Beitr. Klin. Tbk. **127**, 251 (1963).
FROMMEL u. DEMOLE: zit. b. G. STRUVE: Tbk.-Arzt **3**, 214 (1949).
FUCHS, H.: Beitr. Klin. Tbk. **106**, 348 (1951).
FÜRNROHR, N.: Thoraxchir. **10**, 387 (1962/63).
GANGUIN, H. G.: Tbk.-Arzt **7**, 456 (1953).
GAUBATZ, E.: Beitr. Klin. Tbk. **96**, 501 (1941); Tbk.-Arzt **3**, 438 (1949); Beitr. Klin. Tbk. **105**, 140 (1951); Beitr. Klin. Tbk. **114**, 228 (1955).
GAUBATZ, E., u. H. GOOD: XVI. Dtsch. Tbk.-Tagung in Berlin 1954.
GIERHAKE, F. W.: Tbk.-Arzt **11**, 759 (1957); Beitr. Klin. Tbk. **120**, 135 (1959).
—, u. A. BIKFALVI: Beitr. Klin. Tbk. **124**, 572 (1961).
—, u. E. MARTENS: Beitr. Klin. Tbk. **121**, 641 (1960).
GÖRGENYI, D., u. J. SZÖTS: Tbk.-Arzt **14**, 757 (1960).
GÖTTSCHING, CH.: Beitr. Klin. Tbk. **122**, 423 (1960); Tbk.-Arzt **17**, 178 (1963).
—, K. ROTTLER, F. SCHOTT u. W. WOLFART: Tbk.-Arzt **13**, 667 (1959).
GOOD, H.: Beitr. Klin. Tbk. **102**, 202 (1949/50); Beitr. Klin. Tbk. **114**, 246 (1955); Beitr. Klin. Tbk. **121**, 293 (1959); Beitr. Klin. Tbk. **127**, 278 (1963).
—, u. M. WERBER: Tbk.-Arzt **6**, 330 (1952).
GRABOW, L., u. U. J. WASSNER: Beitr. Klin. Tbk. **127**, 592 (1963).
GRAF, W.: Beitr. Klin. Tbk. **97**, 479 (1941).
GRIESBACH, R.: Tbk.-Arzt **5**, 339 (1951); Verh. Ber. d. Dtsch. Ges. f. Innere Medizin (Bergmann-Verlag München 1959) S. 572.
GROTH, C.: Tbk.-Arzt **9**, 530 (1955).
GÜRICH, W.: Tbk.-Arzt **1**, 736 (1948); Tbk.-Arzt **3**, 628 (1949); Tbk.-Arzt **12**, 418 (1958); Tbk.-Arzt **14**, 776 (1960).
HABICHT, B.: Tbk.-Arzt **15**, 463 (1961); Beitr. Klin. Tbk. **127**, 284 (1963).
HAEFLIGER, E.: Dtsch. Tbk.-Kongreß in Lübeck 1964.
HÄNEL, F.: Tbk.-Arzt **10**, 549 (1956).
—, u. R. KREIBOHM: Tbk.-Arzt **7**, 599 (1953).
HARTL, H.: Thoraxchir. **7**, 51 (1959/60).
HASCHE, E.: Beitr. Klin. Tbk. **123**, 194 (1961).
HAUSEN, W.: Tbk.-Arzt **7**, 325 (1953).
HAUSSER, R.: Tbk.-Arzt **7**, 325 (1953); Beitr. Klin. Tbk. **111**, 204 (1954); Tbk.-Arzt **11**, 332 (1957); Beitr. Klin. Tbk. **121**, 334 (1959).
—, u. U. WEISSE: Tbk.-Arzt **11**, 341 (1957).
HAYE, J.: zit. bei H. EFFENBERGER: Tbk.-Arzt **5**, 626 (1951).
HECKNER, F.: zit. bei H. WEIGER: Tbk.-Arzt **5**, 525 (1951).
HEGEMANN, G.: 7. Tagg. d. Fränk. Tbk.-Ärzte in Kutzenberg IX. 1957; Tbk.-Arzt **12**, 53 (1958); Med. Klin. **53**, 540 (1958).
HEIDELBACH, H.: Beitr. Klin. Tbk. **107**, 460 (1952); Arbeitstagg. in Hausen 25. 9. 1960.
HEIN, J.: in HEIN-KREMER-SCHMIDT: „Die Kollapstherapie der Lungentuberkulose", Georg Thieme Verlag, Leipzig 1938, S. 714; Beitr. Klin. Tbk. **104**, 37 (1950); Dtsch. Tbk.-Tagg. in Lübeck 1964.
HEINE, F., u. M. HELL: Beitr. Klin. Tbk. **109**, 266 (1953); Thoraxchir. **1**, 489 (1953/54); Beitr. Klin. Tbk. **119**, 181 (1958).
HEISS, W. u. a.: Thoraxchir. **12**, 202 (1964/65).

HERHOLZ, G.: Tbk.-Arzt 1, 193 (1947); Tbk.-Arzt 3, 139 (1949).
HERTZ, C. W.: Beitr. Klin. Tbk. 112, 502 (1954); Thoraxchir. 2, 216 (1954/55); Thoraxchir. 9, 117 (1961/62).
HERTZOG, P., u. TH. HOFFMANN: Tbk.-Arzt 13, 681 (1959).
HIRDES, J. J.: zit. bei P. WURNIG: Tbk.-Arzt 17, 61 (1963).
HIRSCH, A.: Beitr. Klin. Tbk. 106, 374 (1951); Z. Tbk. 100, 85 (1952).
HOFMANN, H.: Tbk.-Arzt 3, 43 (1949); Beitr. Klin. Tbk. 103, 483 (1950); Thoraxchir. 1, 181 (1953/54); Beitr. Klin. Tbk. 111, 236 (1954); Tbk.-Arzt 12, 409 (1958); Beitr. Klin. Tbk. 121, 348 (1959).
HOLLATZ, G.: Beitr. Klin. Tbk. 112, 318 (1954).
—, u. W. SCHROETER: Beitr. Klin. Tbk. 107, 235 (1952).
HOMMA, H.: Beitr. Klin. Tbk. 105, 209 (1951); Beitr. Klin. Tbk. 107, 349 (1952); Beitr. Klin. Tbk. 115, 501 (1956); Beitr. Klin. Tbk. 116, 628 (1957); Thoraxchir. 9, 140 (1961/62).
HOPPE, R.: Beitr. Klin. Tbk. 108, 371 (1953); Tbk.-Arzt 7, 645 (1953).
—, u. W. MÜLLER: Tbk.-Arzt 3, 572 (1949).
HOPPE, W.: Thoraxchir. 3, 300 (1955/56).
HUECK, O.: Tbk.-Arzt 8, 423 (1954).
HUTAS, J.: Beitr. Klin. Tbk. 122, 152 (1960).
HUTH, J., D. RUHLAND u. KL. SCHOBER: Thoraxchir. 5, 271 (1957/58).
JANUSCHECK, K.: Beitr. Klin. Tbk. 109, 187 (1953).
JUNKER, E.: Tbk.-Arzt 14, 86 (1960).
KALBFLEISCH u. HERKLOTZ: Z. ges. Inn. Med. 1, 25 (1946).
KAMPELMANN, F.: Beitr. Klin. Tbk. 119, 423 (1959).
KARCH, H., u. H. LANDEN: Beitr. Klin. Tbk. 102, 365 (1949/50).
KERENYI, J., u. J. SZÖTS: Tbk.-Arzt 10, 449 (1956).
KEUTZER, A.: in „Unbesiegte Tuberkulose", herausgeg. vom Bundesausschuß für Volksbelehrung e. V. zum Weltgesundheitstag 1964 (S. 19).
KEYSSLER, H.: Thoraxchir. 2, 58 (1954/55).
KILLING, F., u. H. W. BECKER: Thoraxchir. 5, 46 (1957/58).
KLEESATTEL, H.: Z. Tbk. 93, 2–5 (1949); Erg. ges. Tbk.-Forsch. IX. 1939; Tbk.-Arzt 1, 671 (1948); Beitr. Klin. Tbk. 127, 262 (1963).
KLEIN, G.: Tbk.-Arzt 8, 740 (1954); Beitr. Klin. Tbk. 110, 85 (1956); Beitr. Klin. Tbk. 117, 401 (1957); Beitr. Klin. Tbk. 123, 223 (1961).
—, u. G. PRIMER: Tbk.-Arzt 18, 613 (1964).
KLIMA, H.: Tbk.-Arzt 14, 238 (1960).
KLÖSS, J.: Beitr. Klin. Tbk. 123, 231 (1961); Thoraxchir. 10, 207 (1962/63).
KLUGE, J.: Beitr. Klin. Tbk. 112, 346 (1954); Beitr. Klin. Tbk. 114, 385 (1955).
KLUTH, W.: Tbk.-Arzt 8, 420 (1954).
KOCH, A.: Beitr. Klin. Tbk. 105, 55 (1951); Tbk.-Arzt 16, 777 (1962).
KOELSCH, K. A.: Tbk.-Arzt 7, 468 (1953).
KRAAN, J. K.: Beitr. Klin. Tbk. 121, 331 (1959); Beitr. Klin. Tbk. 122, 18 (1960).
—, u. L. D. EERLAND: Beitr. Klin. Tbk. 119, 499 (1959); Thoraxchir. 6, 415 (1958/59).
KRALL, J.: Thoraxchir. 1, 434 (1953/54).
KRAUSS, H.: Thoraxchir. 8, 220 (1960/61).
KREMER, W.: in HEIN-KREMER-SCHMIDT „Die Kollapstherapie der Lungentuberkulose", Georg Thieme-Verlag, Leipzig 1938, S. 508ff.; Tbk.-Arzt 5, 502 (1951).
KREUSER, F.: Tuberkulose-Jahrbücher d. DZK z. Bekämpfung d. Tbk.
—, u. A. KEUTZER: D. M. W. 31, 1522 (1963).
KRINGS, H.: Beitr. Klin. Tbk. 107, 107 (1952).
KRÖBER, K. H.: Tbk.-Arzt 11, 494 (1957).
KUGEL, E., u. R. VAITL: Tbk.-Arzt 9, 63 (1955).
KUX, P.: Beitr. Klin. Tbk. 113, 157 (1955).
LANGE, G.: Beitr. Klin. Tbk. 108, 278 (1953); Beitr. Klin. Tbk. 114, 521 (1955).
LANGE, R.: Tbk.-Arzt 7, 81 (1953); Tbk.-Arzt 8, 616 (1954).
LANGER, W.: Beitr. Klin. Tbk. 101, 497 (1949).
LAUR, O.: Tbk.-Arzt 3, 513 (1949).
LEHMACHER, W.: Tbk.-Arzt 4, 388 (1950).

LEHMANN, J.: zit. bei DOMAGK.
LEMBERGER, A.: Beitr. Klin. Tbk. **101**, 145 (1949); Tbk.-Arzt **7**, 30 (1953); Tbk.-Arzt **9**, 200 (1955).
LEZIUS, A.: Beitr. Klin. Tbk. **104**, 54 (1950); Tbk.-Arzt **6**, 582 (1952) .
LIENER, A., u. O. JAHN: Beitr. Klin. Tbk. **125**, 1 (1962).
LIND, TH.: Tbk.-Arzt **8**, 295 (1954).
LINGEMANN, O., u. A. WACKERBAUER: Tbk.-Arzt **6**, 721 (1952).
LOOK, K. H.: Tbk.-Arzt **10**, 399 (1956).
LORBACHER, W.: Beitr. Klin. Tbk. **121**, 337 (1959); Beitr. Klin. Tbk. **127**, 285 (1963).
LÜCKERATH, W.: Tbk.-Arzt **16**, 636 (1962).
LYDTIN, K.: Beitr. Klin. Tbk. **121**, 295 (1959).
MACKH, W.: Beitr. Klin. Tbk. **103**, 490 (1950).
MAHR, G.: Beitr. Klin. Tbk. **114**, 467 (1955).
MALLUCHE, H.: Beitr. Klin. Tbk. **102**, 321 (1949/50); Beitr. Klin. Tbk. **109**, 163 (1953).
DI MARIA, G.: Beitr. Klin. Tbk. **125**, 52 (1962).
MARKGRAF, E.: Beitr. Klin. Tbk. **101**, 559 (1949); Beitr. Klin. Tbk. **101**, 682 (1949); Beitr. Klin. Tbk. **102**, 38 (1949/50).
MARTON, S., UNGÁR, I. LACZKO, E.: Beitr. Klin. Tbk. **124**, 333 (1961); Beitr. Klin. Tbk. **124**, 348 (1961).
MATHEY J.: zit. bei P. WURNIG: Tbk.-Arzt **17**, 61 (1963).
MAURATH, J.: Monographie „Pathophysiologie d. Atmung i. d. Lungenchirurgie", Georg Thieme Verlag, Stuttgart 1955.
—, u. R. RÜGER: Thoraxchir. **5**, 533 (1957/58).
MAURER, G.: zit. bei H. STETTBACH: Schweiz. Zeitschr. Tbk. **4**, 63 (1947).
MEISSNER, G., u. J. KRACHT: Beitr. Klin Tbk. **116**, 144 (1956).
MERKEL, W.: Tbk.-Arzt **9**, 725 (1955).
MERTENS, H., u. W. LECHER: Thoraxchir. **7**, 74 (1959/60); Thoraxchir. **7**m 353 (1959/60).
MICHELSON, F.: Tbk.-Arzt **3**, 585 (1949).
MOCKENHAUPT, A., u. J.: Beitr. Klin. Tbk. **116**, 487 (1956).
MOLNAR, J.: Beitr. Klin. Tbk. **128**, 155 (1964).
MONALDI, U.: Thoraxchir. **9**, 377 (1961/62).
MONOD, O.: Beitr. Klin. Tbk. **121**, 300 (1959).
—, u. W. SCHIESSLE: Thoraxchir. **2**, 39 (1954/55).
—, u. B. WEYL: Thoraxchir. **4**, 196 (1956/57).
MÜLLER, E. H.: Tbk.-Arzt **5**, 15 (1951).
MÜLLER, E., u. G. HOLLATZ: Beitr. Klin. Tbk. **105**, 446 (1951).
MÜLLER, R. W.: Tbk.-Arzt **9**, 721 (1955).
NAEGELI, TH.: Tbk.-Arzt **2**, 501 (1948).
NAGAISHI, C.: Beitr. Klin. Tbk. **127**, 266 (1963).
NAGEL, O.: Tbk.-Arzt **5**, 102 (1951); Dtsch. Tbk.-Tagg. Lübeck 1964.
—, H. W. BERENDT u. H. SÜSSMILCH: Beitr. Klin. Tbk. **125**, 260 (1962).
NAGORNY, H.: Beitr. Klin. Tbk. **112**, 32 (1954).
NEUMANN, G.: Beitr. Klin. Tbk. **103**, 267 (1950); Beitr. Klin. Tbk. **106**, 441 (1952).
NISSEN, R., u. A. LEZIUS: D. M. W. **77**, 385 (1952).
NOWAK, K., u. H. THOMSEN: Thoraxchir. **2**, 293 (1954/55).
OFFE u. SIEFKEN: zit. bei DOMAGK.
ORLOWSKI, E.: Beitr. Klin. Tbk. **103**, 130 (1950).
D'OTTILIE, H.: Tbk.-Arzt **8**, 219 (1954).
OVERHOLT, R. H.: zit. bei FREYE: Beitr. Klin. Tbk. **104**, 54 (1950); J. Thorac. surg. **15**, 384 (1964.)
PARODI, F.: zit. bei BRONKHORST u. DJIKSTRA: Beitr. Klin. Tbk. **94**, 445 (1939).
PAROW, J.: Beitr. Klin. Tbk. **118**, 244 (1958).
PATEL, C. V.: Tbk.-Arzt **13**, 759 (1959).
PESCHKE, J.: Tbk.-Arzt **4**, 440 (1950).
PETRLE, M., u. F. MYDLIL: Tbk.-Arzt **13**, 96 (1959).
PFAFFENBERG, R., u. H. JÄHLER: Beitr. Klin. Tbk. **122**, 314 (1960).
PICKROTH, G., u. B. WIESNER: Tbk.-Arzt **18**, 747 (1964).
POHL, W., u. S. NAGORNY: Tbk.-Arzt **9**, 588 (1955).

PREBOROVSKY, F.: Tagg. d. Tschechoslow. Phthisiolog. u. Chirurg. Gesellschaft in Prag · 9.–12. 12. 1956.
RAUCH, H.: Thoraxchir. **4**, 534 (1956/57); Thoraxchir. **7**, 59 (1959/60).
RAUCH, W. M.: Tbk.-Arzt **14** 290 (1960).
REGELSBERGER: Med. Klin. **26**, 817 (1949).
REHBERG, TH.: Z. Tbk. **75**, 230 (1936).
REHN, E.: 62. Tagung d. Dtsch. Ges. f. Chir. Bln. IV. 1938; Zbl. ges. Tbk.-Forsch. **49**, 273 (1939).
RIEGEL, R.: Beitr. Klin. Tbk. **107**, 467 (1952).
RINK, H.: Tbk.-Arzt **5**, 641 (1951); Beitr. Klin. Tbk. **110**, 79 (1953); Tbk.-Arzt **9**, 398 (1955); Tbk.-Arzt **11**, 628 (1957); Tbk.-Arzt **16**, 405 (1962); Beitr. Klin. Tbk. **127**, 236 (1963).
RODEWALD, G., u. H. HARMS: Thoraxchir. **9**, 145 (1961/62).
ROLOFF, W., u. P. GÖTZKY: Tbk.-Arzt **3**, 66 (1949).
v. ROSEN-LUND, E.: Beitr. Klin. Tbk. **111**, 207 (1954).
ROSS u. FARBER: Amer. Rev. Tbc. **62**, 109 (1950).
ROTH, H.: Tbk. Arzt **7**, 401 (1953); Beitr. Klin. Tbk. **115**, 43 (1955).
SALZER, G.: Beitr. Klin. Tbk. **112**, 70 (1954); Beitr. Klin. Tbk. **114**, 381 (1955).
SCHAMAUN, M.: Thoraxchir. **10**, 32 (1962/63); Erg. Inn. Med. **12**, 161 (1959).
SCHAUTZ, R.: Beitr. Klin. Tbk. **114**, 323 (1955).
SCHERER, E.: Thoraxchir. **4**, 84 (1956/57).
SCHERRER, M., u. F. SCHMIDT: Thoraxchir. **2**, 429 (1954/55).
SCHEURLEN, F.: Beitr. Klin. Tbk. **127**, 241 (1963); Tbk.-Arzt **18**, 160 (1964).
SCHIESSLE, W., u. O. MONOD: Thoraxchir. **2**, 512 (1954/55).
SCHLANSTEIN, G.: Tbk.-Arzt **4**, 379 (1950).
SCHLEUSS, E.: Beitr. Klin. Tbk. **123**, 147 (1960).
SCHMIDT, H.: Beitr. Klin. Tbk. **107**, 243 (1952); Beitr. Klin. Tbk. **107**, 512 (1952); Thoraxchir. **2**, 296 (1954/55).
SCHMIDT, P. G.: Beitr. Klin. Tbk. **101**, 59 (1949); Beitr. Klin. Tbk. **102**, 349 (1949/50); Tbk.-Arzt **4**, 715 (1950); Beitr. Klin. Tbk. **105**, 463 (1951); Beitr. Klin. Tbk. **107**, 281 (1952); Beitr. Klin. Tbk. **111**, 209 (1954); D. M. W. **79**, 1318 (1954); Beitr. Klin. Tbk. **122**, 114 (1960); Beitr. Klin. Tbk. **127**, 258 (1963); Prax. Pneumol. **19**, 18 (1965).
—, u. L. RUHENBECK: Beitr. Klin. Tbk. **115**, 168 (1956).
SCHMIDT, R.: Beitr. Klin. Tbk. **115**, 350 (1956).
SCHMIDT-LAFFERENTZ, G.: Tbk.-Arzt **3**, 645 (1949).
SCHNITZLER, J., u. G. BERENCSI: Beitr. Klin. Tbk. **126**, 4 (1962).
SCHROEDER, E.: Öffentl. Ges.-Dienst 1943, 241.
SCHULZE-BRÜGGEMANN, W.: Beitr. Klin. Tbk. **120**, 18 (1959); Beitr. Klin. Tbk. **121**, 669 (1960); Beitr. Klin. Tbk. **121**, 690 (1960).
SCHWADERER, A.: Tbk.-Arzt **5**, 599 (1951).
SEDLACZEK, E.: Beitr. Klin. Tbk. **104**, 379 (1950).
SEEGERS, J., u. F. JAHN: Beitr. Klin. Tbk. **102**, 127 (1949/50).
SEIDEL, H.: Beitr. Klin. Tbk. **101**, 351 (1949).
SEMISCH, R.: Thoraxchir. **3**, 43 (1955/56).
SIMON, K.: Beitr. Klin. Tbk. **127**, 302 (1963).
SNAJDR, V., F. FISER, V. CHODOUNSKA, P. KRAKORA u. J. SPOUSTA: Tbk.-Arzt **17**, 34 (1963).
SPANGENBERG, W.: Beitr. Klin. Tbk. **117**, 373 (1957).
STANGL, E.: Act. Tub. Scand. **26** (1952), 4–5, 374.
STEIN, H.: Amer. Rev. Tbc. **64**, 645 (1952).
STEINHARDT, O.: Beitr. Klin. Tbk. **109**, 290 (1953).
STRIBNY, H.: Tbk.-Arzt **3**, 211 (1949).
STRNAD, F.: Kongreß d. Ver. Dtsch. Röntgenologen u. Radiologen i. d. CSR (1936).
STRUVE, G.: Tbk.-Arzt **3**, 214 (1949).
STUCKE, K., u. H. J. VIERECK: Beitr. Klin. Tbk. **109**, 493 (1953).
SRUERTZ: zit. bei KREMER, W.: in HEIN-KREMER-SCHMIDT „Die Kollapstherapie der Lungentuberkulose“, Georg-Thieme-Verlag, Leipzig 1938.
STURZENEGGER, H.: Thoraxchir. **10**, 655 (1062/63).
TAKEDA, Y.: Tbk.-Arzt **10**, 327 (1956).

THOMSEN, H.: Tbk.-Arzt **3**, 34 (1949).
TRAUTMANN, H.: Tbk.-Arzt 8, 106 (1954).
TRIMBLE J.: Amer. Rev. Tbc. LVII, 5 (1948).
TUBERKULOSE-JAHRBÜCHER des DZK z. Bekämpfung der Tuberkulose.
TÜNNERHOFF, F.: Beitr. Klin. Tbk. **118**, 272 (1958); Beitr. Klin. Tbk. **127**, 244 (1963).
—, W. GEISSEN u. H. SCHWABE: Beitr. Klin. Tbk. **118**, 20 (1958).
—, u. J. GRAULICH: Beitr. Klin. Tbk. **107**, 214 (1952).
—, u. H. LÜCHTRATH: Beitr. Klin. Tbk. **107**, 11 (1952).
UHDE, H.: Tbk.-Arzt **5**, 533 (1951).
UNHOLTZ, K.: Dtsch. Med. Journ. **7**, 154 (1956).
UNVERRICHT, W.: Ärztl. Wschr. **5**, 337 (1950).
VALENTIN, H.: Die med. Welt 1630 (1965)
VARGHA, G.: Tbk.-Arzt **17**, 25 (1963).
VIERECK, H.-J.: Thoraxchir. **10**, 551 (1962/63).
VOIGT, H.: Thoraxchir. **7**, 429 (1959/60).
—, u. F. WENDT: Tbk.-Arzt **12**, 11 (1958).
VOSSSCHULTE, K.: D. M. W. **77**, 1146 (1952); Thoraxchir. **1**, 229 (1953/54); Tbk.-Arzt **13**, 239 (1959).
—, u. F. GIERHAKE: Beitr. Klin. Tbk. **119**, 118 (1958).
WAGNER, H.: Beitr. Klin. Tbk. **106**, 493 (1952); Beitr .Klin. Tbk. **106**, 493 (1952); Beitr. Klin. Tbk. **11**, 213 (1954).
WASSNER, U. J.: Thoraxchir. **5**, 71 (1957/58); 7. Thoraxchir. Tgg., Bad Nauheim 23.–24. 2. 1962; Thoraxchir. **10**, 237 (1962/63).
WATERSTRADT, K.: Tbk.-Arzt **10**, 204 (1956).
WEBER, K. H.: Thoraxchir. **6**, 261 (1958/59).
WEIGER, H.: Tbk.-Arzt **5**, 525 (1951).
WEINGÄRTNER, L., u. K. KERRINNES: Tbk.-Arzt **11**, 267 (1957).
WERBER, M.: Tbk.-Arz **10**, 145 (1956).
—, u. W. LUKAS: Tbk.-Arzt **11**, 347 (1957).
WIESER, O.: Beitr. Klin. Tbk. **126**, 195 (1963).
WILDHIRT, E.: Tbk.-Arzt **3**, 689 (1949).
WILMS, H.: Tbk.-Arzt **15**, 33 (1961).
WINKELMANN, H.: Tbk.-Arzt **6**, 153 (1952).
WITTE, S.: Tbk.-Arzt **3**, 271 (1949).
WOLFART, W.: Beitr. Klin. Tbk. **106**, 147 (1951); Thoraxchir. **12**, 409 (1965).
WURNIG, P.: Tbk.-Arzt **17**, 61 (1963).
ZEILHOFER, R., u. W. SROKA: Beitr. Klin. Tbk. **122**, 48 (1960).
ZENKER, R., G. HEBERER u. H. SCHOLTZE: Thoraxchir. **3**, 194 (1955/56).
ZORZOLI, P., u. A. ORLANDONI: Giorn. ital. tbc. **14**, 132 (1960).
ZUR, G.: Tbk.-Arzt **3**, 315 (1949).
ZUTZ, H. U.: in „Unbesiegte Tuberkulose“, herausgeg. vom Bundesausschuß für Volksbelehrung e. V. zum Weltgesundheitstag 1964 (S. 61).
ZYSKIND, H.: Tbk.-Arzt **1**, 105 (1947).

Satz und Druck: Universitätsdruckerei Mainz GmbH